JN115034

腰痛ひざ痛が消えるつま先の使い方

岡田慎一郎

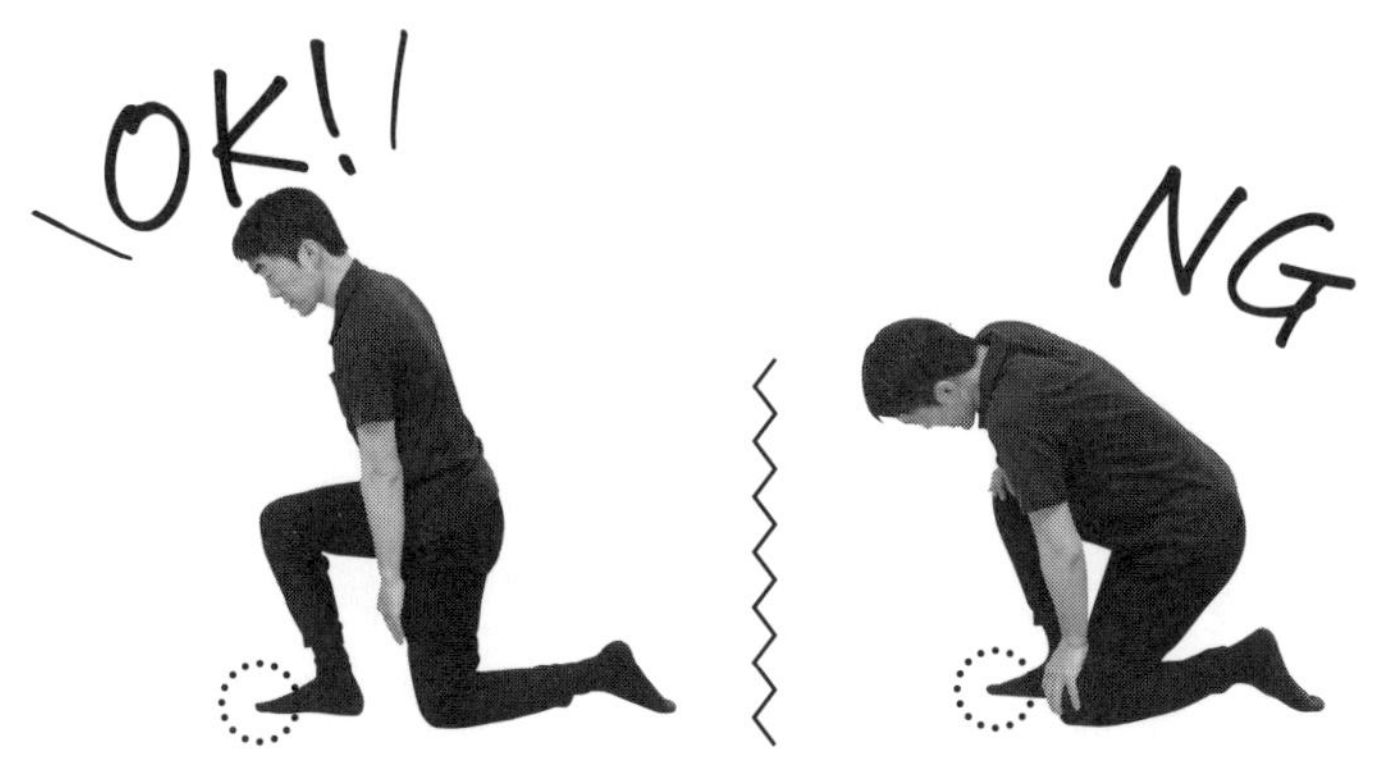

産業編集センター

はじめに

1　腰痛・ひざ痛はなぜ起こる

腰痛・ひざ痛に悩む人にとって、今すぐ痛みを解消したいというのは切実な思いです。そして、それを叶えるべく病院や接骨院、マッサージ、整体に通ったり、筋トレやヨガ、ストレッチなどのトレーニング、薬に加えて、各種サプリメントを飲んだりと、様々な取り組みをしているはずです。ただ、それらの取り組みも、本質を踏まえないと、十分な効果が発揮できず、もったいない結果になることも少なくありません。

腰痛・ひざ痛対策の本質とは何か？　それは、「腰痛・ひざ痛はなぜ起こるのか」を知ることです。「筋力不足だから」「体が硬くなったから」と考える人が多いかもしれませんが、筋力と柔軟性の不足は原因の一つではありますが、正直なところ枝葉末節に過ぎません。

ズバリ言うならば、「腰痛・ひざ痛の原因は、腰・ひざを集中的に使っているから」それだけです。どんなに筋トレで鍛えていても、腰・ひざを中心に使えば、やがて負担が集中し痛めることにつながります。また、開脚ができるくらい柔軟性がある人でも、腰・ひざを中心に使っていれば痛めやすくなります。

普段の何気ない日常動作を振り返ってみてください。きっと腰・ひざを中心に動かしていることに気づくと思います。椅子からの立ち座りや階段を上る時には、ひざ中心におこなう人が多いでしょう。落ちたものを拾ったり、風呂掃除をしたり、物を持ったりという動作では必ず上半身を前傾させますが、この時、腰から曲げてしまってはいませんか？毎日の生活の中で、次第に腰・ひざに負担がかかり、その負担が腰痛・ひざ痛となってあらわれているのです。

ここで、簡単な実験を通して、腰・ひざを集中的に使うことのリスクを実感してみましょう。ハリガネを一本用意して、素手で切ってみてください。

切りたいところの両端を持って折り曲げ、同じ箇所の曲げ伸ばしを続ければ、やがて切ることができます。ハリガネの太さに関係なく同じところを折り曲げ続ければ、切ることができるのです。

腰・ひざを集中的に使うことは、このハリガネの集中的な曲げ伸ばしと本質的には同じなのです。同じところを曲げ伸ばしするということは、そこに負担が集中することにつな

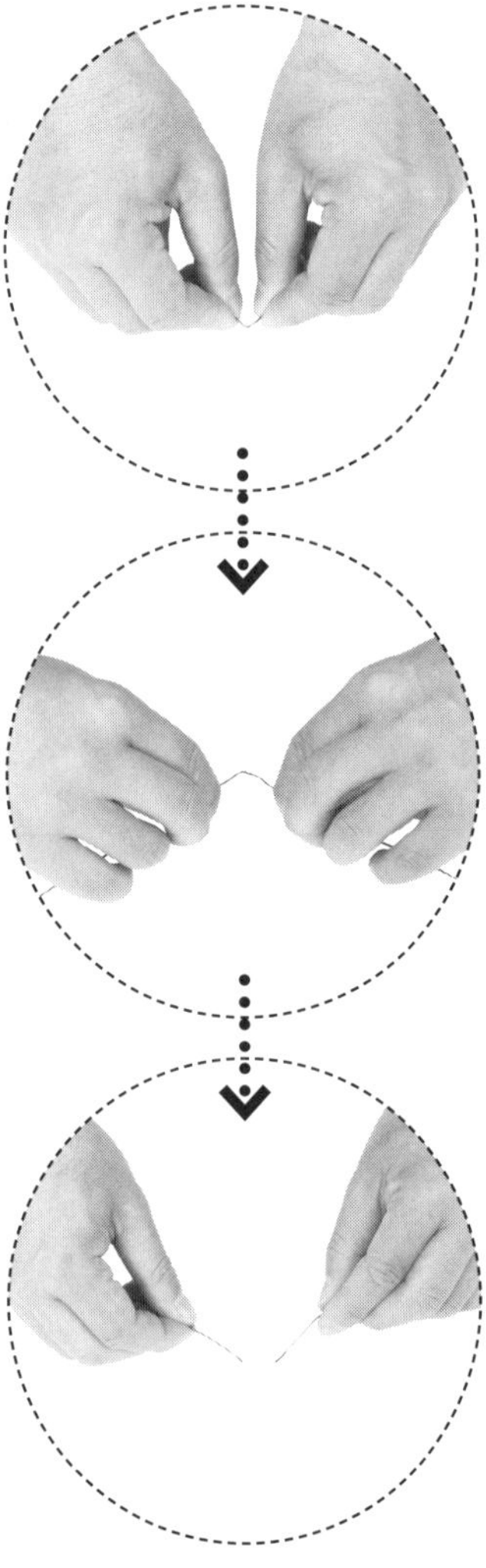

同じところを曲げ伸ばしすることで負担が集中する（＝切れる）。

がります。これは、筋トレをしていても、柔軟性を高めても同じです。たとえて言うなら太いハリガネは、筋トレで鍛えた筋骨隆々な人、細いハリガネは柔軟性がある人に重ねられるかもしれません。

② 腰・ひざへの負担を分散させるために股関節を動かす

腰・ひざに負担がかからない動き方を考えるには、このハリガネ実験の続きをすると良いでしょう。どうすればハリガネが切れにくくなるのか、逆の発想をしてみるのです。先ほどは、切りたいところの近くの両端を持ちましたが、切りたくなければ、一番遠い両端

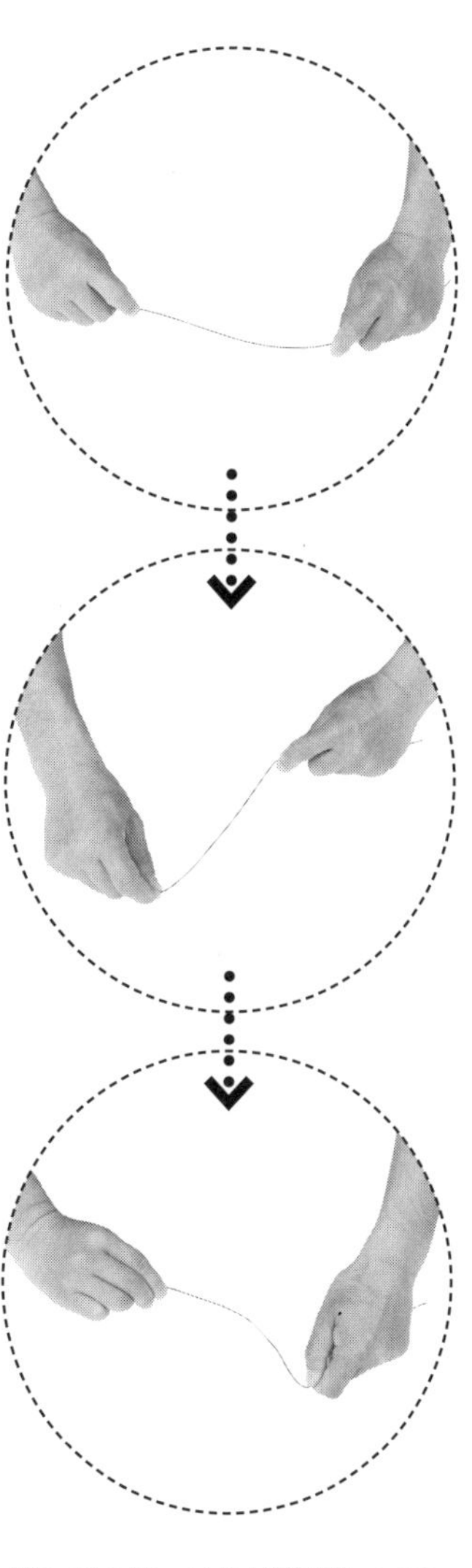
端と端を持って曲げ伸ばしすると負担が集中することはない（＝切れない）。

を持って曲げ伸ばしすれば、力が全体に分散されて切ることができなくなります。

このことを体にあてはめてみるなら、それは「全身を連動させる」ことと重なります。本来、部分ではなく全身が連動していることが、正確な体の使い方です。ですが、腰・ひざのような「部分」を集中して使う癖がついているのです。部分を集中して使うことは、全身の連動が腰とひざで止まっているということになります。

こうした体の使い方のキーポイントは、足の付け根である「股関節」にあります。股関節がしっかりと動いてくれれば、腰で止まっていた動きが上半身に至り、ひざで止まっていた動きも下半身に至るようになり、全身が連動してくるのです。

腰やひざを中心に動かすことは、野球に例えるなら1人の選手に頼りきるようなチームと同じです。どんなに凄い選手だとしても、1人の頑張りに期待するのはリスクが高いですし、これではチームの力を引き出せません。腰・ひざを単独プレーから解放し、全身のチームプレーを引き出せるようにするのが、股関節なのです。股関節が適切に動かせれば、各所にかかる負担は軽減し、痛めにくい動きに変化していきます。

けれどこの股関節というのは、なかなか意識もしにくいし、どのように動かせばよいのか、わかりにくい部位でもあります。

このわかりにくい股関節をうまく動かすためのポイント、それは「つま先」にあります。つま先を意識して体を動かすことで、股関節はおのずから適切な動きをし、最終的には腰・ひざを含めた下半身全体の連動性を導き出すのです。

③ 股関節を動かすためのポイントは、つま先にあり

元来私たちは部分的な動きをしがちで、全身を連動させることが苦手です。これには「踏みしめる」という動作が深くかかわっ

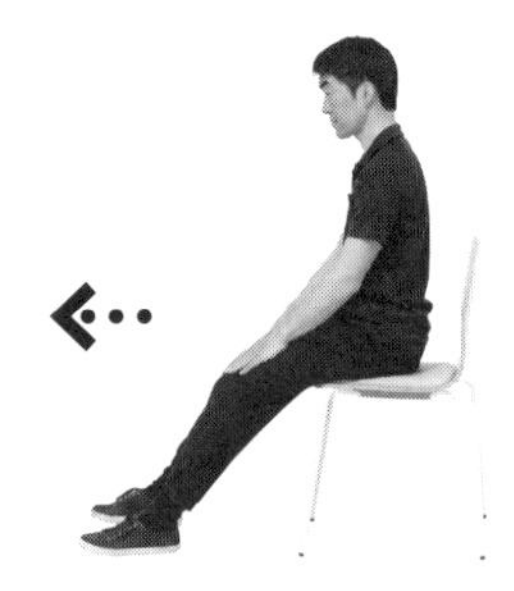

前傾しながらつま先を後ろに下げる。

ています。普段の動作では安定のために、踏みしめることが当たり前になっています。例えば、椅子からの立ち上がり。足元を踏みしめて、安定させてから立ち上がるという動作は誰でも自然にイメージできると思います。立ち上がりが少しキツイ、痛い、疲れるという場合には、脚力不足を疑い、筋トレした方がいいのかなと考える人も多いでしょう。

けれど実際には、筋力トレの必要はありません。体の使い方をちょっと工夫しさえすれば、このツラさは解消できるのです。そして、ここで言う「体の使い方」の重要なポイントとなるのが、先ほど触れた「つま先」です。

具体的に見ていきましょう（下写真）。立ち上がる時、脚を投げ出したままでは、いくら前傾しても、脚力があったとしても、立ち上がることはできません。立ち上がるための準備として、前傾しながら、つま先を後ろに下げます。そして、腰を上げるタイミングで、つま先を外に広げながら、立ち上がります。この一連

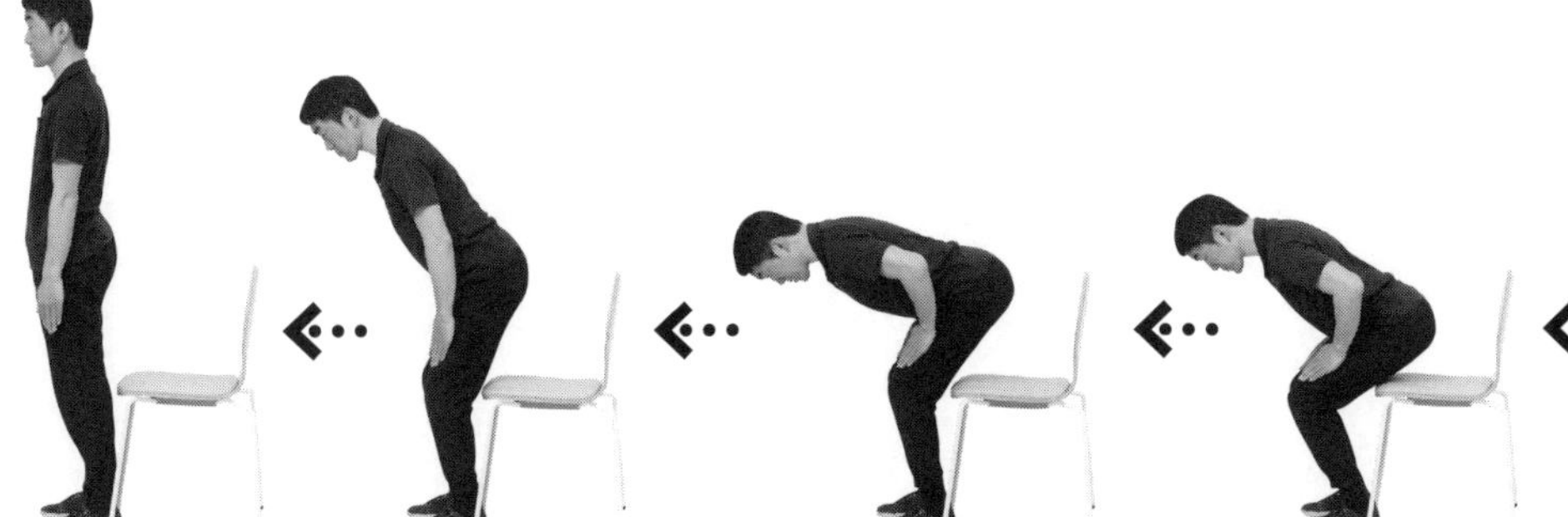

つま先を外側に広げながら立ち上がる。

の動きができることが「足元を踏みしめていない」ことの証明です。

力んでいないため、股関節・骨盤・上半身がスムーズに前傾しやすくなります。つま先を後ろに下げながら前傾し、立ち上がる。これが上半身、下半身の連携が取れた立ち上がり方です。つま先を後ろに下げるという動作＝足元を踏みしめないことによって、ひざを中心とした脚力に頼った単独プレーの動きから、股関節を介して上半身・下半身がつながって全身のチームプレーが引き出されたと言えます。


踏みしめないという動作は、確認しづらいものですが、つま先の動きが判断材料となりますから、ぜひつま先に着目してください。つま先がスムーズに動く＝踏みしめていないことのあらわれです。

さらに言い換えるなら、つま先を意識することが全身を連動させる（負担を分散させる）、どこか1箇所への負担を減らすためのスイッチとなるのです。

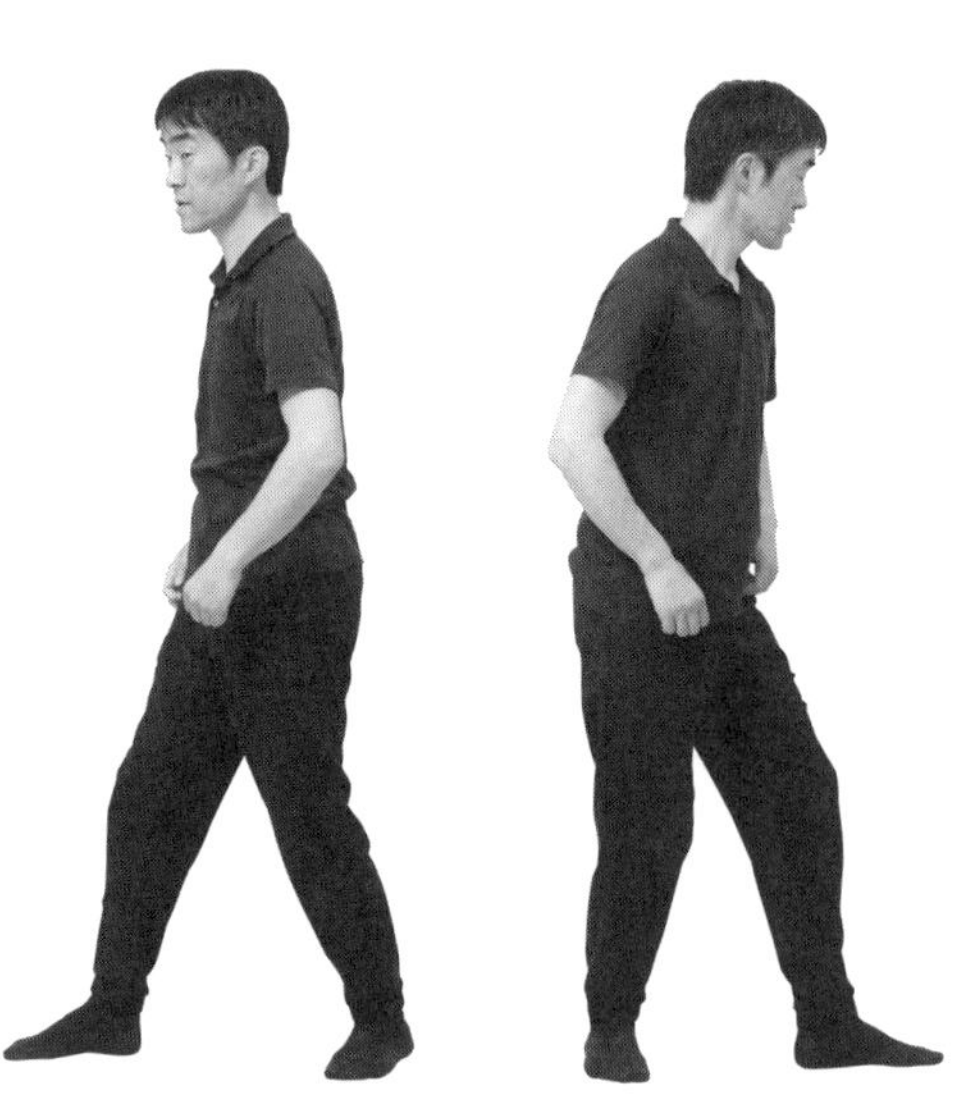

左右自由に動ける＝つま先がスムーズに動いている。

これまでの所に多少わかりにくい部分があっても心配無用です。「踏みしめないことで、股関節がうまく動いて全身が連動し、負担が分散される」ということを理解するだけで体の使い方は変化します。

踏みしめない効果を、もう一つ別の理解しやすい例で見ていきましょう。それは、高層ビルの「免震構造」です。

高層ビルで、土台を固定して建築しているものはまずないでしょう。固定せずに建てることで、免震構造が働き、大きな地震でも倒れることがないように設計されています。

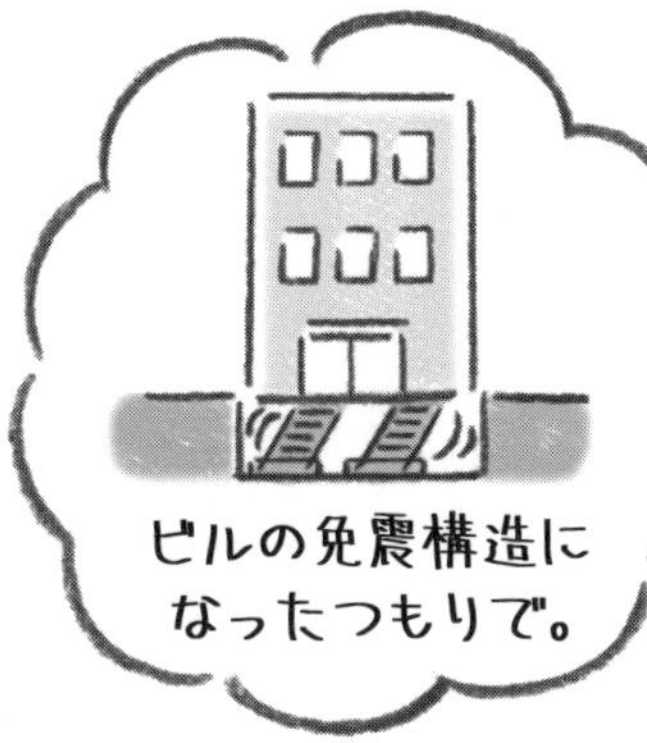

ビルの免震構造になったつもりで。

実は私たちも無意識のうちに、免震構造的な動きをしている場面があります。それは、揺れる電車の中で立っている時です。電車の中で踏みしめて立とうとするなら、揺れを抑えるために相当な脚力を要しますし、そのままの状態で乗り続けることはどんなに筋力がある人でも、すぐにばててしまうでしょう。そして実際に、そんなふうに力んで立っている人はいません。我々は、電車の揺れに身を任せ、リラックスして立っています。体の免震構造が働き、負担を全身に分散させながら、不安定な場所でも立ち続けられるのです。

余談ながら、このことをさらに実感できるアイテムがあります。それは、一本歯下駄です（バランス感覚を養うトレーニング用品としても静かな人気があり、5千円～1万円程度で買えます）。この下駄は止まった状態、つまり踏みしめて立とうとすると、バランスを崩して倒れますが、歩き続けると、全身が連動し、特に腰ひざの負担が分散してくるのを実感しやすくなります。安全面に注意し適度な練習をした上で履くことが条件となりますが、年配者でも履きこなしているケースは少なくありません。

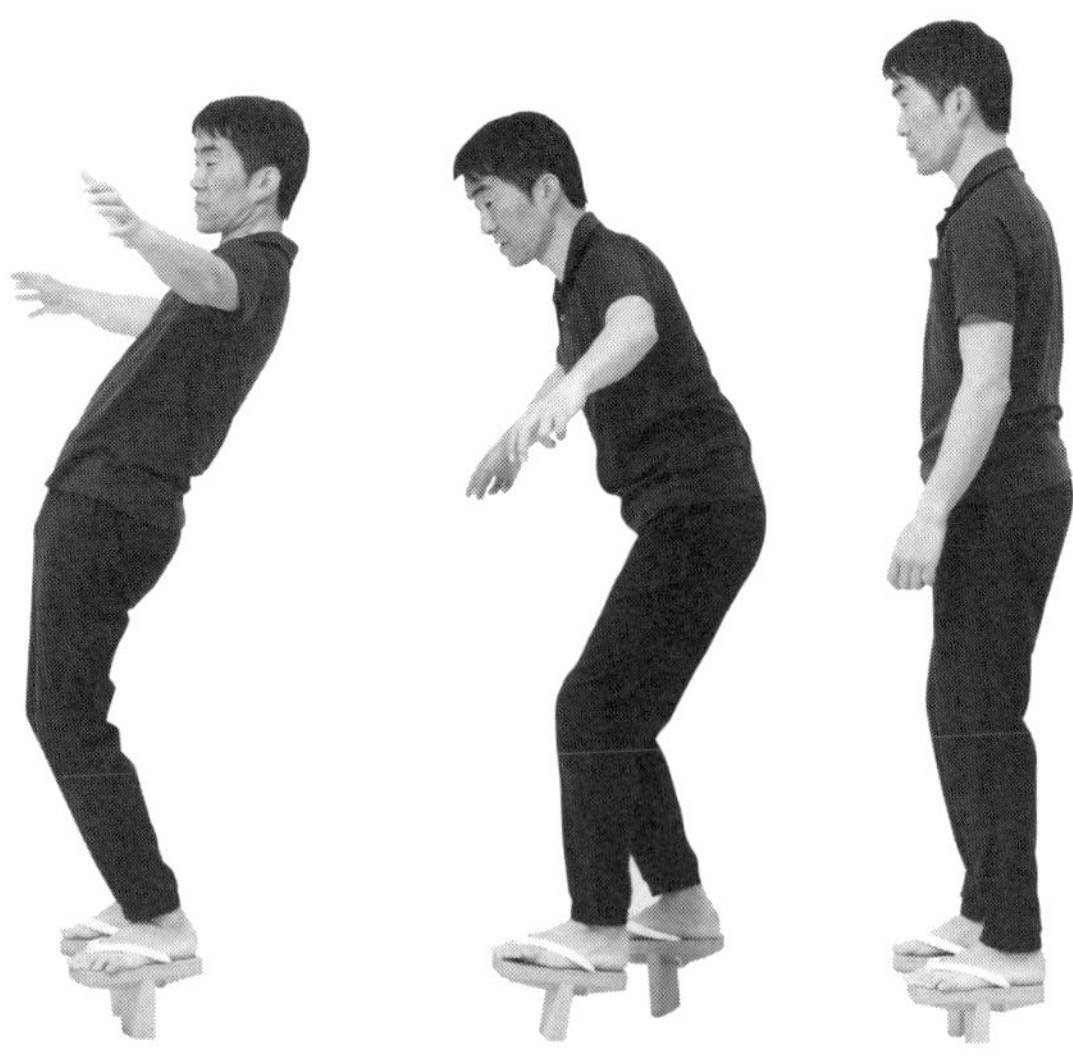

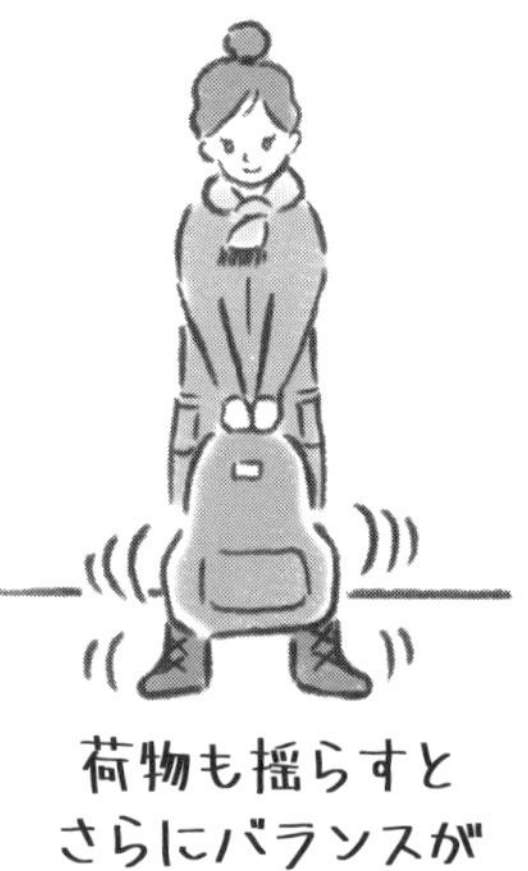

荷物も揺らすと
さらにバランスが
取りやすくなる。

4 つま先で変わる日常動作

前項ではつま先に着目することでひざ・股関節が連動しやすくなり、腰やひざの痛さから解放されることの理由を見てきました。つま先を自由に（踏みしめずに）動かせることで得られる3つのメリットを、あらためて確認します。

❶全身に負担が分散するので、腰・ひざなどの特定の部位を痛めにくい
❷全身が連動できると、大きな力をラクに出せる
❸全身が連動できると、疲れにくい

本書では、つま先をポイントとして、全身を連動させるという動きの根本を踏まえながら、年齢を重ねても痛みを感じずに動ける体の使い方を提案していきます。ポイントはつま先です。つま先を意識するだけでも、動作の質はかなり変わってくるはずです。

以降の章では、立つ・座る・起きる・歩くという基本動作の見直しや、日常生活の中で感じる腰・ひざの痛みを軽減、解消するための体の使い方をお伝えします。

Contents

1章

つま先が変える体の使い方

腰痛・ひざ痛は「全身の連動」ができていれば改善されていきます。ここでは全身（下半身／上半身／体幹）の連動性を高めるための基本的な動きと、そのスイッチとなる「つま先」の役割についてお伝えします。

1 動きの基礎は「全身の連動」

腰痛・ひざ痛は日常生活の中で合理的な体の使い方をすれば改善されていきます。その結果、筋力や柔軟性も十分に引き出せるようになり、年齢を重ねても動きやすい体となっていきます。

合理的な動きとは全身連動と言い換えられます。全身連動を取り戻すべく基本的な日常動作のあり方を見直していきましょう。

まず全身を下半身、上半身、体幹の3つに分けて動作をチェックすることから始めましょう。

◉下半身

下半身は動きの土台となる部分です。土台は安定を保ちながら、動くことができないといけません。「安定」と「動作」。一見矛盾しているように思えるこの２つの事柄を両立させることが、下半身の重要な役割と言えます。

◉上半身

上半身は相手や物との接触点です。接触がきちんとできているかどうかで、動きの伝わり方がまるで違ってきます。相手や物ときちんと接触できていると、動きの合理化がはかれます。相手や物との接触の効率を高めることが、上半身を使う時のポイントになります。

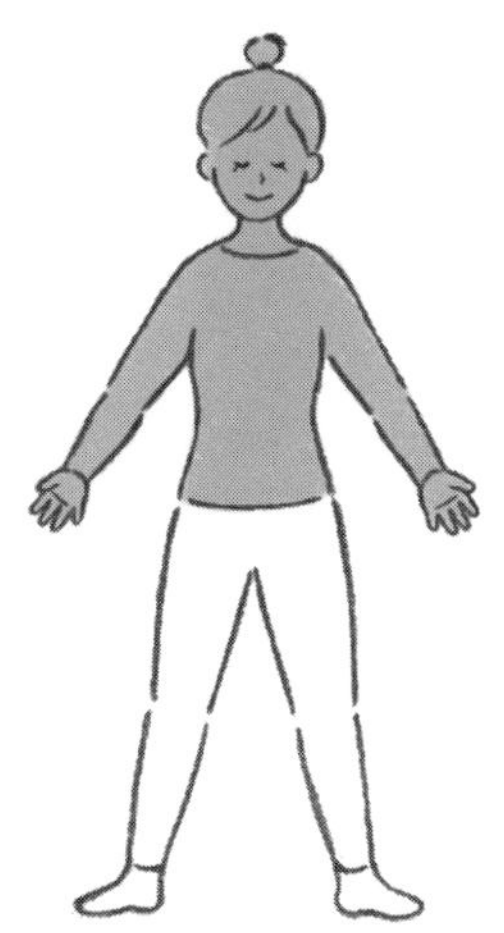

◉体幹

体幹は下半身と上半身を「つなぐ」要の部分です。体幹は言い換えれば「姿勢のポジショニング」。下半身と上半身をつないで全身の連動性を高める役割を担っています。体幹（姿勢）の状態が崩れることは、上半身と下半身の動きが分断され、全身の連動性が途絶えることです。全身の連動性が途絶えた結果、腰一点に負担が集中し、腰痛を起こしやすくなります。

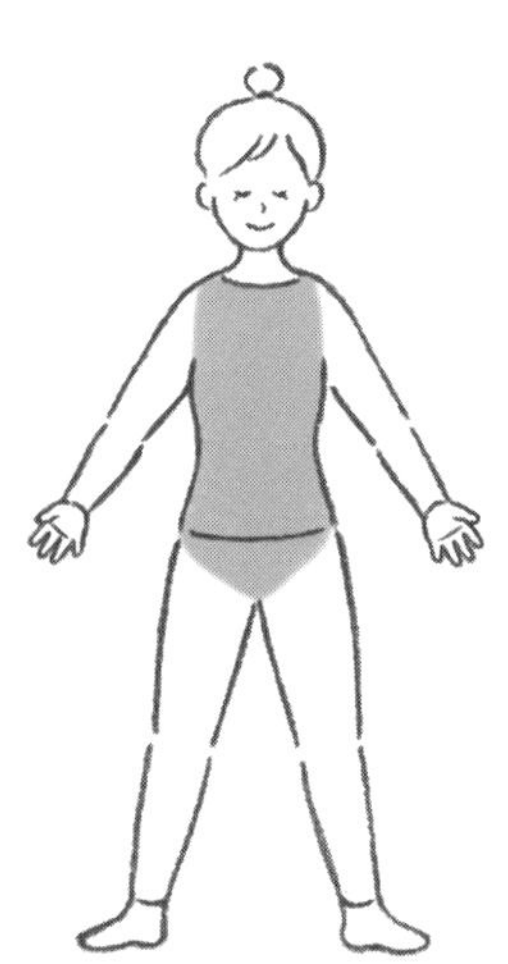

下半身

◉股関節のチェック＝草取りの動作

足腰の中で、動くために最も重要な箇所は股関節です。脚の付け根の股関節が動かしにくいと、立ち座り、寝て起きる、歩くなど、日常動作がとてもおこないにくくなります。そこで、自分自身の股関節がどのぐらい動かせるかをチェックしていきます。チェック動作は、しゃがんで歩くことです。これは草取りの動きと同じです。一見簡単そうですが、無理のない範囲でおこなってみてください。

ちなみに、チェックとはできる／できないに意味があるのではなく、現在の自分自身の状態を知るためにおこなうことです。状態がわかれば改善方法の検討ができますから、頑張りすぎずに試してみてください。

NG

腰が高く、かかとも浮いていて、腰を下ろせない。

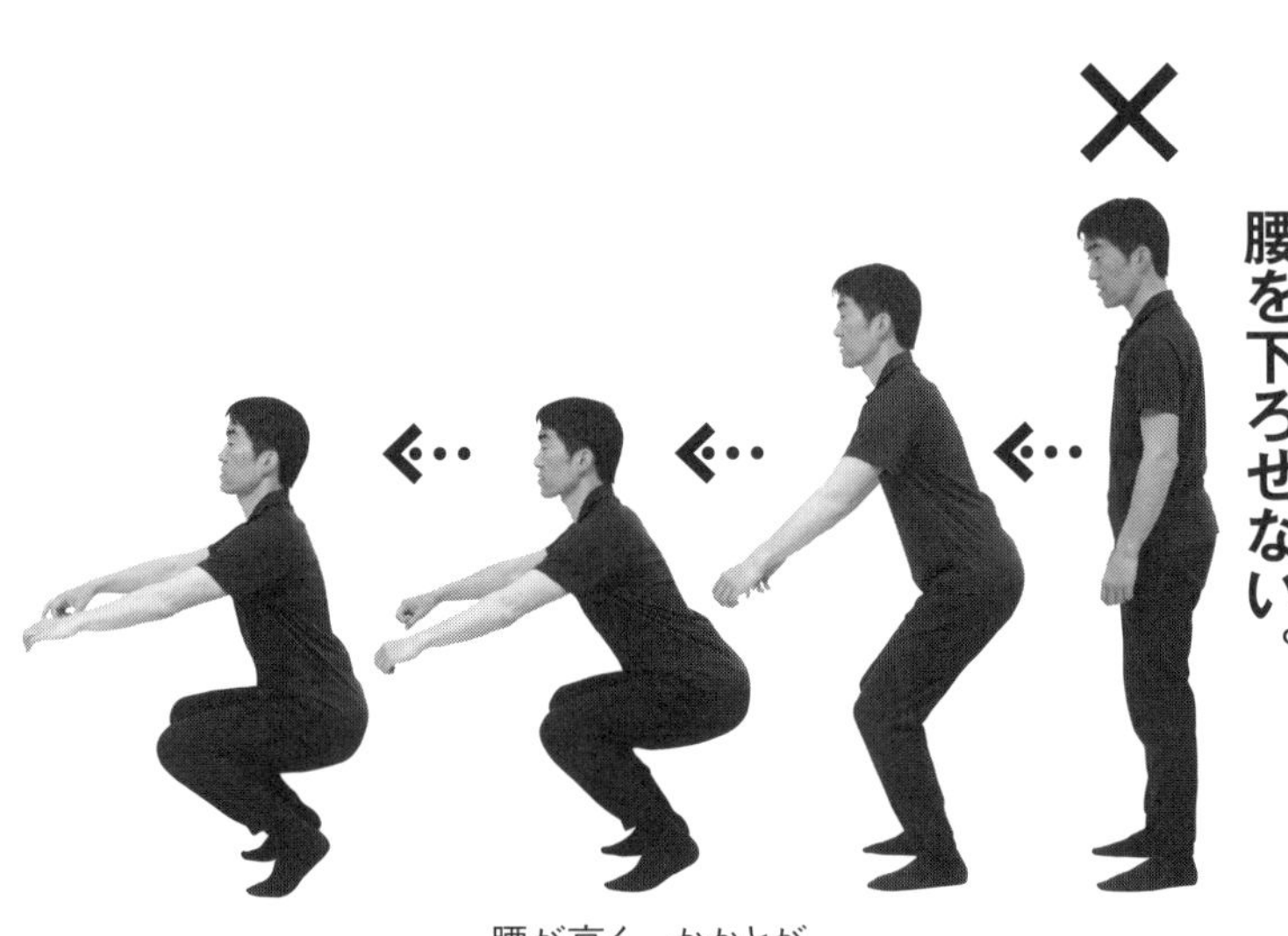

腰が高く、かかとが浮いている。

OK

股関節が適切に曲げられることで、腰が下ろせ、しっかりとしゃがめている。

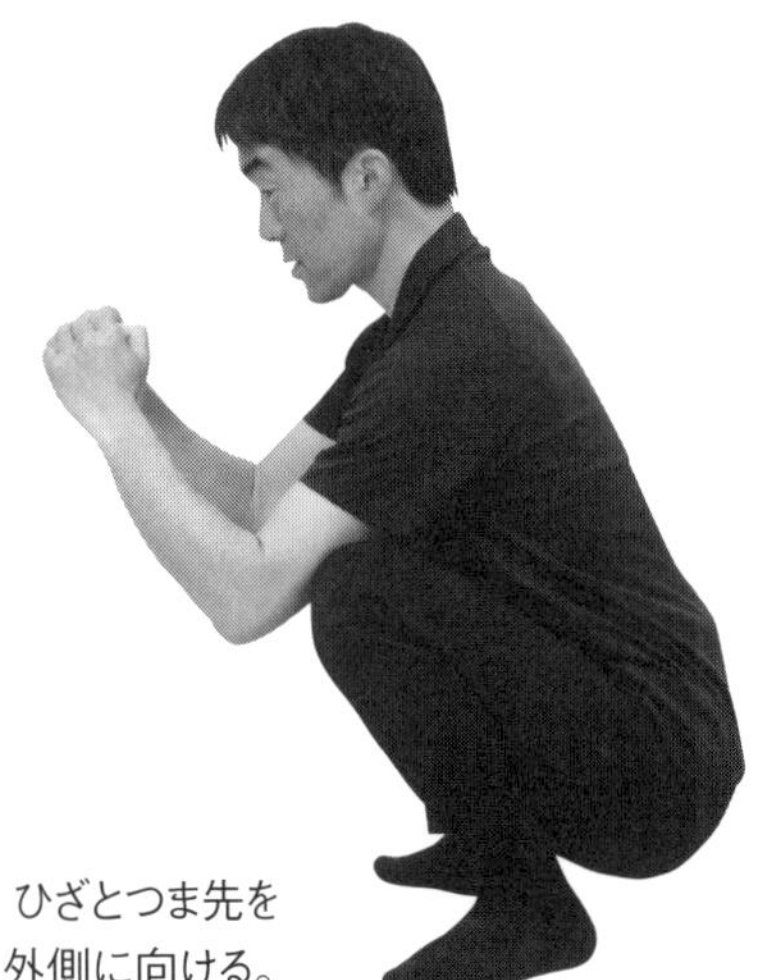

ひざとつま先を外側に向ける。

しゃがんで歩けるか

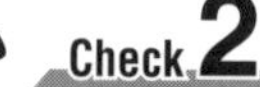

ひざを中心に脚を投げ出すように歩く。

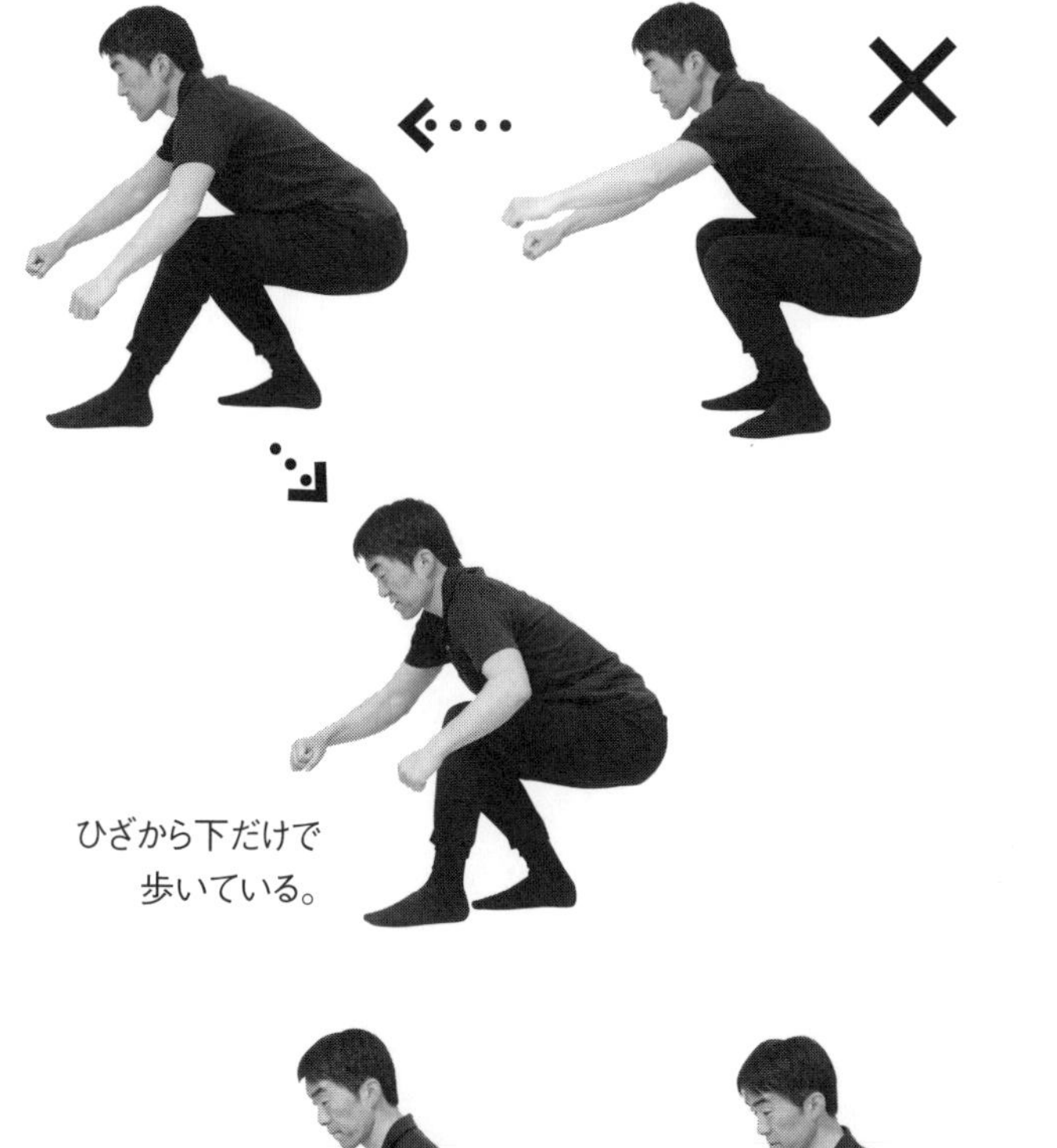

ひざから下だけで歩いている。

股関節からひざを倒しながら歩く。

※少しでも負担がかかるようならば、すぐに中止する。

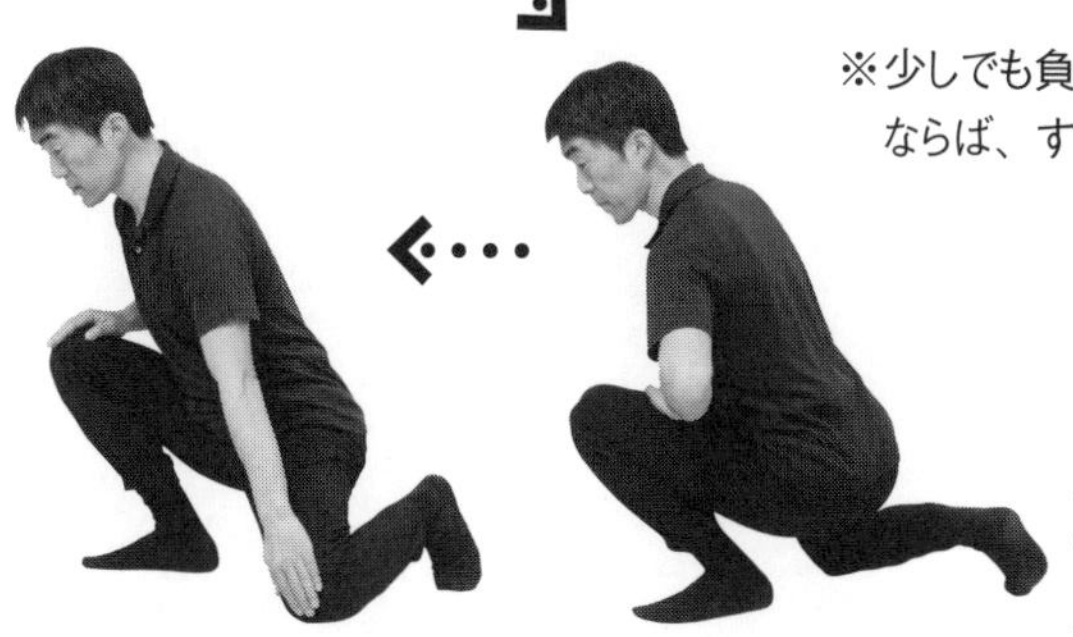

片ひざを倒すと同時に、もう一方の片ひざを立てる。

◉股関節が動きにくい理由

草取りのチェック動作、いかがでしたでしょうか。予想以上に苦戦した人が少なくなかったと思います。その原因は、実は生活スタイルの変化という文化的な理由にもあるのです。

現在、多くの家庭は洋式の生活スタイルです。椅子に座る動作を中心に、トイレ、ベッドでの寝起きなど、股関節を90度以上曲げずとも生活全般の動作がラクにおこなえます。けれど股関節に90度以上の動作が必要な状態になると、途端に動作がおこないにくく、一気に負担も増えるのです。しゃがみにくいと感じた人は洋式生活を送っている可能性があります。これはすなわち、股関節をあまり使っていない可能性が高いことにつながります。

対して和式生活では、股関節をしっかりと曲げられる状態（120〜130度）でなければ、生活全般の動作ができません。今回の草取り＝しゃがむという動作は、和式トイレそのものの姿勢です。畳上で寝て、起きて、立ち上がり、座るという動作は、股関節の開きが90度では非常におこないにくいのです。ただし、正確な動作ができていないと、和式生活はかえって体に負担がかかりやすくなります。

◉股関節動作の改善

股関節は曲げ伸ばしはもちろん、広げる、閉じる、回すといったように多方向に動く部位です。本来の股関節の動きを引き出していきましょう。

［間違った股関節の使い方］

NG

背筋を伸ばして腰を下ろす。

×

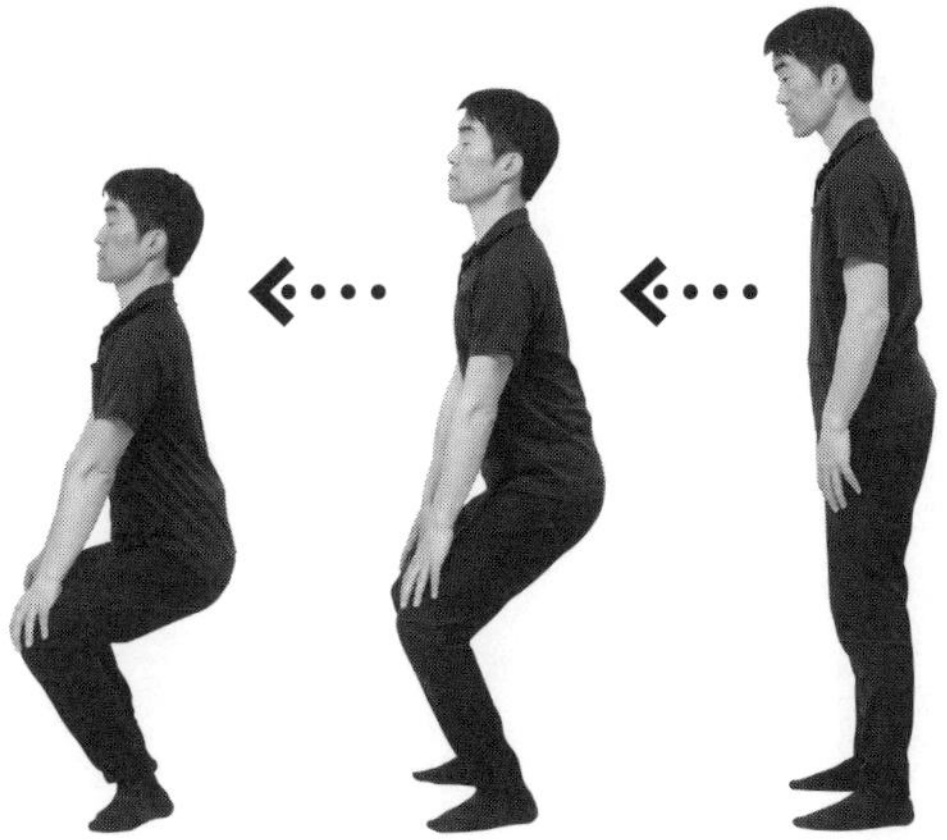

［**正確な股関節の使い方**］

❶肩幅の1.5～2倍に足を広げて、両ひざに手をつき、つま先・ひざを広げ、腰を下ろしていく。

❷股関節、ひざ関節が90度ぐらいになるまでしっかりと腰を下ろす。

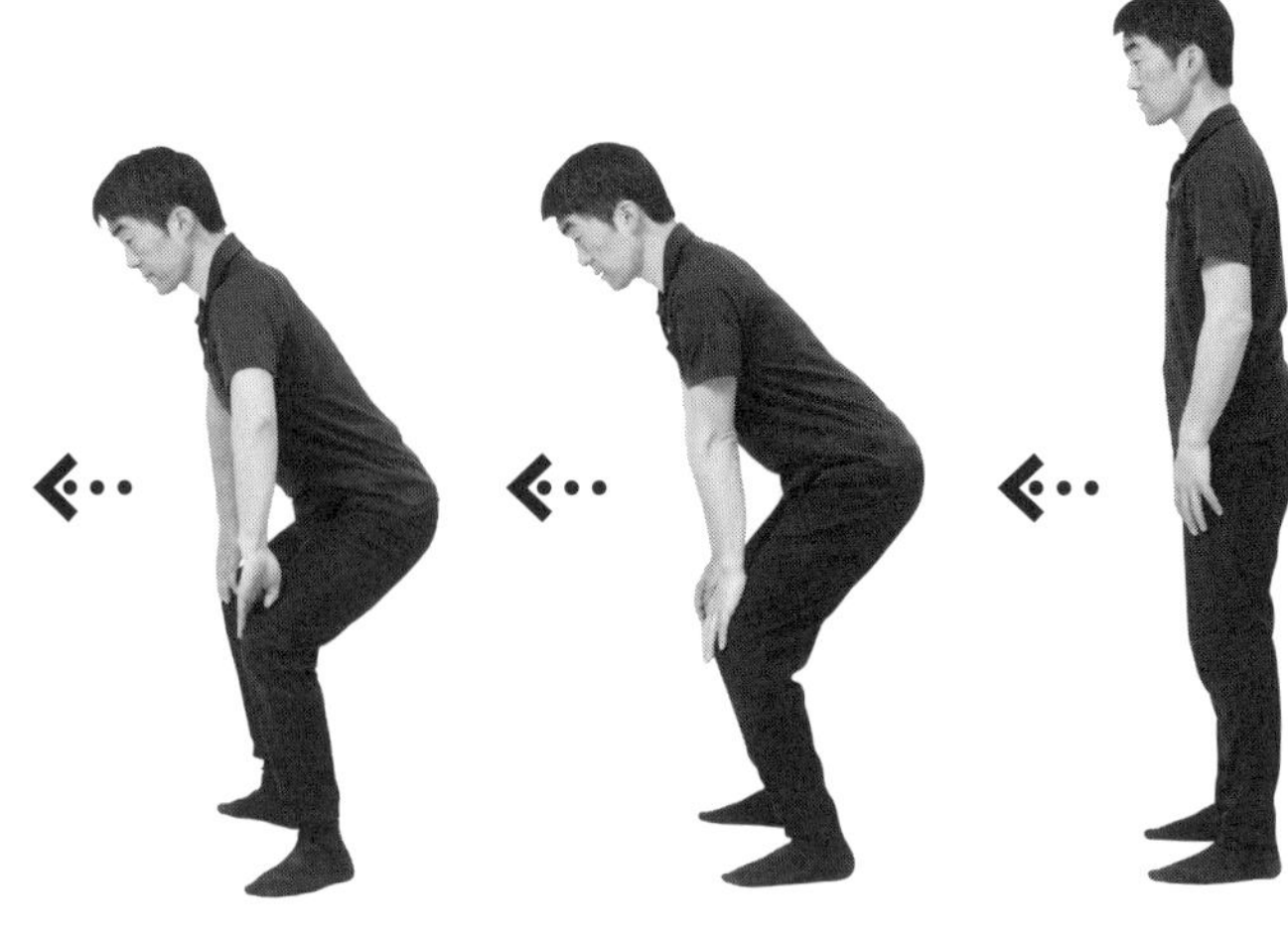

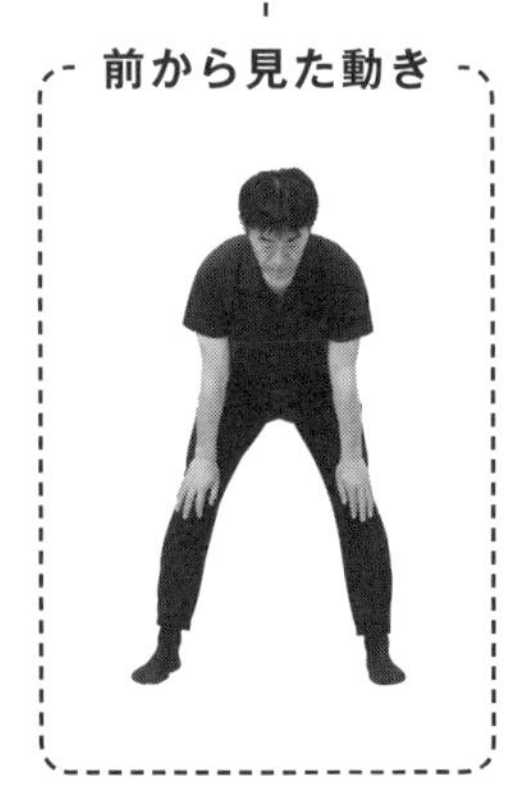

前から見た動き

❸前傾し、腰を上げながら、つま先・ひざが自然と閉じられて、元に戻る。

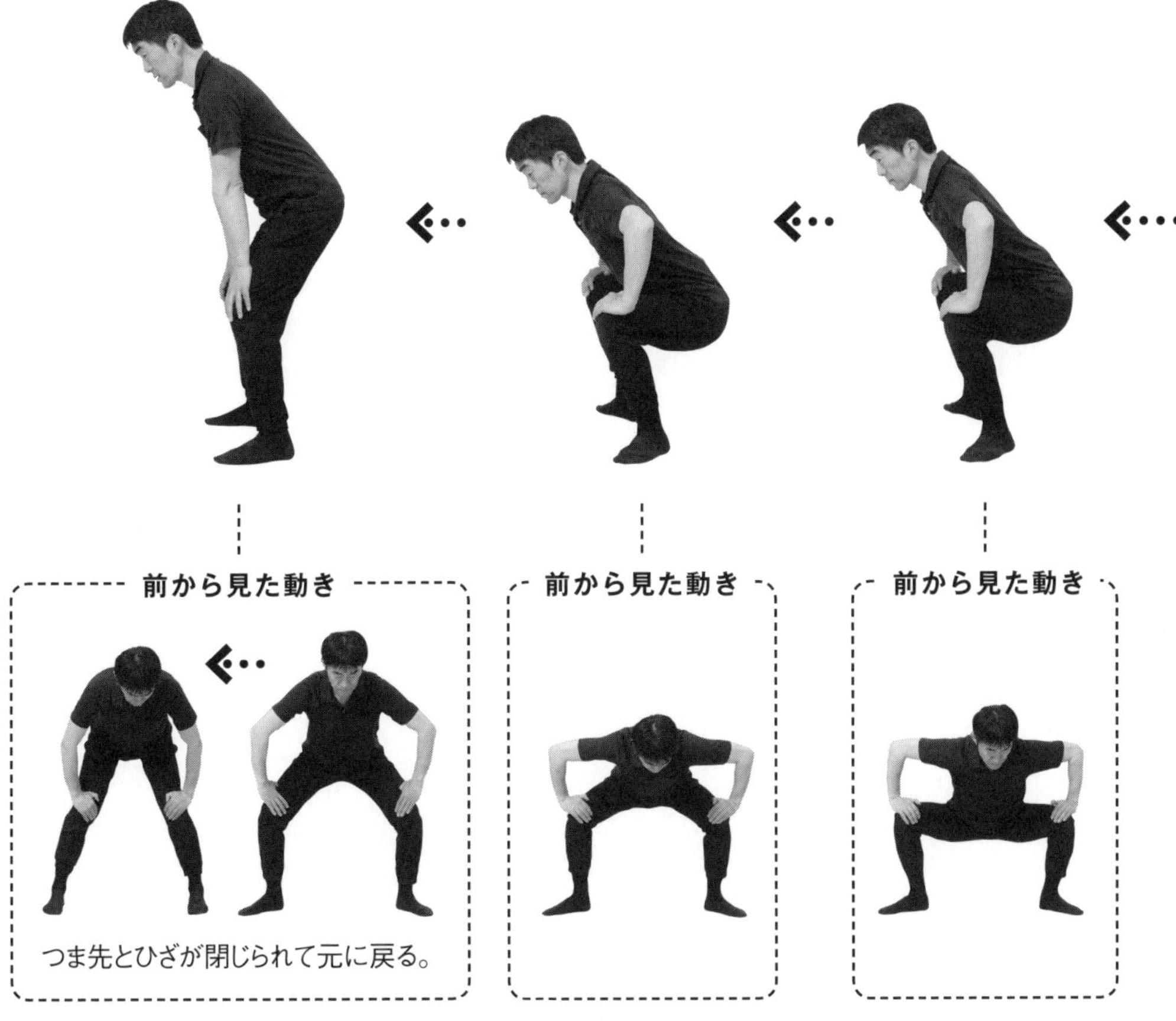

つま先とひざが閉じられて元に戻る。

上半身

◉背中と腕との連動をチェック

本来、腕は背中から動いてくるものですが、私たちには腕だけを動かす癖がついています。背中とは背筋力に代表されるように、人体で最も大きな力を出せるところです。その背中がうまく使えていないことは、とてももったいない状態です。背中と腕とが、どれくらい連動しているか、手を組んで肘をクルクル回す動きでチェックしてみましょう。

ポイントは肩甲骨の動きです。肩甲骨を左右に大きく広げ、胸をくぼませてくると肘が外を向き、肩甲骨を寄せ胸を張ってくると、肘が下を向いてきます。手を組まなくても肘が回せるということは、背中と腕とが連動性が高まってきていることを意味しています。

手を組んで肘を回せるか　Check 1

手を組んで肘を外から下に向けることを連続させ、肘を回す。

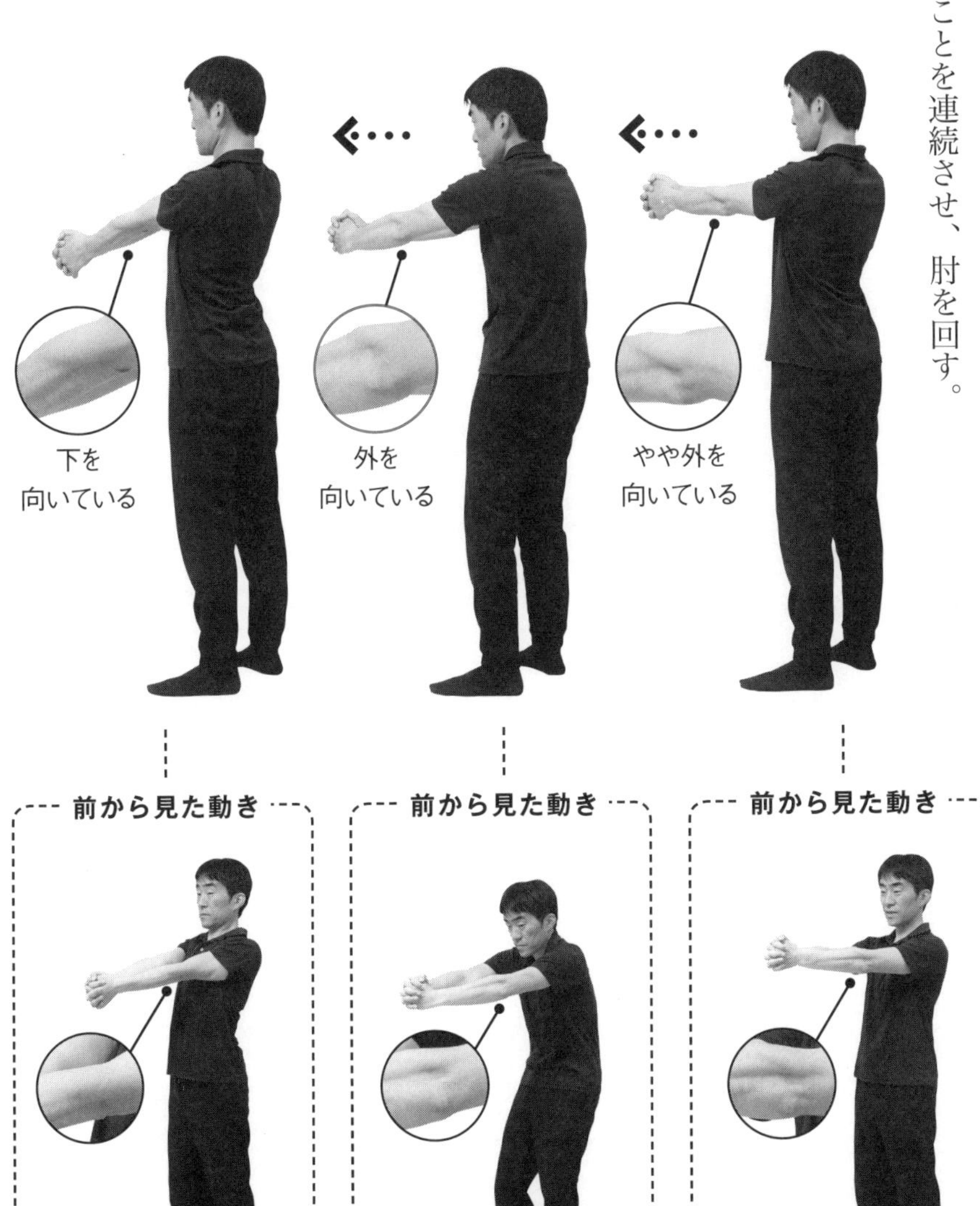

こぶしを止めて肘を回せるか Check 2

握りこぶしを止めたまま、肘を外から下に向けることを連続させ、肘を回す。

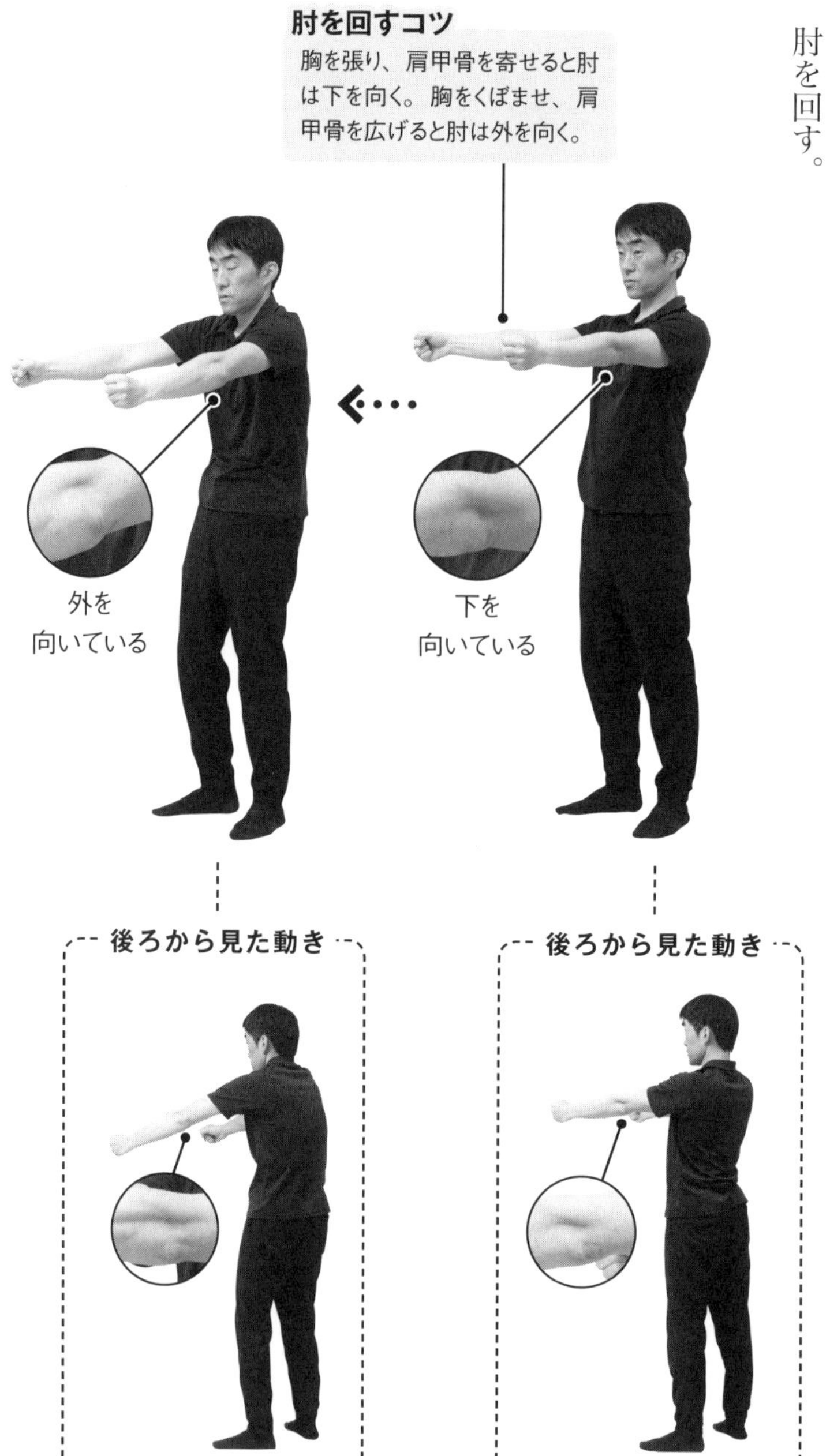

◉背中と腕との連動を引き出すための練習

背中と腕とを連動させるコツは両肩にある肩甲骨を意識して動かすことです。肩甲骨には背中の筋肉が集まって付いています。

肩甲骨は上腕骨とつながって、肩関節を作っています。つまり、肩甲骨が背中と腕とをつないでいることになります。正確な腕の曲げ伸ばしは、肩甲骨を中心に背中からおこなうものなのです。

肩甲骨が左右に広がって、手首が返り、腕が伸びていき、肩甲骨を寄せながら、手首が返り、腕が戻ってきます。その際、息を止めず、おしゃべりできるくらいにリラックスしながらおこなってください。

［間違った腕の曲げ伸ばし方］

NG　一見できているように思えるNGな動き。

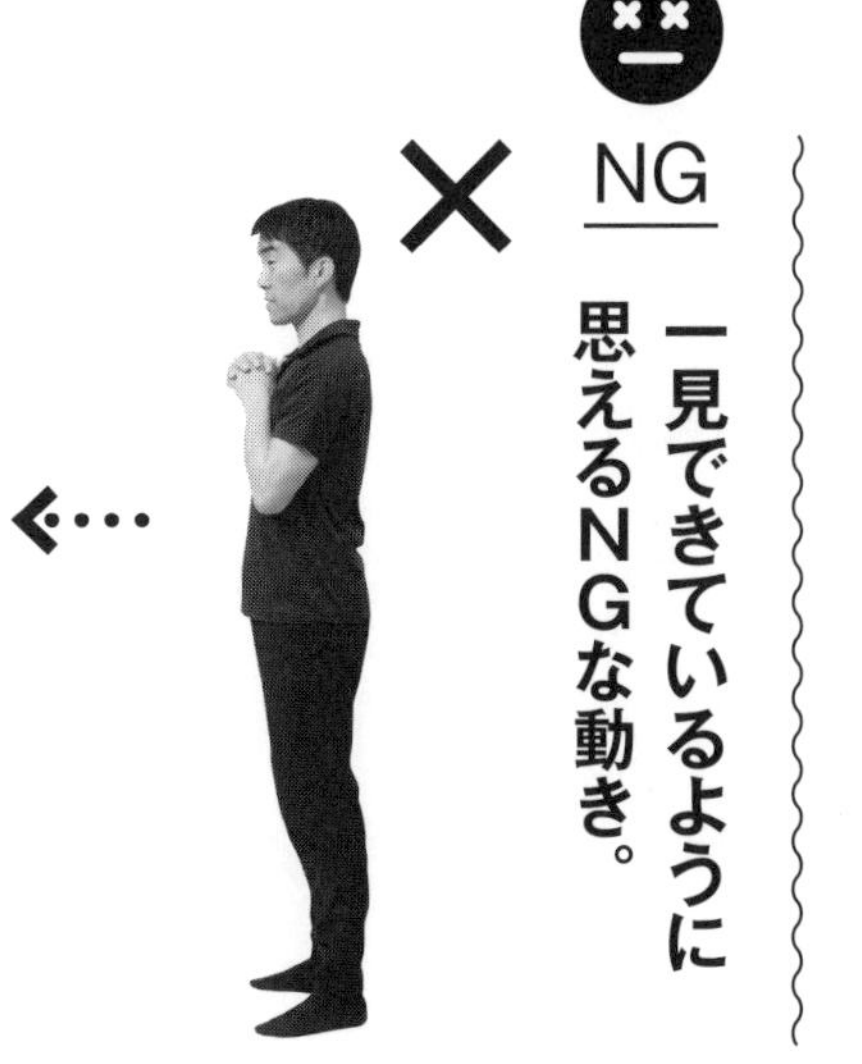

肩から先の腕だけを動かしている。

［正確な腕の曲げ伸ばし方］

❶リラックスして胸の前で手を組む。

❷胸をくぼませ、肩甲骨を広げながら、手首を返していく。

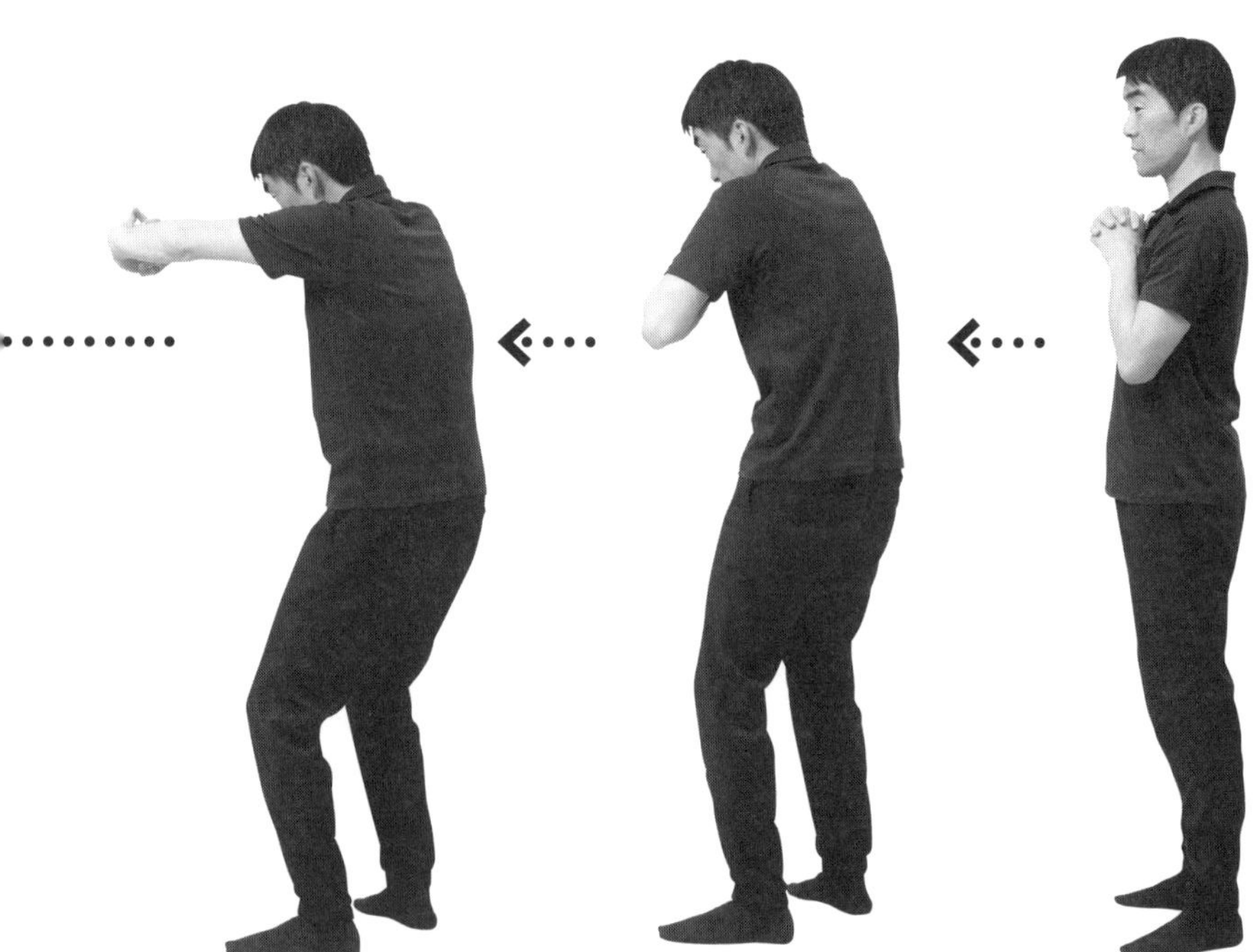

❸肩甲骨が最大に広がった結果、腕が伸びる。

❹胸を張り、肩甲骨が寄ってくることで、腕がもどり、①の構えになる。

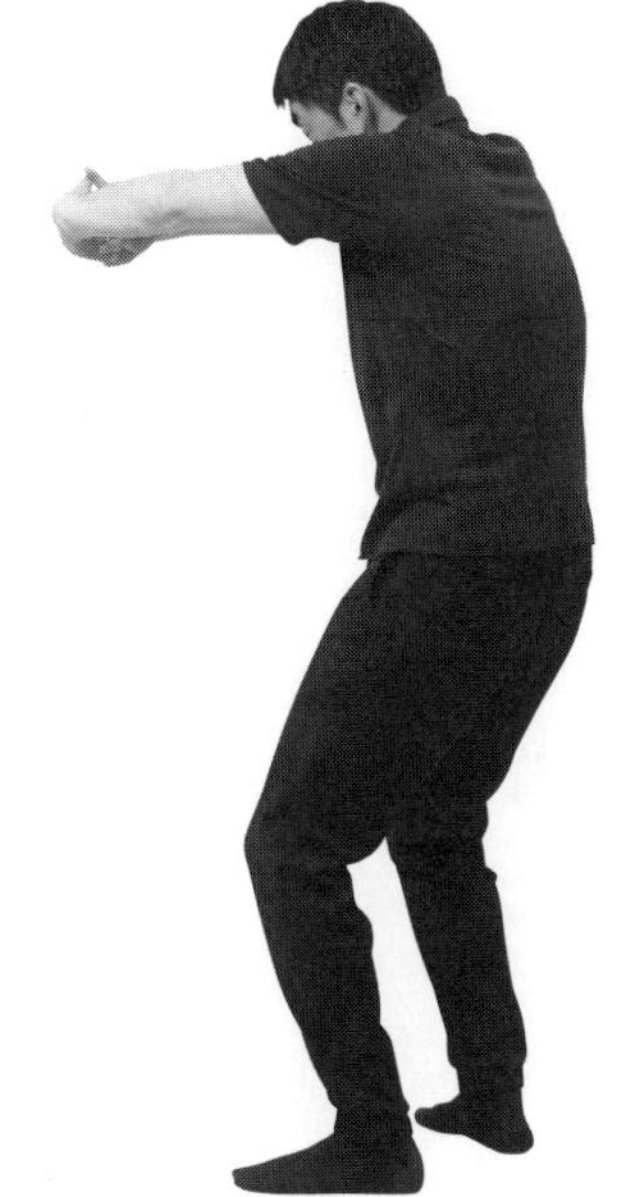

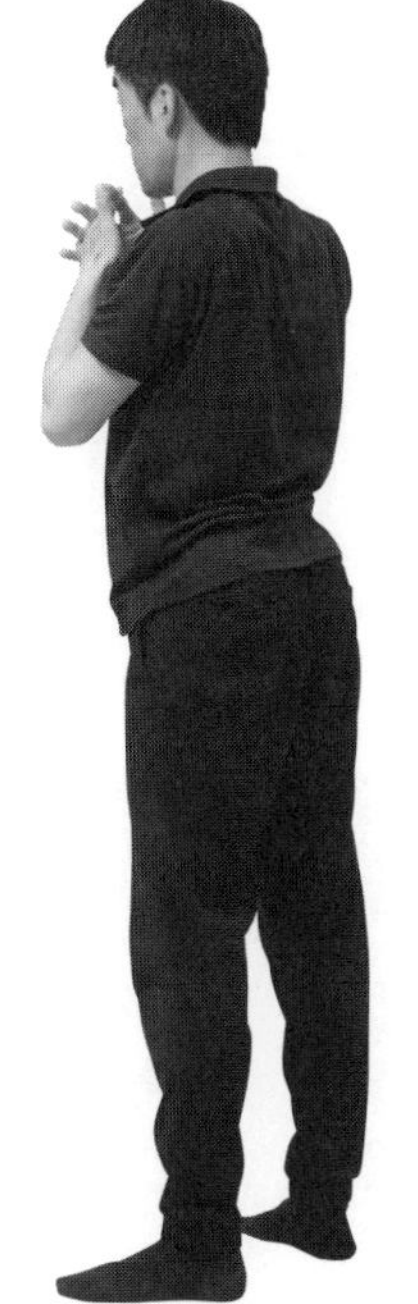

体幹

上半身と下半身をつなげて、全身を連動させること。それがすべての動きの基礎になります。この時、鍵になるのが体幹部のポジショニング＝姿勢と言えます。いくら足腰や、上半身が良い動きになったからと言っても、それをつなぐ姿勢が崩れていては、足腰と上半身はつながらず、全身の連動が途切れてしまいます。足腰と上半身をつなぐ適切な姿勢を保ち、全身が連動できる状態に改善していくことが大切です。

◉儀礼的姿勢と実用的姿勢の違い

私たちは、胸を張った「気を付け」の姿勢を良い姿勢と学んできました。しかし、この姿勢のままでは、動きにくく、腰にも負担がかかります。この姿勢は、「儀

［立位姿勢の違い］

NG ×

胸を張り、背筋を伸ばした儀礼的姿勢。

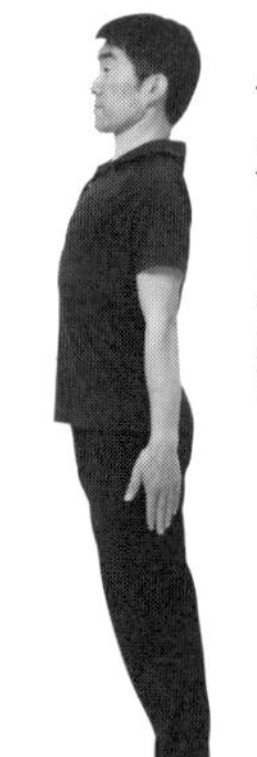
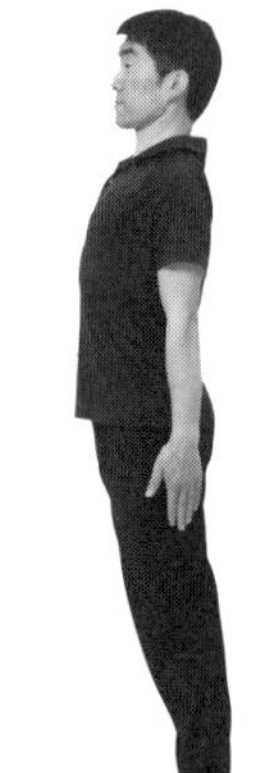

OK

肩の力を抜き、股関節、ひざを曲げ、骨盤と腰骨を真っすぐにした実用的姿勢。

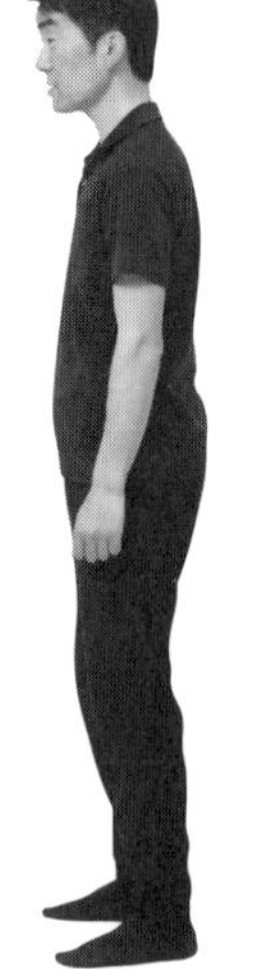

礼的に良い姿勢」であり、実動には適さないのです。

実際に動く際には、胸は張らず、肩の力は抜いて、全身はリラックス。腰は反らさず、中間位を保ちます。ちょうど骨盤と腰骨が真っ直ぐになっているようなイメージです。この姿勢により、上半身、下半身がつながり、全身の連動を引き出すことが可能になります。

何か動作をしようとする場合、たいていにおいて上体を前傾させています。例えば、浴槽洗いや台所仕事、掃き掃除、重い荷物を持ち上げる時など、上体を前傾させて構えています。腰を中心に曲げてしまうと全身の連動性が途切れ、これが腰痛の原因になるのです。正確な体の使い方としては、股関節から上半身を曲げることで全身が連動し、腰への負担も軽減させることができます。全身の連動が引き出せ、様々な動作が負担なく行えるようになり、結果として腰痛の予防・改善につながるのです。

［ 前傾姿勢の違い ］

NG

×

腹から曲がり、上半身と下半身の動きが分断され、腰に負担が集中。

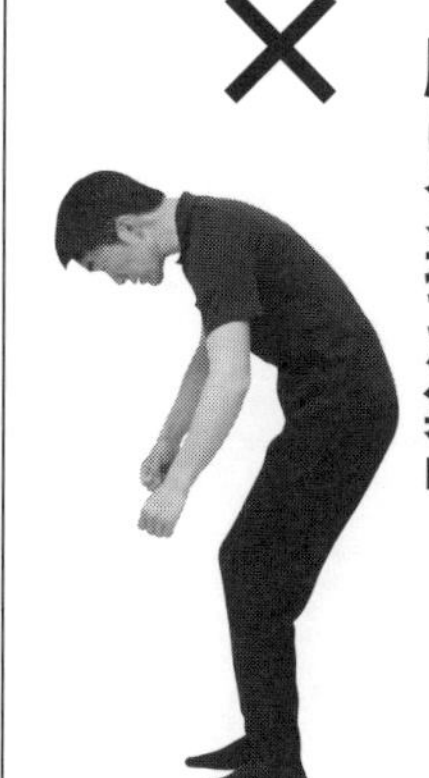

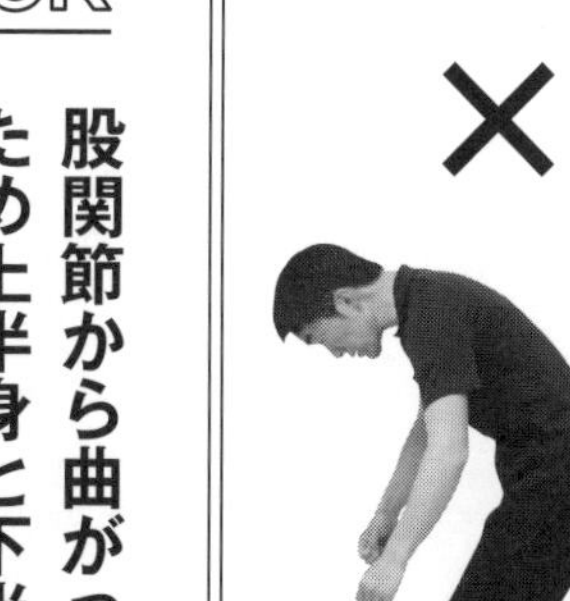

OK

股関節から曲がっているため上半身と下半身が連動し、腰への負担が軽減。

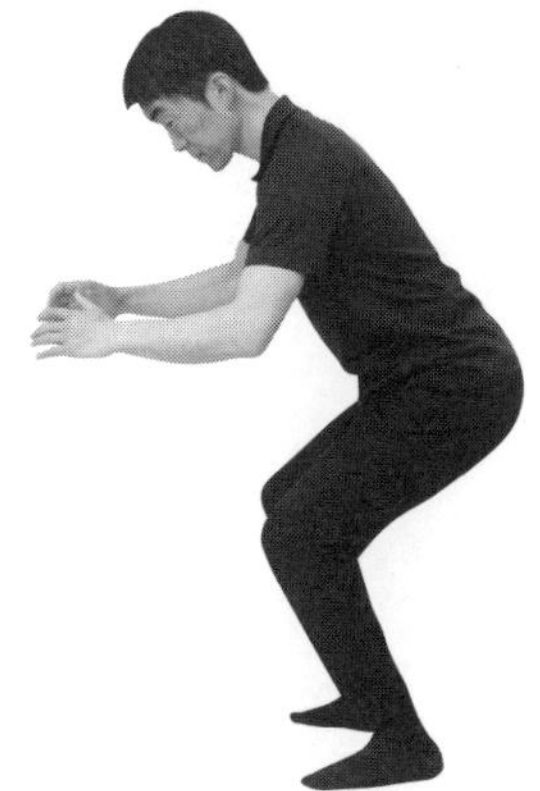

◉姿勢（＝全身の連動性のあらわれ）が変われば、立ち上がりも変わる

姿勢がしっかりとできているかのチェックは、日常動作で実践するのが一番です。特に立ち上がり動作は、姿勢の大事さを最も実感できる動作となります。

立ち上がりというと、脚力中心の動きというイメージがあるかもしれません。しかし、姿勢を整え、上半身と足腰を連動させれば、無駄な脚力を出す必要はなくなります。

立ち上がりのポイントは上半身の前傾にあります。私たちはつい、上半身を腹から曲げてしまうことをしがちです。けれど腹から曲げると腰は上がりません。腹から曲げたことで上半身と下半身の連動が途切れてしまうからです。それに対して、骨盤と腰骨が真っすぐのポジションを保って股関節から前傾すると、上半身と下半身はつながり、頭の重さで骨盤が上がり、ラクに立ち上がれるようになります。

［立ち座りでチェックする正確な姿勢］

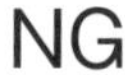

NG

❶腹から曲がっていると
上半身を曲げても、
腰が上がらない。

あごが上がって
腰が曲がっている

❷腰が残ったまま、
脚力に頼って
立ち上がる。

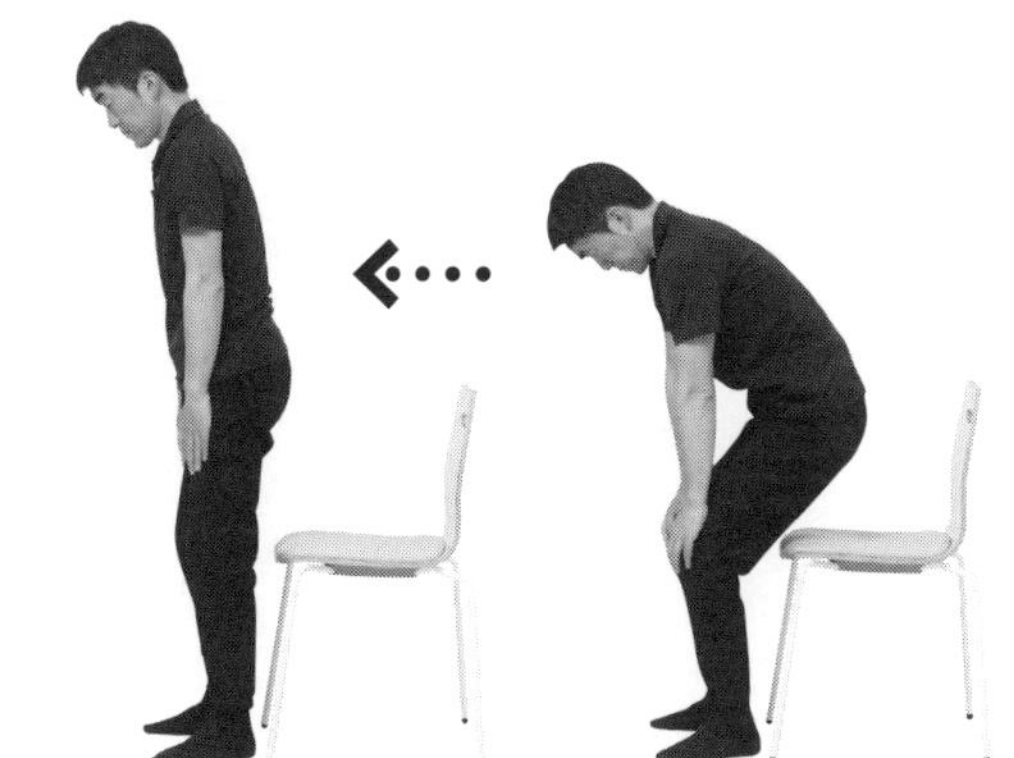

腹部が曲がったまま脚力で立ち上がる

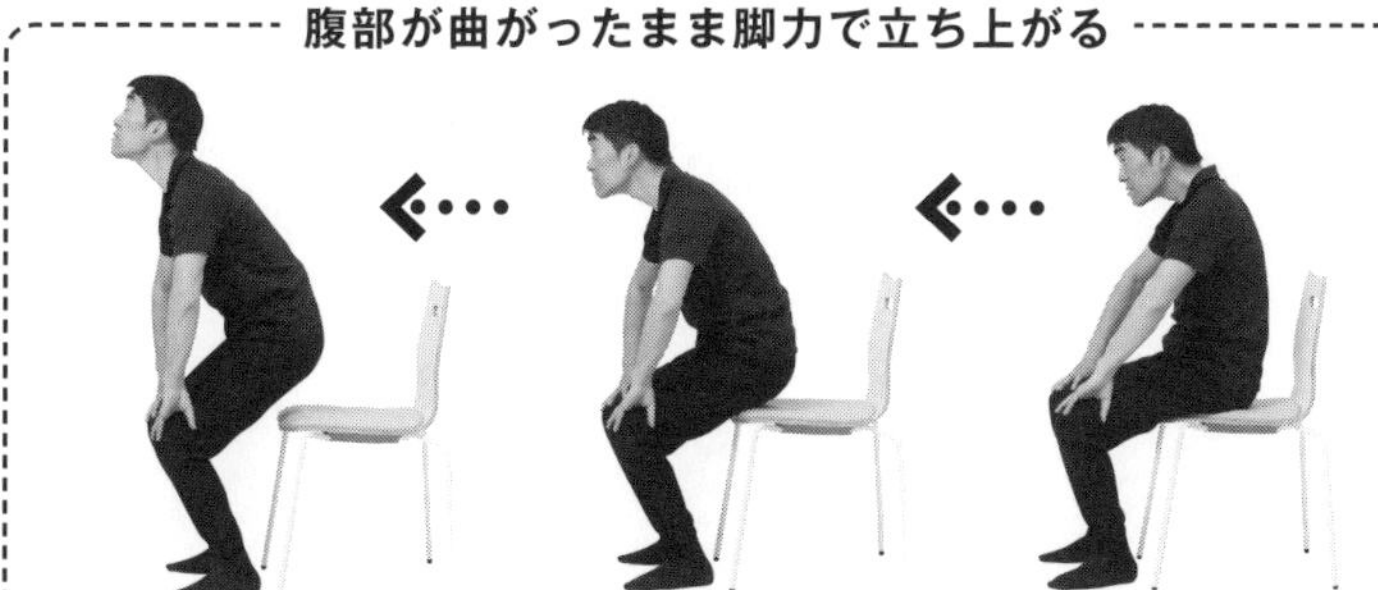

OK

骨盤・腰骨を真っすぐにし、股関節から上半身を前に傾ける。

❶骨盤と腰骨は真っすぐ、股関節から上体を前傾させると、腰が上がる。

❷腰が上がり、股関節・ひざを伸ばしながら、上体を起こし、立ち上がる。

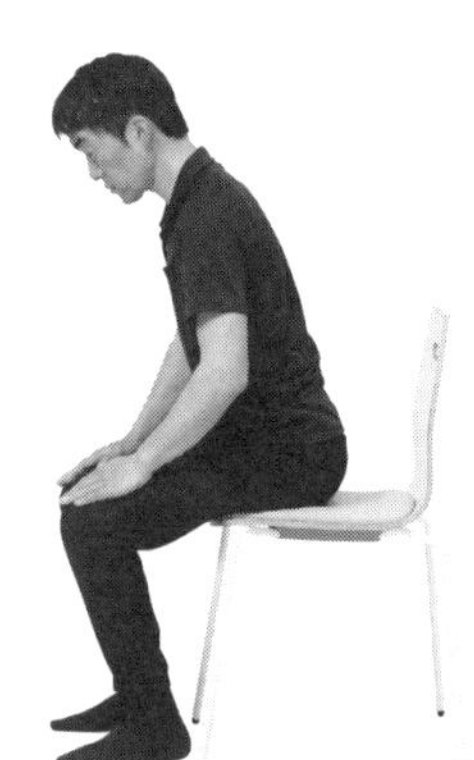

上体を前傾させると、

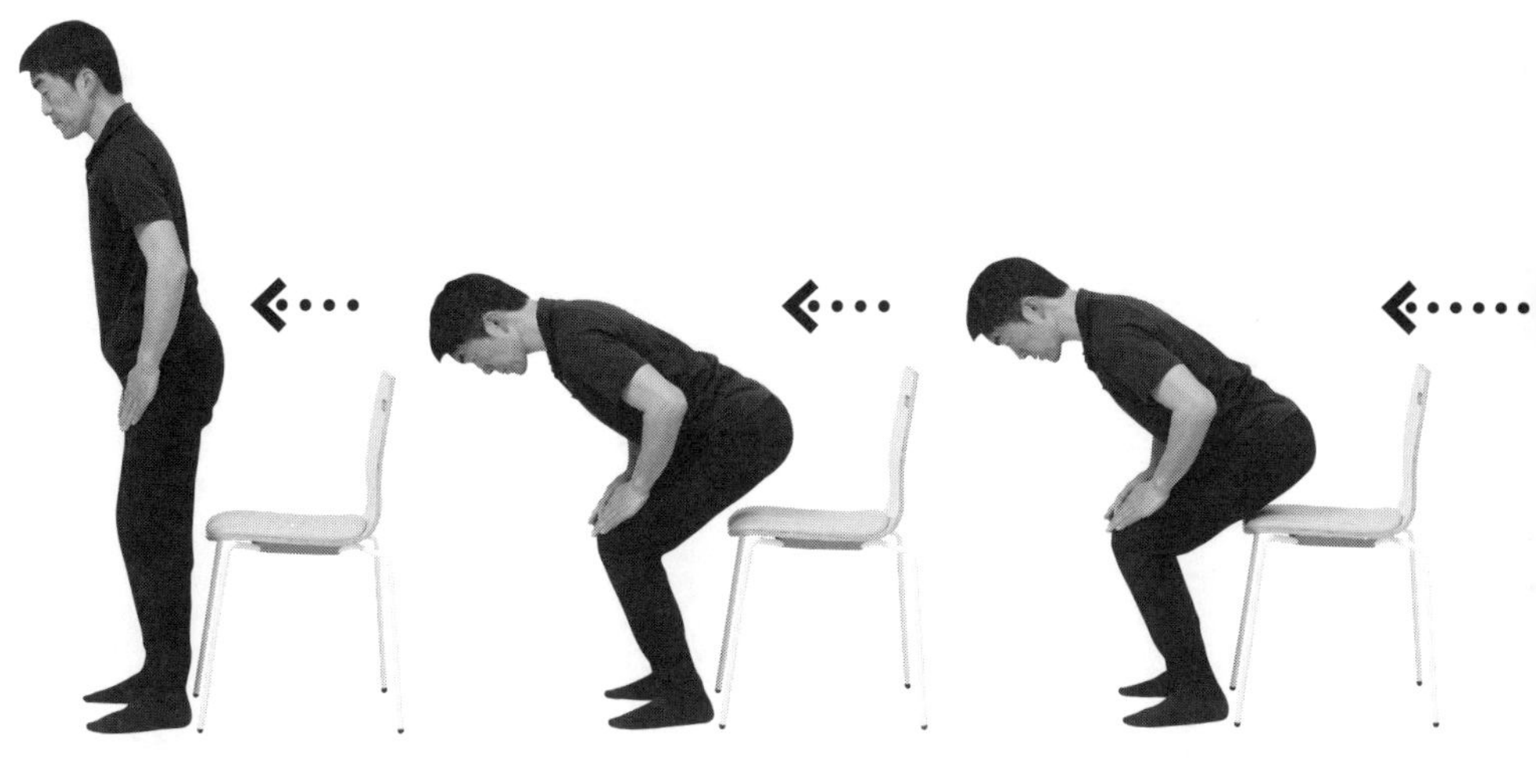

立ち上がる。　股関節・ひざを伸ばしながら、　腰が上がってくる。

2

全身連動の練習

前項までは全身連動の準備段階として、下半身・上半身・体幹の3つに分割して体の使い方を見てきました。ではいよいよ下半身・上半身・体幹の要素を使って全身を連動させてみましょう。

全身の連動は普段、部分的に動く（下半身：ひざ、上半身：肩・肘、体幹：腰）という癖を改善するための練習です。

◉全身を連動させる練習

この練習には下半身・上半身・体幹で取り組んだ動作がすべて盛り込まれています。わかりやすい動作としては、腕の曲げ伸ばしがあります。背中の肩甲骨を広げながら、腕を伸ばし、肩甲骨を寄せながら腕を戻すというように、背中と腕とが連動しています。足腰は、つま先を広げながら腰を下ろすことで、太腿の前、内、裏と使われ、全体の筋力が引き出されます。立ち上がる時も同様です。上半身と足腰がそれぞれよく動いても、全身を連動させるためには、姿勢が大事です。ここでは、骨盤と腰椎は真っすぐな状態で、股関節から前傾し、腰を落とし、立ち上がるにしたがって、股関節から上体を起こしています。これらの要素がバラバラでなく順につながり、全身でおこなっていくのが大事になります。

❶脚を肩幅の1.5倍から2倍程度広げ、胸の前で手を組む。

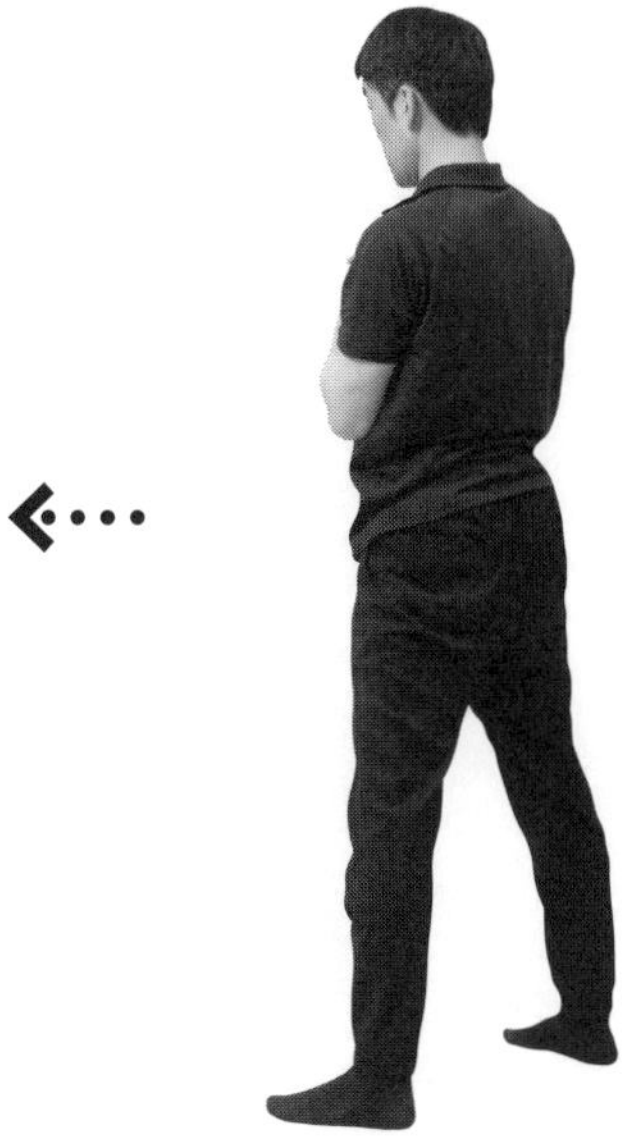

前から見た動き

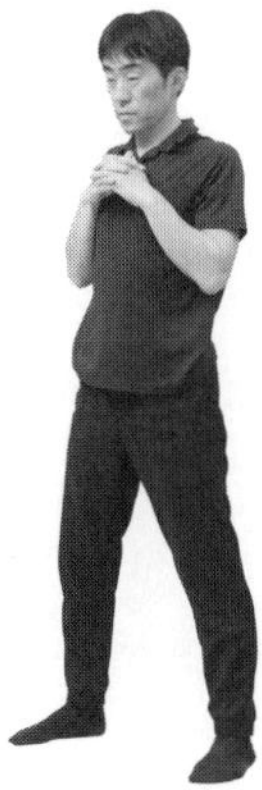

❷肩甲骨を広げながら腕を伸ばし、つま先を外側に広げ、腰を下ろしていく。

❸腰を下ろした状態で、股関節を広げ、腕を伸ばし切る。

前から見た動き
腕の動きとともに、
前から見た動き
つま先を外側に向け、腰を落とす。

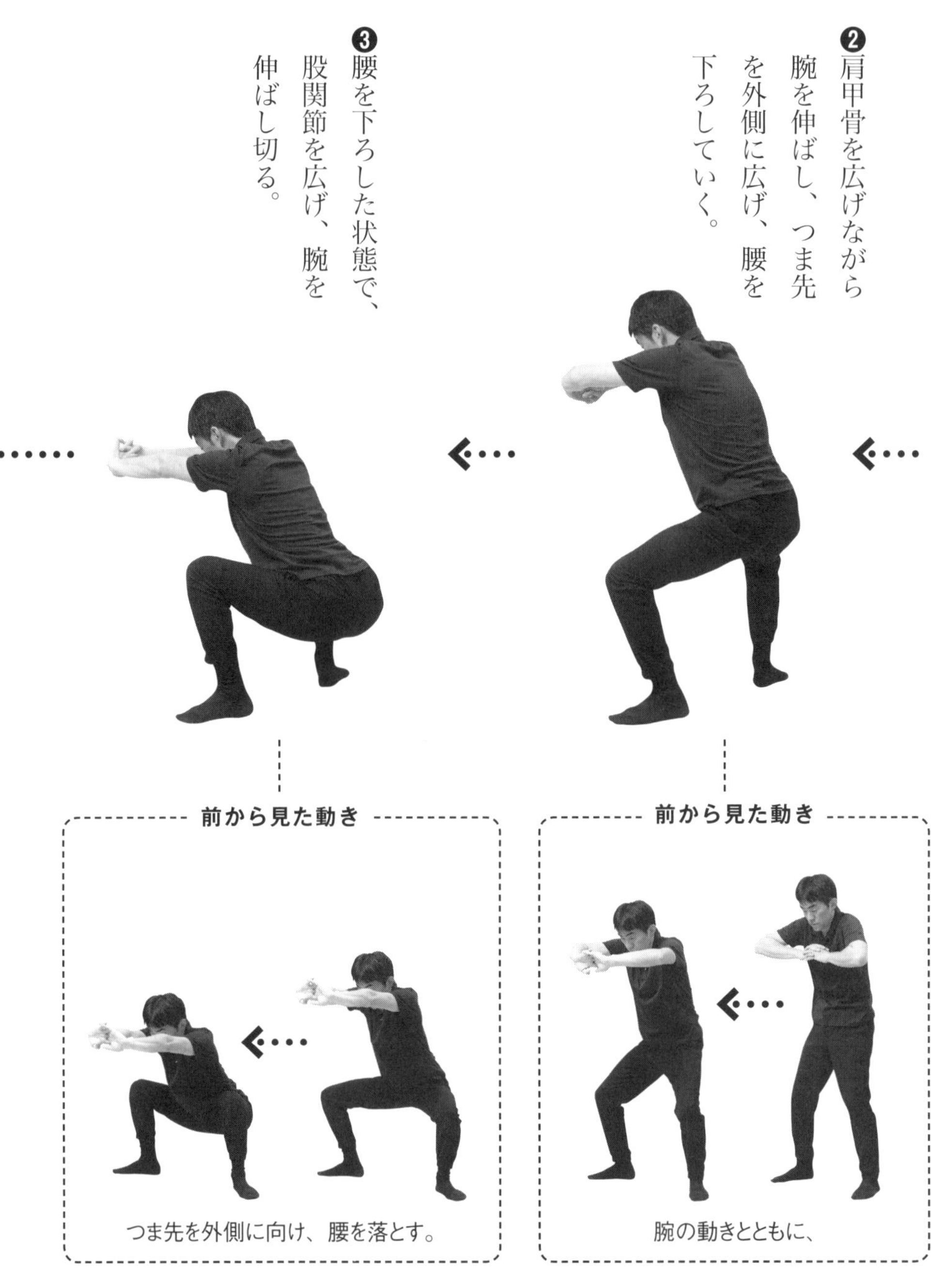

❹前傾し、肩甲骨を寄せ、腰を上げながら、つま先を閉じて、①に戻る。

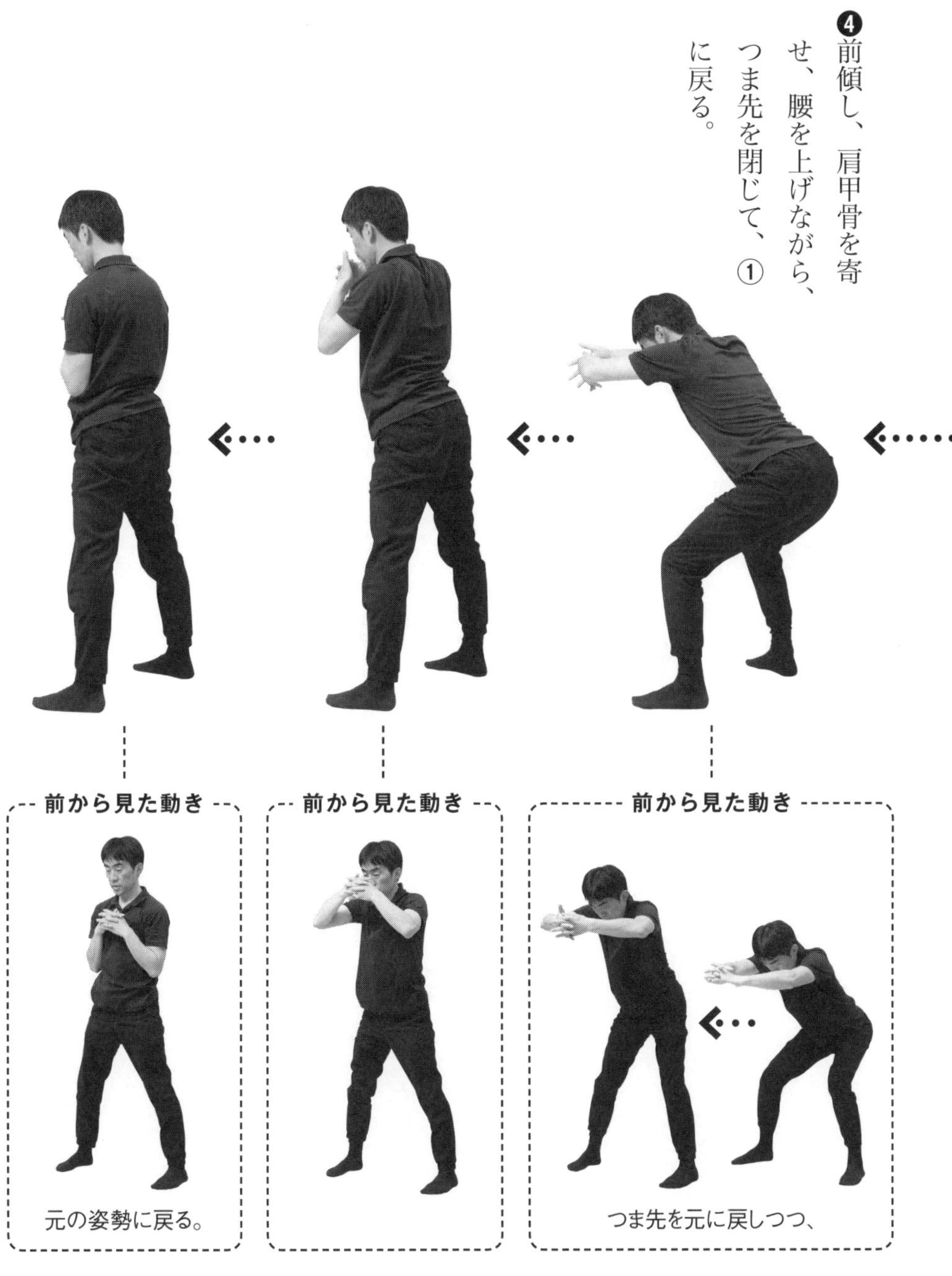

元の姿勢に戻る。

つま先を元に戻しつつ、

NG

つま先の向きが変わらず、
腕・上半身・下半身がバラバラ。

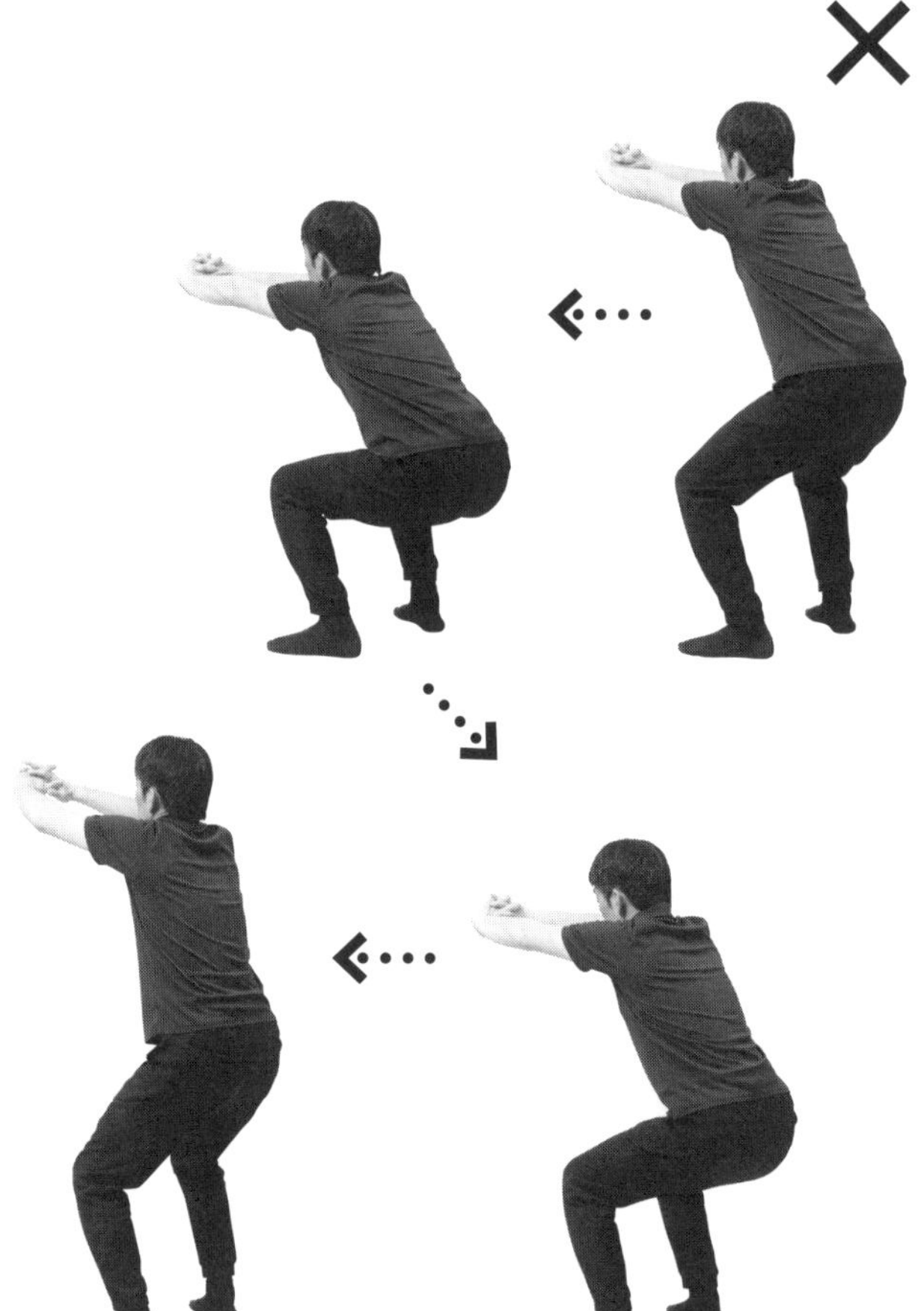

◉注意点とポイント

腰が反り過ぎたり曲がったりすると上半身と下半身の動きが分断されてしまい、全身の連動性が引き出せません。また呼吸を止めてしまうと全身が力み、この状態になりやすいので気をつけてください。

骨盤と腰骨を真っすぐに保つことで、上半身と下半身がつながり、全身の連動性が引き出せるようになります。また自然な呼吸ができていると、全身は力まず連動しやすくなります。

骨盤と腰骨を真っすぐに保つコツは、腰に負担がかからないポジションを意識することです。少しでも負担がかかったら中止してください。どう動けば負担がかからないか、探ってみましょう。逆に言えば、見た目で多少、腰が反ったり丸まったりしていても、負担がないようであれば、「真っすぐ」と言えます。車のハンドルの「あそび」のようなものと捉えてください。

◉姿勢は股関節が保っている

全身連動の練習の最大のポイントは、上半身と下半身をつなぐ股関節の動きにあります。股関節が自在に動くと、姿勢は常に保たれ、全身が連動しやすい状態になってきます。ただ、股関節だけを意識しても動きにくいのも事実です。そこで足元の状態を改善します。それは、踏みしめないことです。一般的には「しっかりと踏みしめて」というのが、良い状態と思われがちですが、実際のところは、踏みしめてしまうと体は動かなくなります。踏みしめないからこそ股関節もよく動き、上半身・下半身がつながり、全身が連動してくるのです。

ここでは、もっとも実用的な姿勢である「中腰の姿勢」を通して、股関節の状態を確認しておきましょう。股関節がよく動いているかどうかは、上半身の前傾によって確認できます。

［股関節の曲がり方のチェック］

NG

腰から前傾している。

これは股関節の動きが不十分なために骨盤が前傾しにくくなっていることのあらわれ。骨盤と腰骨の中間位＝真っすぐな状態が崩れて、腰に負担がかかっている。

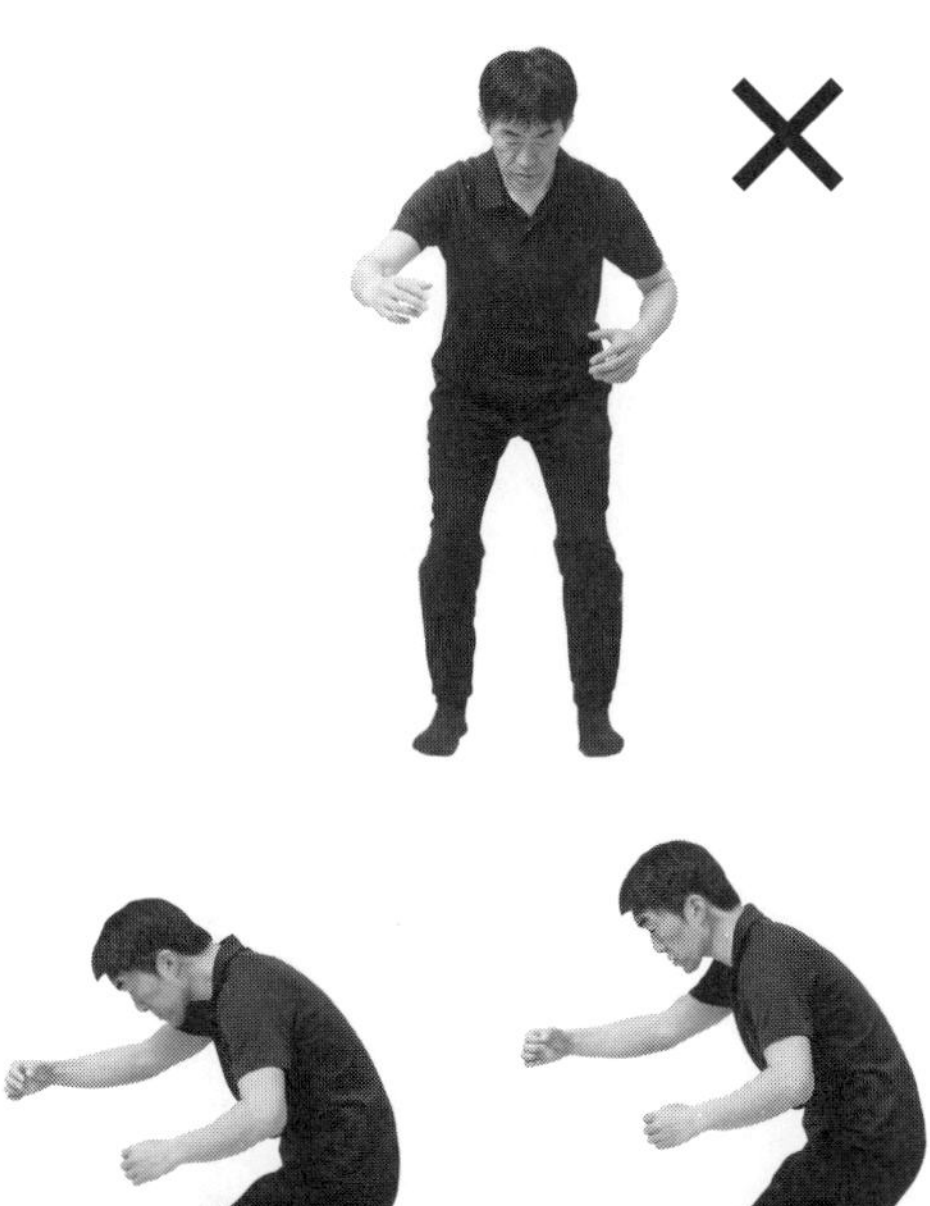

腰から前傾している。

注意点とポイント

- 姿勢を整えようとすると、腰とひざで調整しようとしがちです。腰・ひざを中心に動かすことは負担を増やすことになります。
- 股関節を意識しにくいという場合は、臀部の関節と理解するのもおすすめです。「股関節＝ヒップジョイント（hip joint）」ですので、臀部を軽く突き出してみることで、股関節を感じやすくなります。

OK

股関節がしっかり動くと、骨盤が前傾しやすくなり、
その結果、上半身もしっかりと前傾してくる。
上半身と下半身が連動しやすくなり腰やひざへの負担も軽減される。

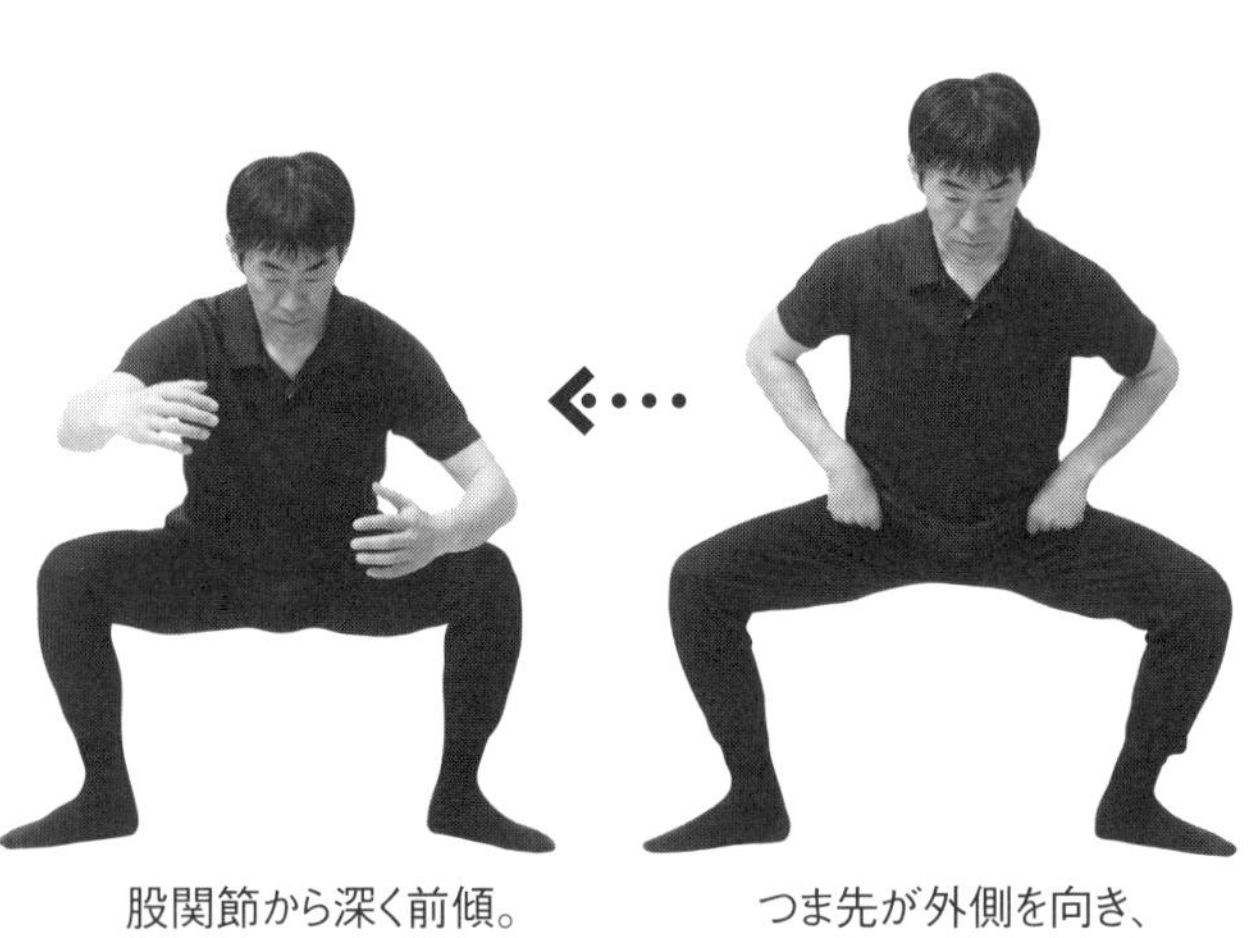

つま先が外側を向き、

股関節から深く前傾。

横から見た動き

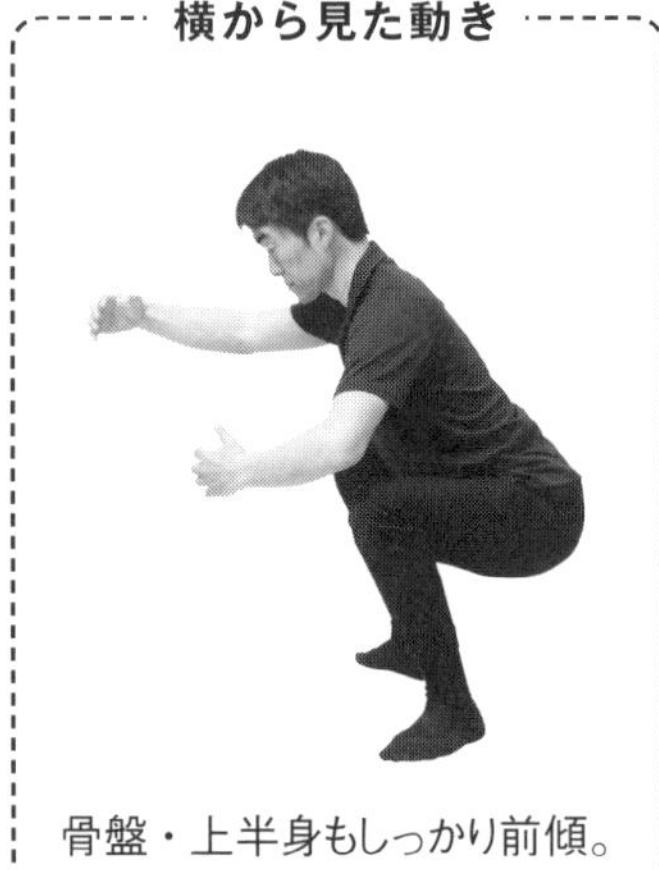

骨盤・上半身もしっかり前傾。

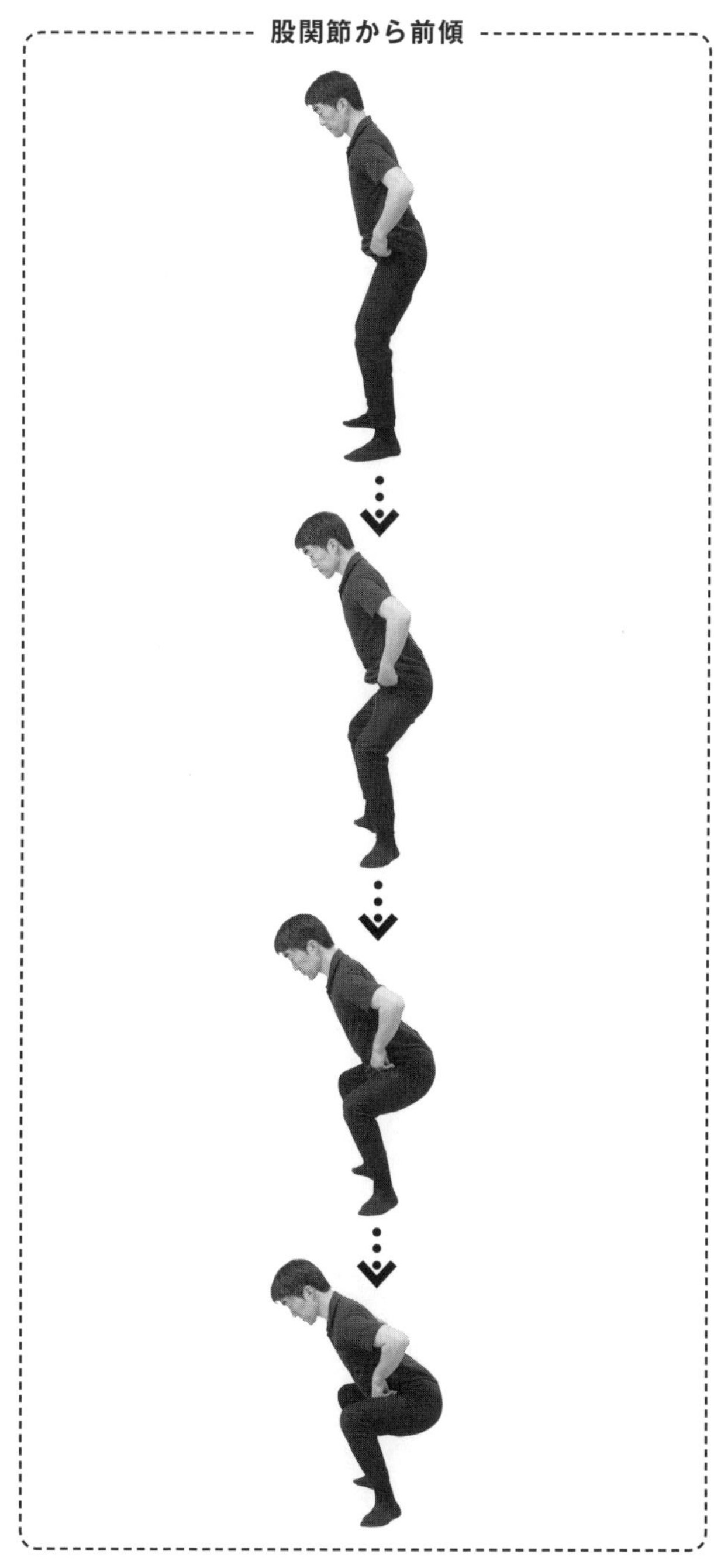
股関節から前傾

◉踏みしめないことで全身がつながる

股関節だけで姿勢を調整しようとしても、実は上手くいきません。そこで、足元の使い方に着目してみましょう。私たちは動くことを意識すると、足を踏ん張って構えてしまいがちです。けれど足元が固まると、股関節が動きにくくなってしまうのです。よりスムーズに動くためには、踏みしめないことが大切です。踏みしめないようにリラックスして立つと股関節は動きやすくなり、その結果、全身も動かしやすくなります。

NG

足元を踏みしめていると前傾はもちろん、左右へ振り向く時の腰への負担が集中しやすい。上半身と下半身が分断されて、バラバラな動きになってしまう。

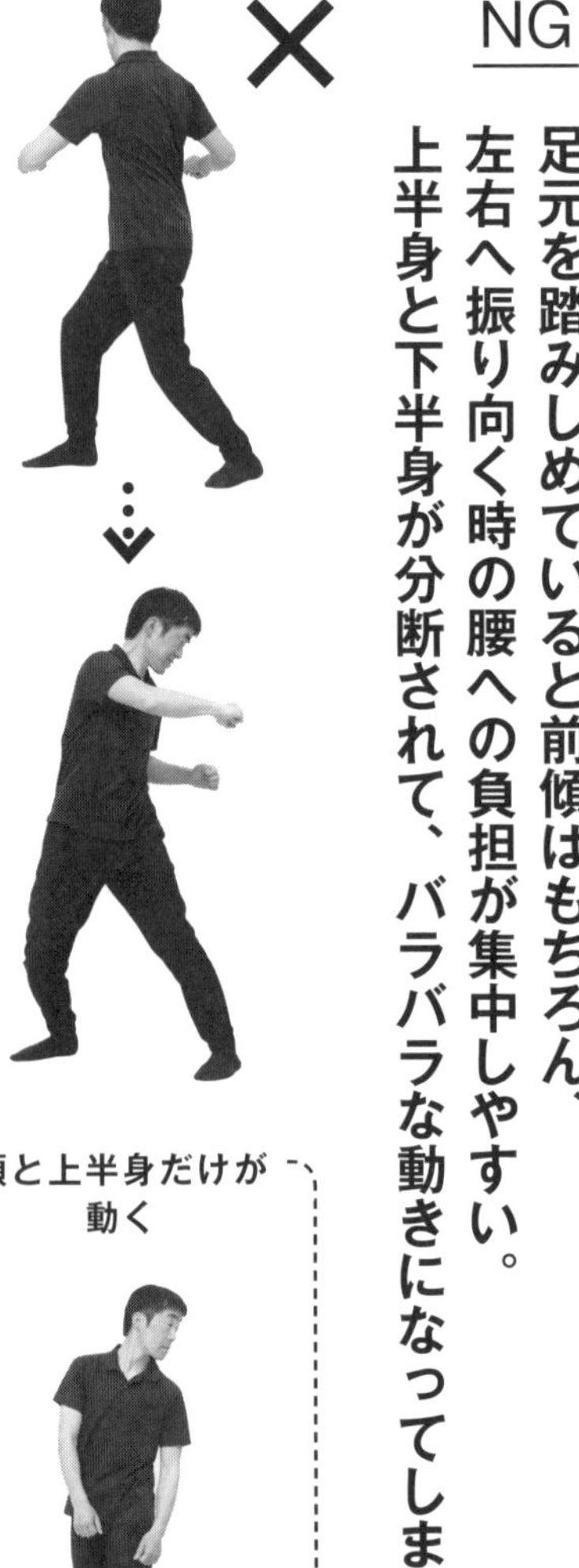

OK

足元を踏みしめない姿勢は股関節を動きやすくする。
前傾も左右へ振り向く際も、
腰が曲がったりねじれたりせずに全身が連動し、
負担もかかりにくい。

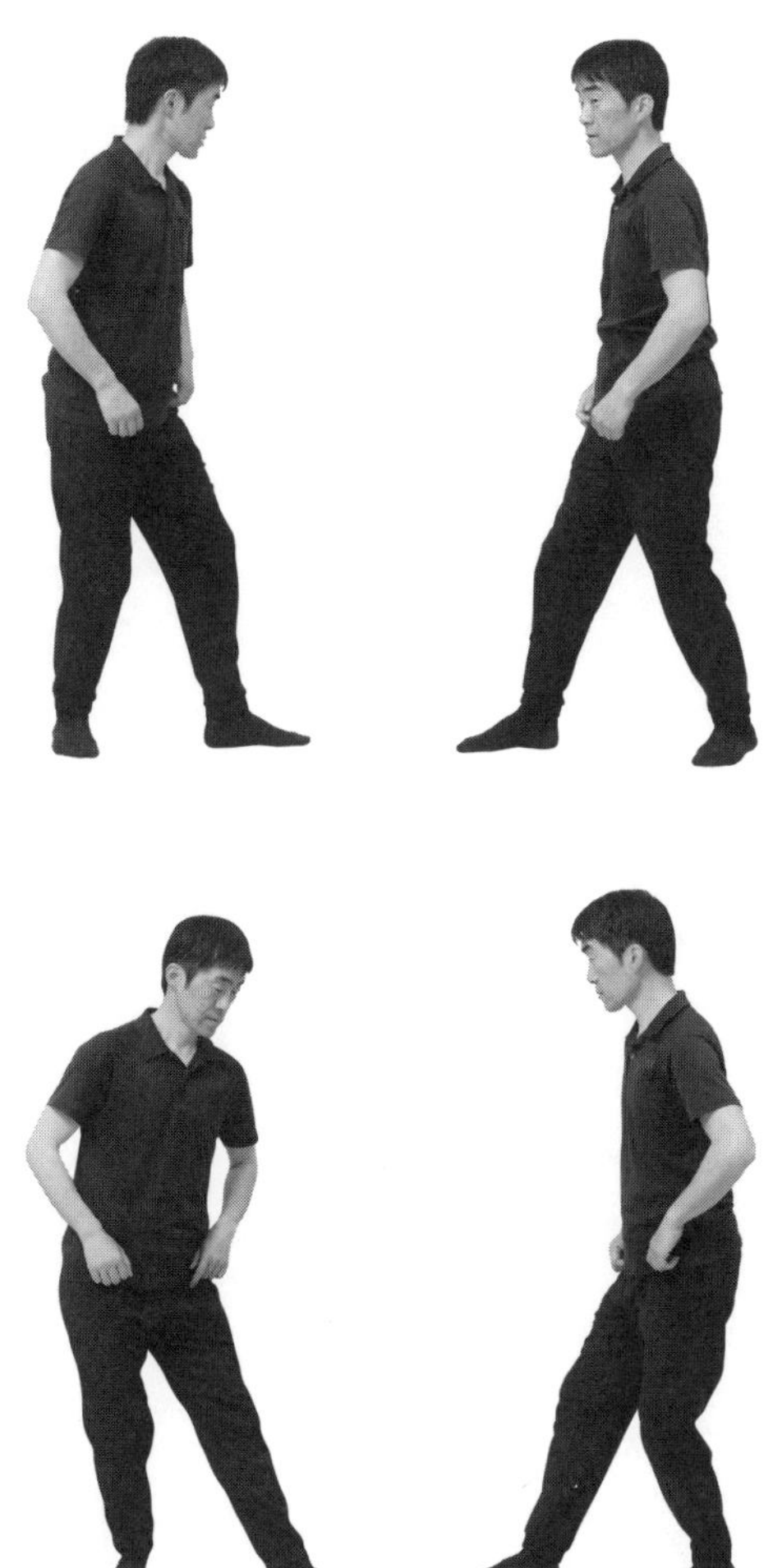

注意点とポイント

- 踏みしめないことはビル建築で例えるならば「免震構造」にあたります。土台をがっちり固めるよりも揺れに対応しやすく、負担をうまく逃がせます。
- 「踏みしめない」とは、足裏への体重のかかり方に偏りがない状態です。芝生の上にふんわりと立つイメージです。

3 全身連動のスイッチ＝つま先

◉つま先で全身連動を引き出す

踏みしめないように動くというのは、言葉としては理解できても、実際に動く場合にはかなり難しいことです。この時、「つま先」が目印になります。つま先が広がる・閉じることで踏みしめが解除され、上半身と下半身の連動がスムーズに引き出されてくるのです。踏みしめているとつま先は動きません。すると股関節の動きが出にくくなり、上半身と下半身の動きも分断され、全身の連動が引き出せなくなります。

最初からつま先を広げておけば良いのでは、と考える人もいるかもしれません。けれど実は、いくらつま先を広げても、それは固定された状態＝踏みしめているのと変わりがないのです。踏みしめないということは、動きに対応し、足元も常に動き続けていることを意味しています。「はじめに」で触れたビルの免震構造や一本歯下駄のようなイメージです。

NG

つま先が前を向き、踏みしめた状態だと、股関節が動かしにくくなり、十分に腰が下ろせなくなる。その結果、腰から前傾し、上半身・下半身の動きが分断。全身連動が止まってしまう。

NGなつま先の向き
つま先が前を向いているので、
腰が下ろせない。

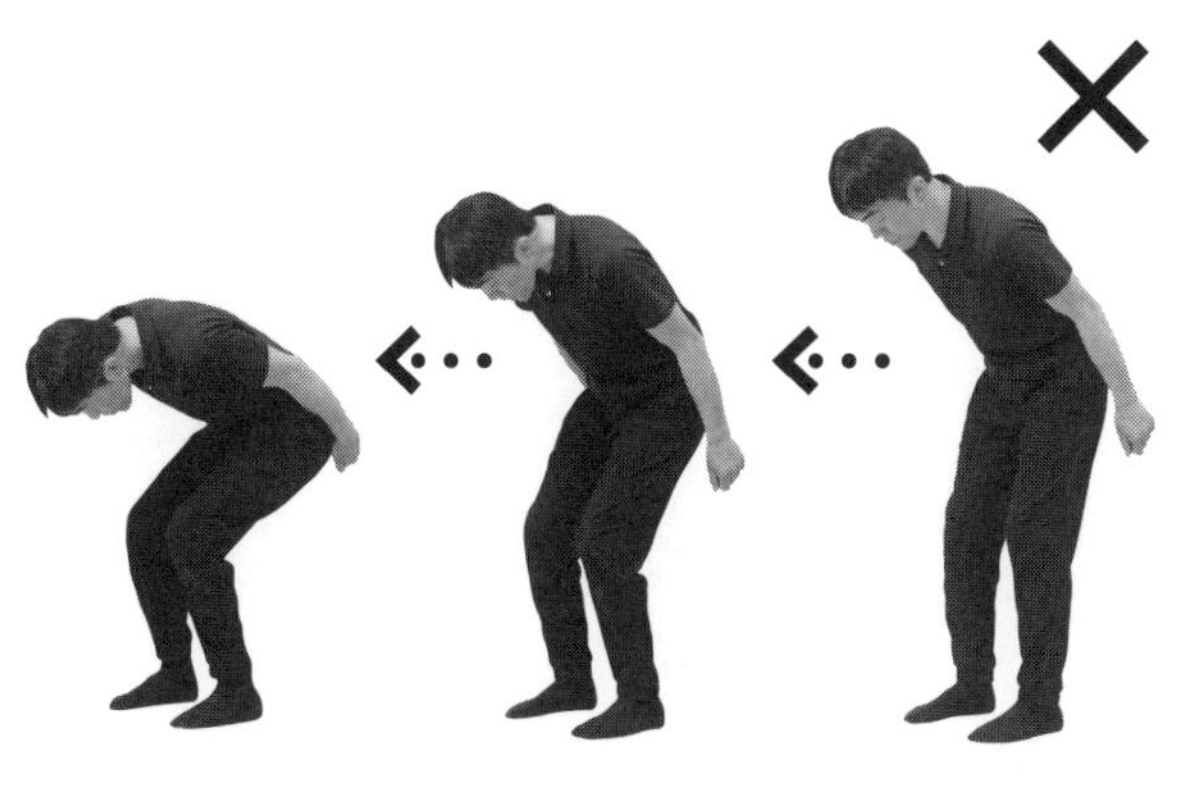

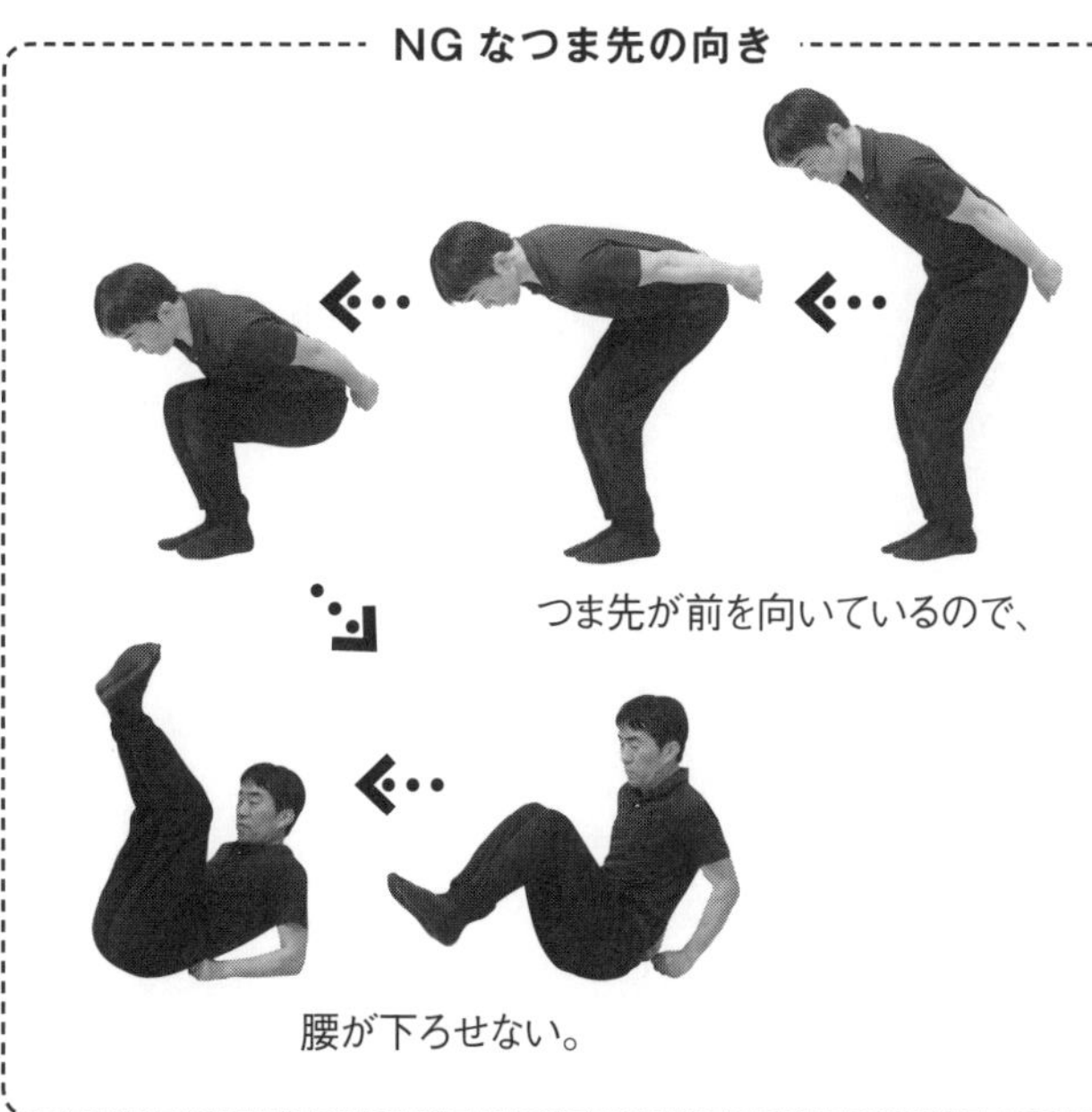

OK

つま先を広げていくと、股関節も広がり、前傾がしやすくなって、上半身と下半身の連動が高まり、全身の連動が引き出される。

つま先を外側へ向けると、

股関節が広がりやすくなる。

注意

つま先を最初から広げておくことは、足元が固定された状態＝踏みしめと同じ。下半身の動きが上手く出せず、上半身ともつながりにくくなり、全身連動が止まりやすい。

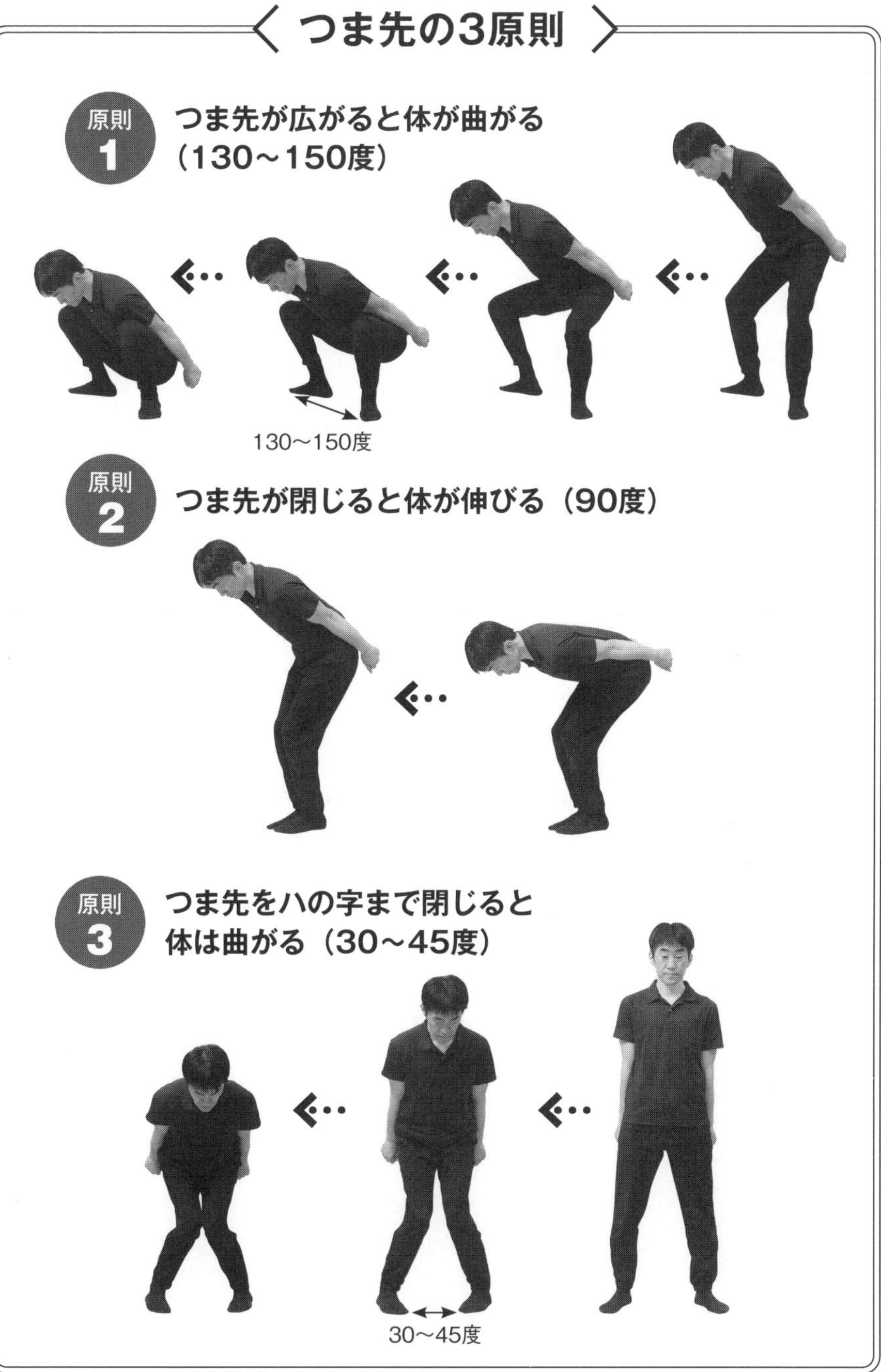
〈つま先の3原則〉
原則 1
つま先が広がると体が曲がる（130～150度）
130～150度
原則 2
つま先が閉じると体が伸びる（90度）
原則 3
つま先をハの字まで閉じると体は曲がる（30～45度）
30～45度

◉つま先の動かし方チェック

つま先を意識して動かそうとしても、なかなか上手くいかないことは多々あります。この時、一気に動きやすくなるコツがあります。それは、「離れたところから動かす」です。「つま先に注意する」となると、どうしてもつま先から動かそうとしがちですが、つま先ではなく、かかとから動かしてみてください。

ひざや骨盤、頭など、つま先から離れたところから動かし始めて、結果としてつま先が動けば、それは全身が連動した結果、つま先に動きが出たということです。全身連動のチェックとしてつま先がいかに動いてくるか、それを意識することが重要になってきます。

NG

×

座位でつま先だけを動かすと、ひざとの関係性が途切れ、部分的な動きになる。

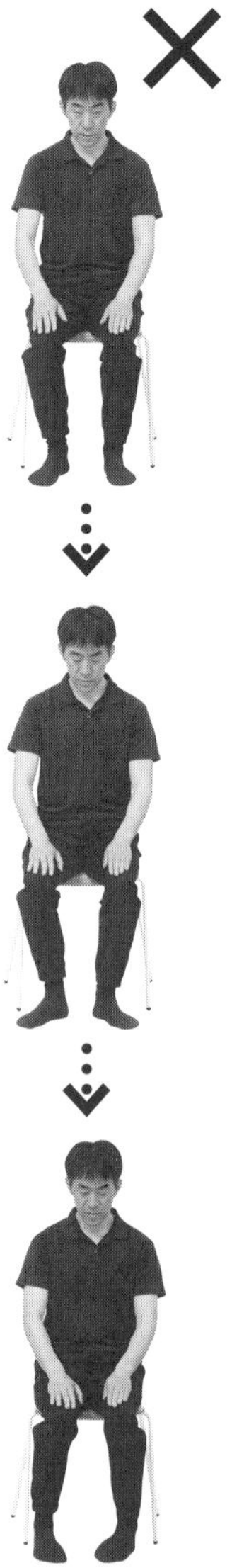

OK

リラックスして、かかとから土踏まずを前に向けるようにする（＝つま先を広げるためのポイント）と、結果としてつま先が外を向く。

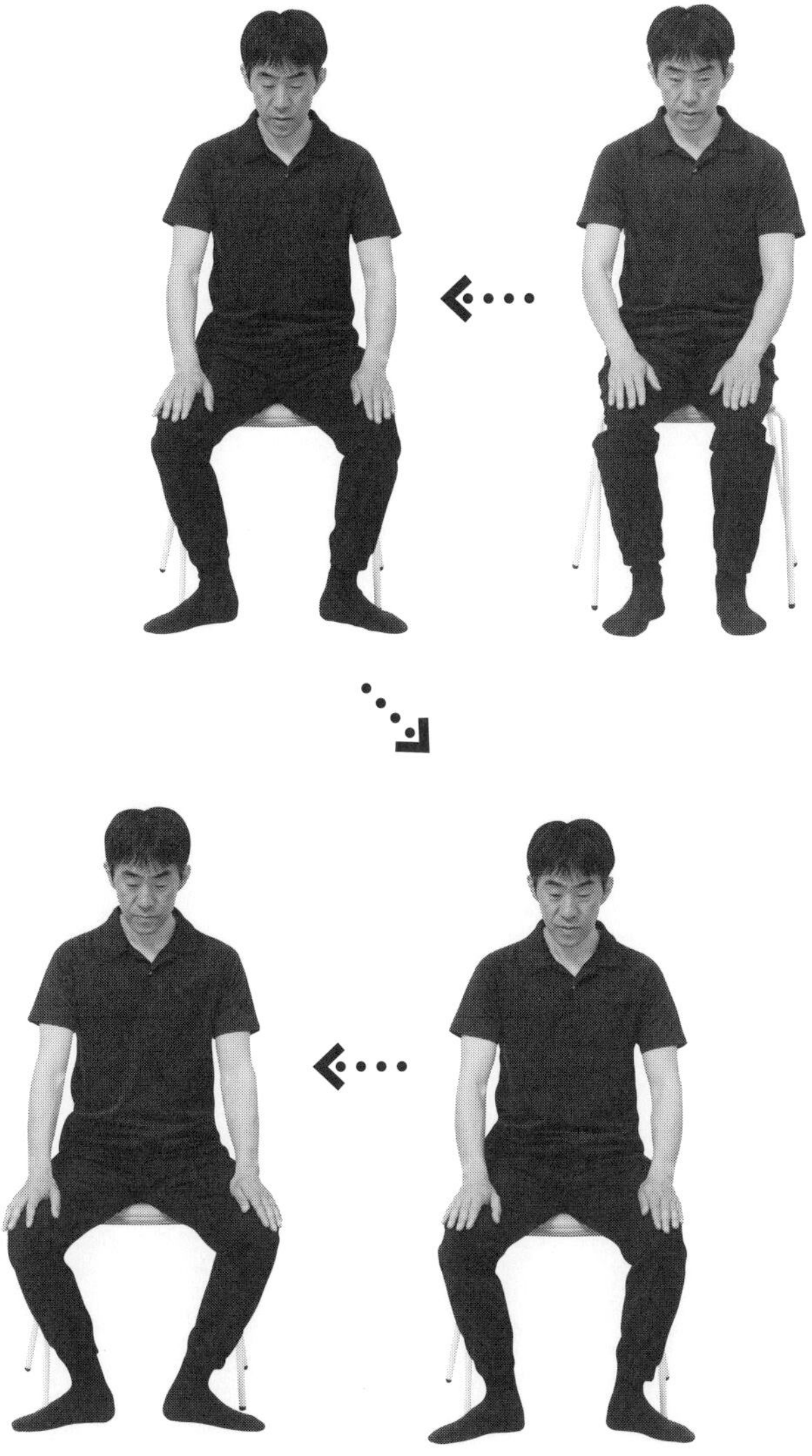

2章

つま先でチェックする日常の基本動作

「つま先」に注目しながら、日常の中の基本動作を見直していきます。それぞれNGとOKを載せていますので、比べながら試してみてください。

【基本動作】

立ち方、歩き方、立ち上がり方、
座り方、しゃがんだ状態からの立ち方、
立った状態からのしゃがみ方

1 正確な立ち方

NG

胸を張り、背筋を伸ばし、つま先は前を向く。

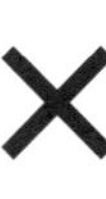

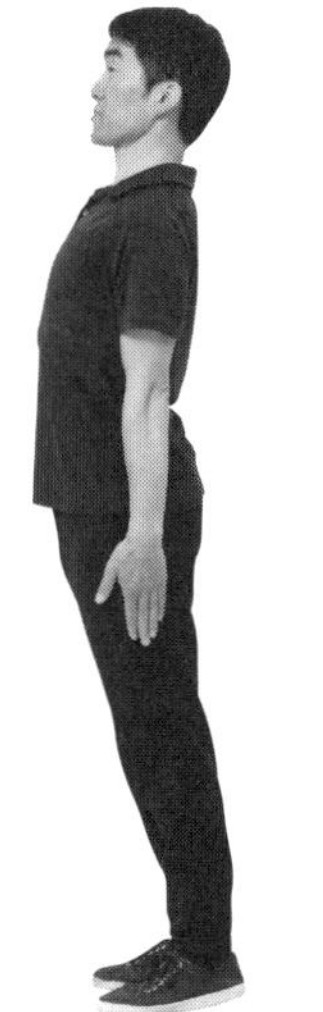

OK

積まれた積み木のイメージあるいは、上から吊られるように。

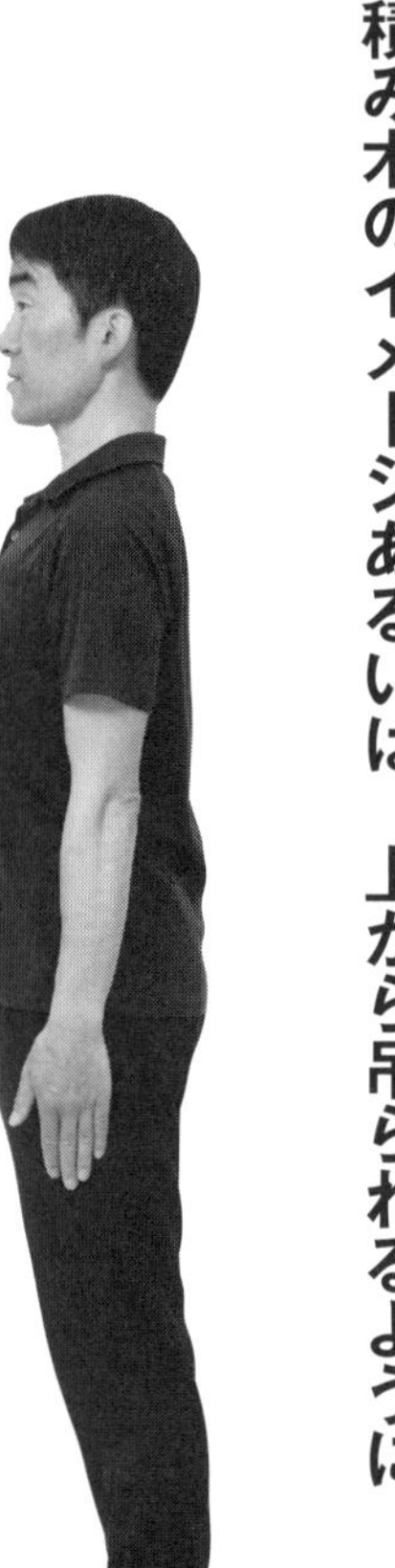

［しゃがんでから立つとわかりやすい］

❶つま先が定まったら、頭、首、肩、腰、骨盤など天井から吊られている意識で立ってみる。どこが自分にとって良いかを見つける。

❷腰に負担がかかる立ち方は、上半身と下半身の連動が分断されている状態。腰に負担がかからないことを手掛かりに、立ち姿勢を調整。

❸しゃがんでから立つ時に、骨盤の上に積み木が積まれるイメージで立ち上がっていくと、立ち姿勢が整いやすい。

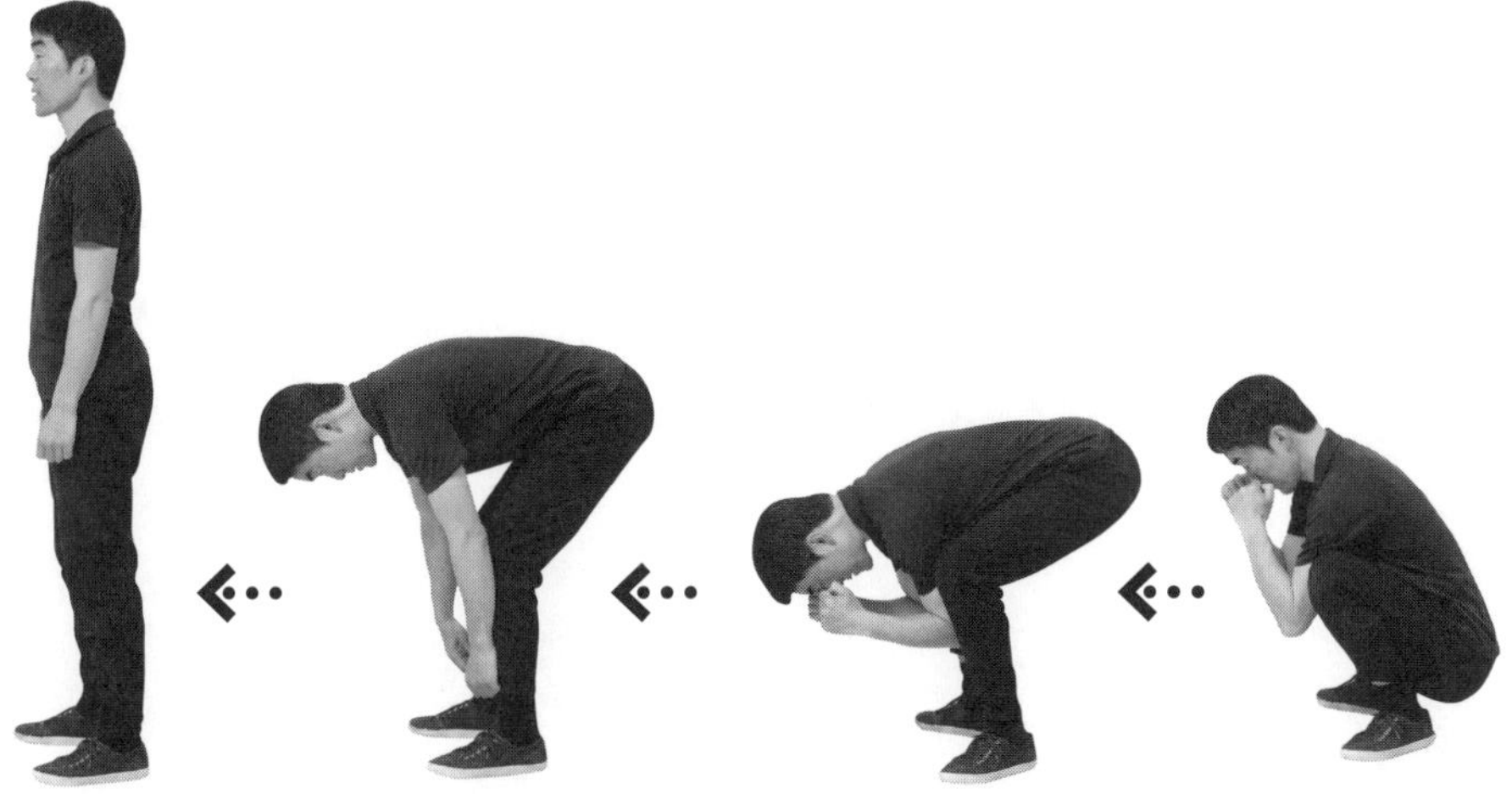

2 正確な歩き方

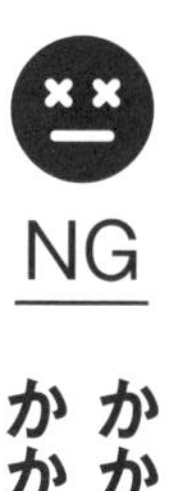

NG

かかとからついて、つま先で蹴る。かかととつま先に負担が集中し、痛めやすくなる。

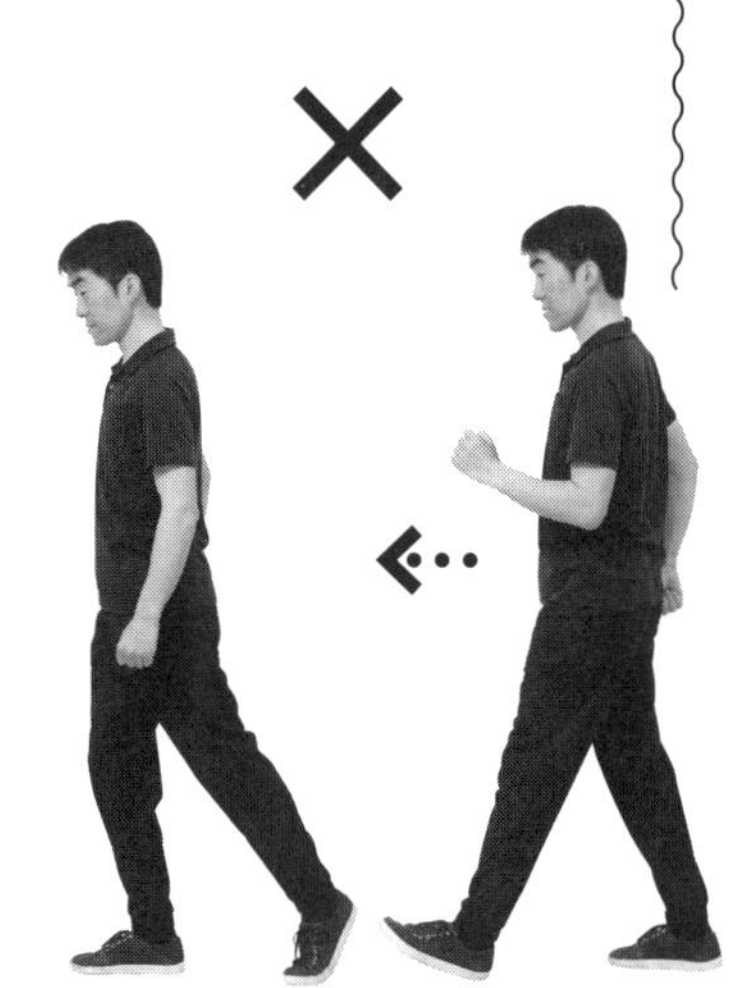

OK

土踏まずを中心とした歩き方、力まずに土踏まずのアーチを崩さないフラット接地を心がける。

❶つま先に引かれるように1歩を踏み出す。

❷次に、後ろの足もつま先から振り出す。

❸つま先から歩くと、大股にはなりにくく、足への衝撃は分散されやすい。

❹つま先の角度を上下、左右に調整することで、歩き方が微調整できる。

❺つま先に引かれて歩くことで、力みが抜け、全身を効率よく運ぶ歩行に切り替わる。

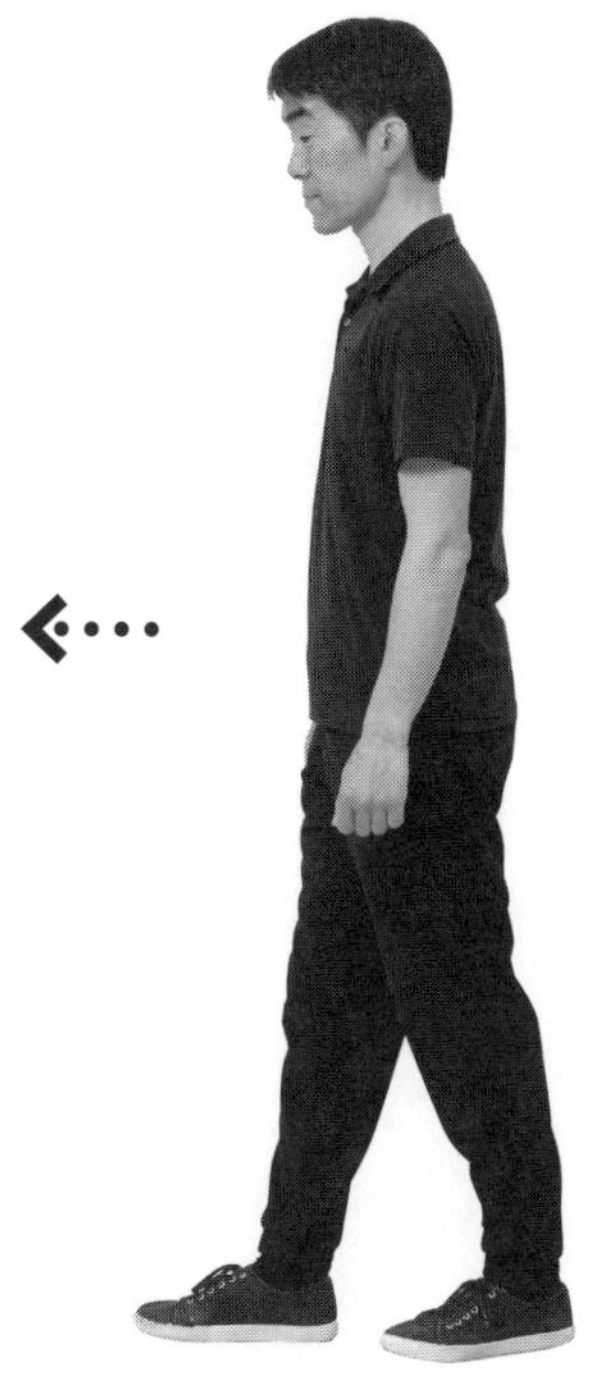

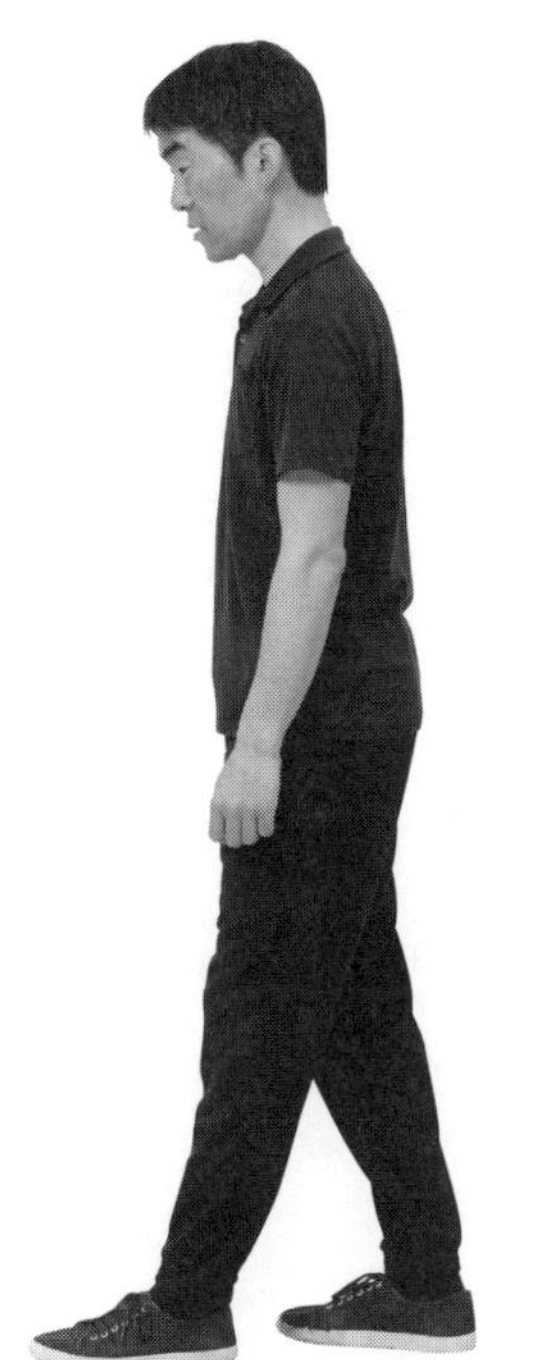

1歩めはつま先に引かれるように踏み出す。
土踏まずを中心に、フラットな接地を意識する。

3 正確な立ち上がり方（椅子）

NG

頭を下げ、脚力中心に立ち上がる。

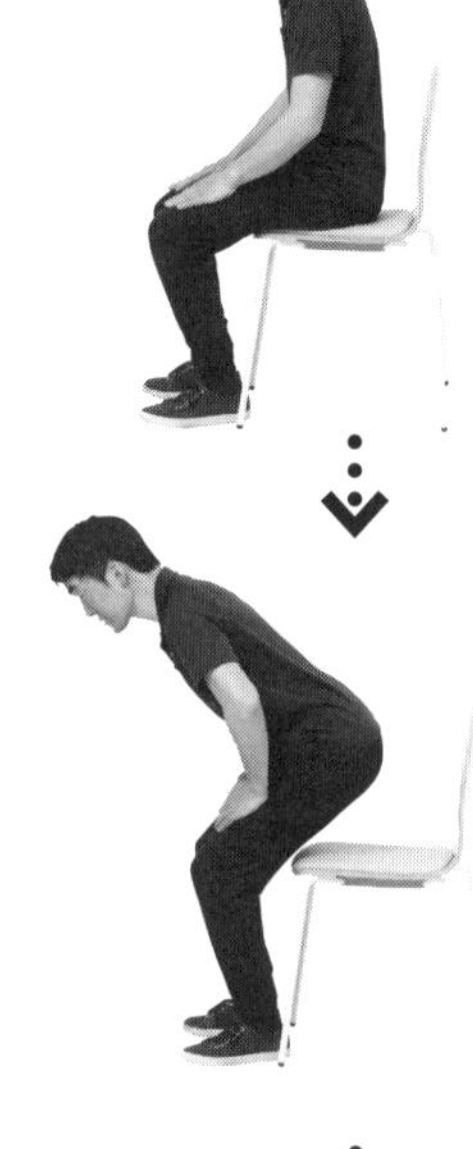

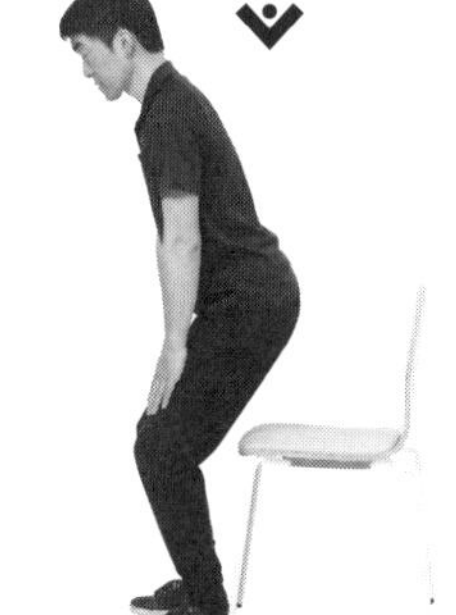

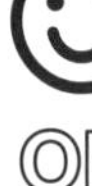

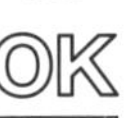

OK

つま先を意識することで、自然にラクに立ち上がれる。

その１

◉つま先を投げ出した状態からの立ち方

❶つま先を引いていくと、上体が前傾し、骨盤が上がってくる。

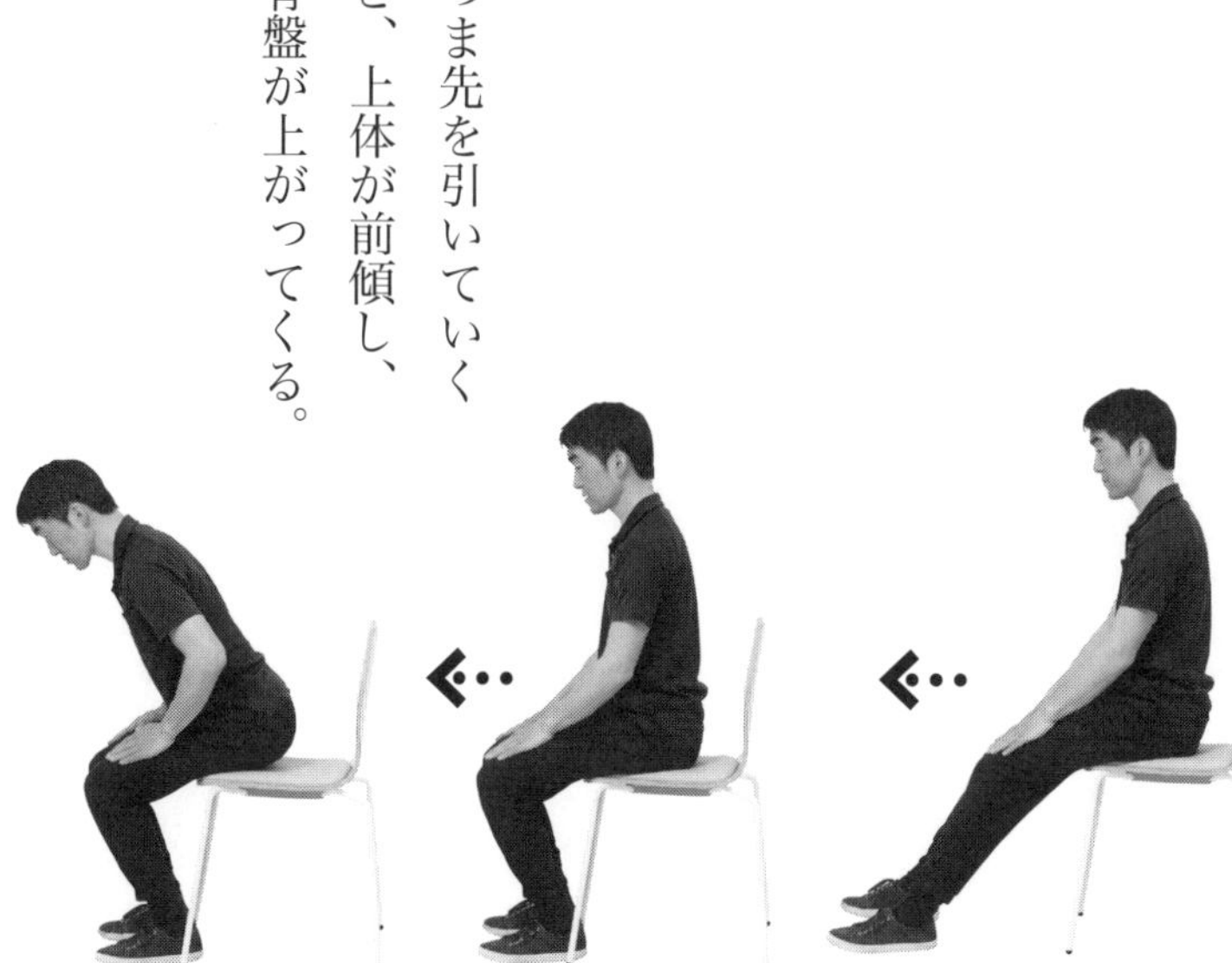

❷骨盤を上げながら、

❸股関節とひざを伸ばし、立ち上がる。

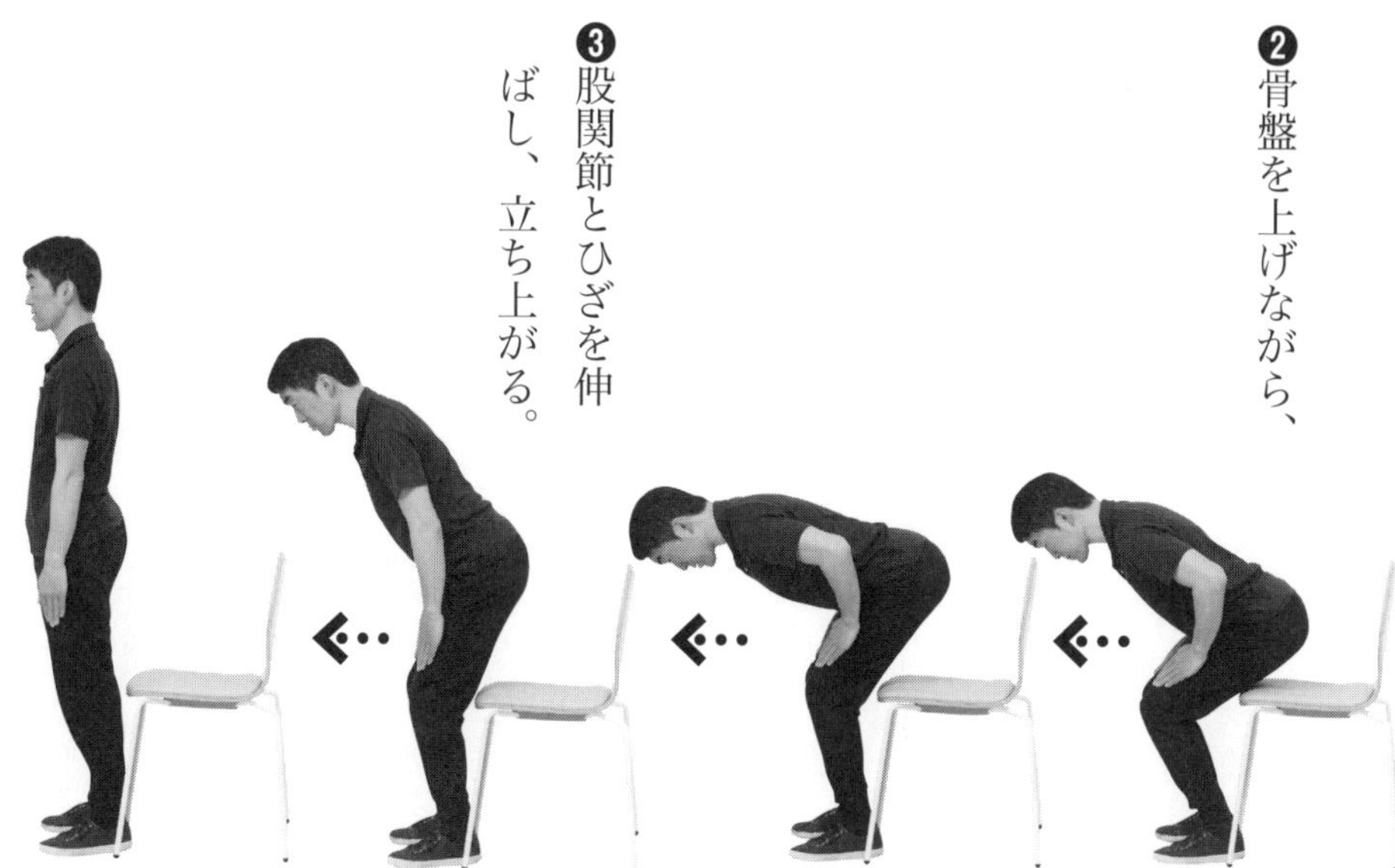

その2

◉つま先を前後にずらしながらの立ち方

❶後ろに位置するつま先を引きながら、

❷上体を前傾させ立ち上がる。

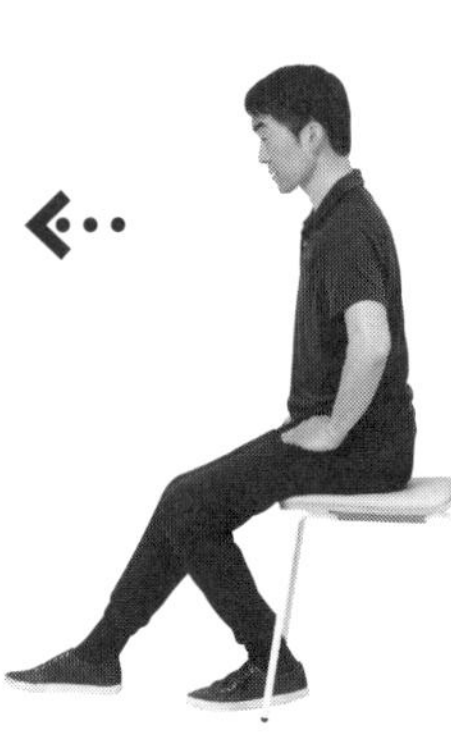

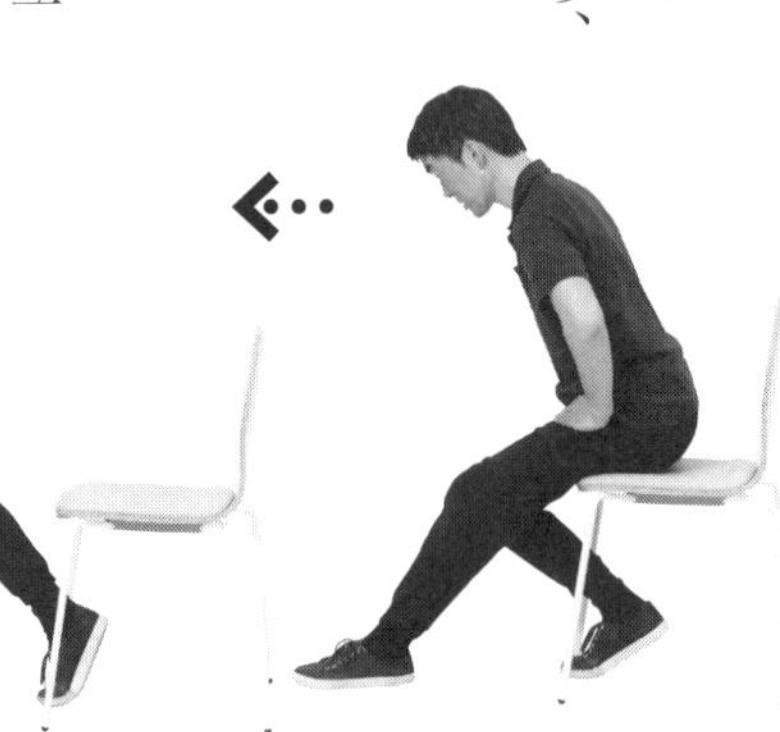

その3

◉つま先を広げた状態からの立ち方

❶つま先を外側に向け、上体を前傾させながら、

❷つま先を閉じて立ち上がる。

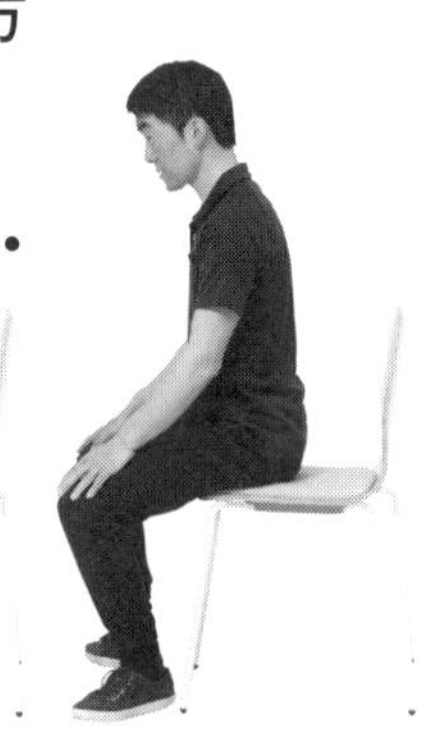

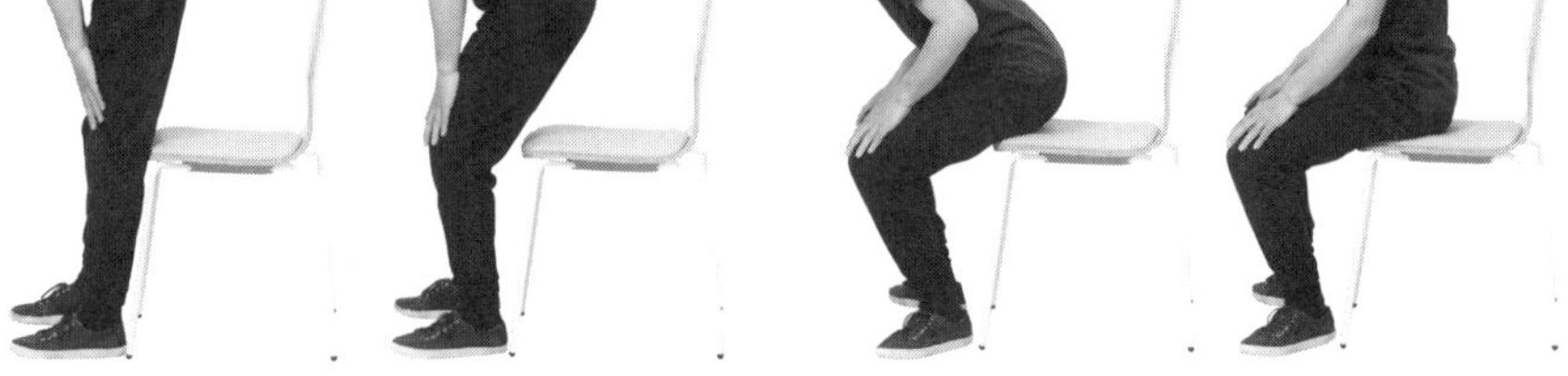

その４

◉つま先を閉じた状態からの立ち方

❶左右どちらかの向きにひざを揃えた状態で、

❷上体を前傾させ、

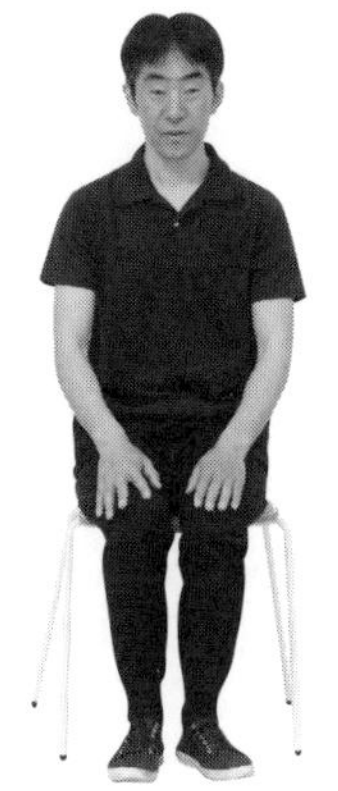

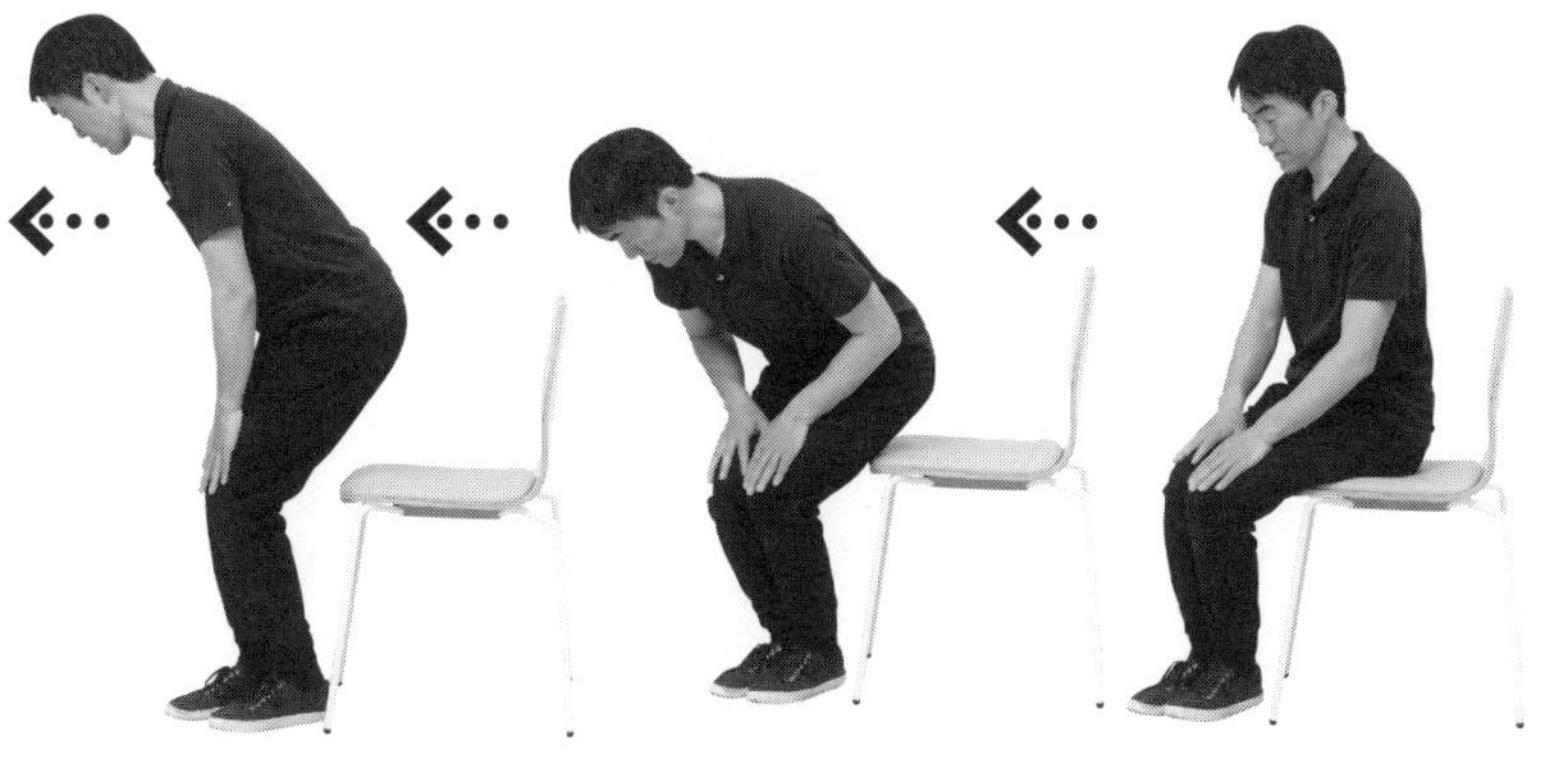

前から見た動き

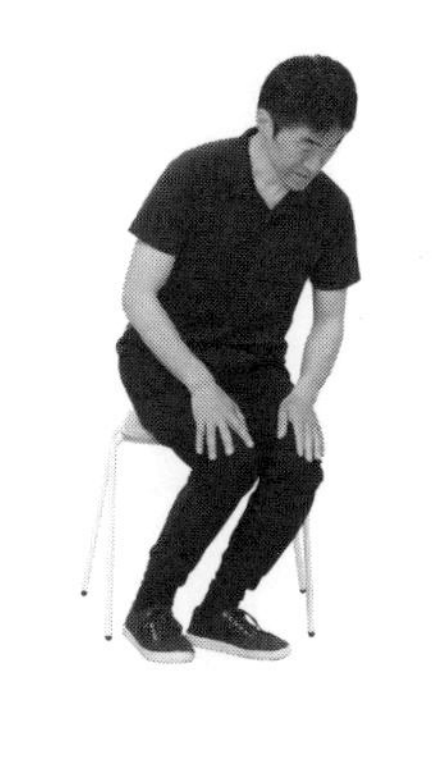

前から見た動き

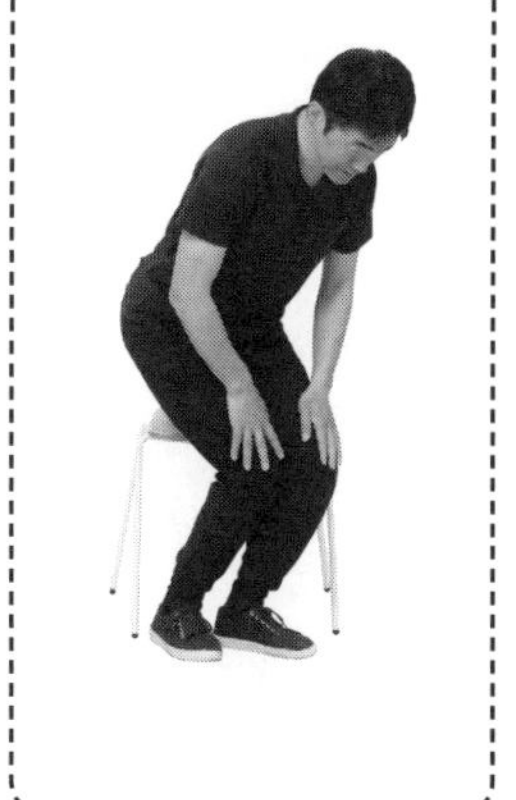

❸揃えたのとは反対の向きに全身を振り、

❹立ち上がる。

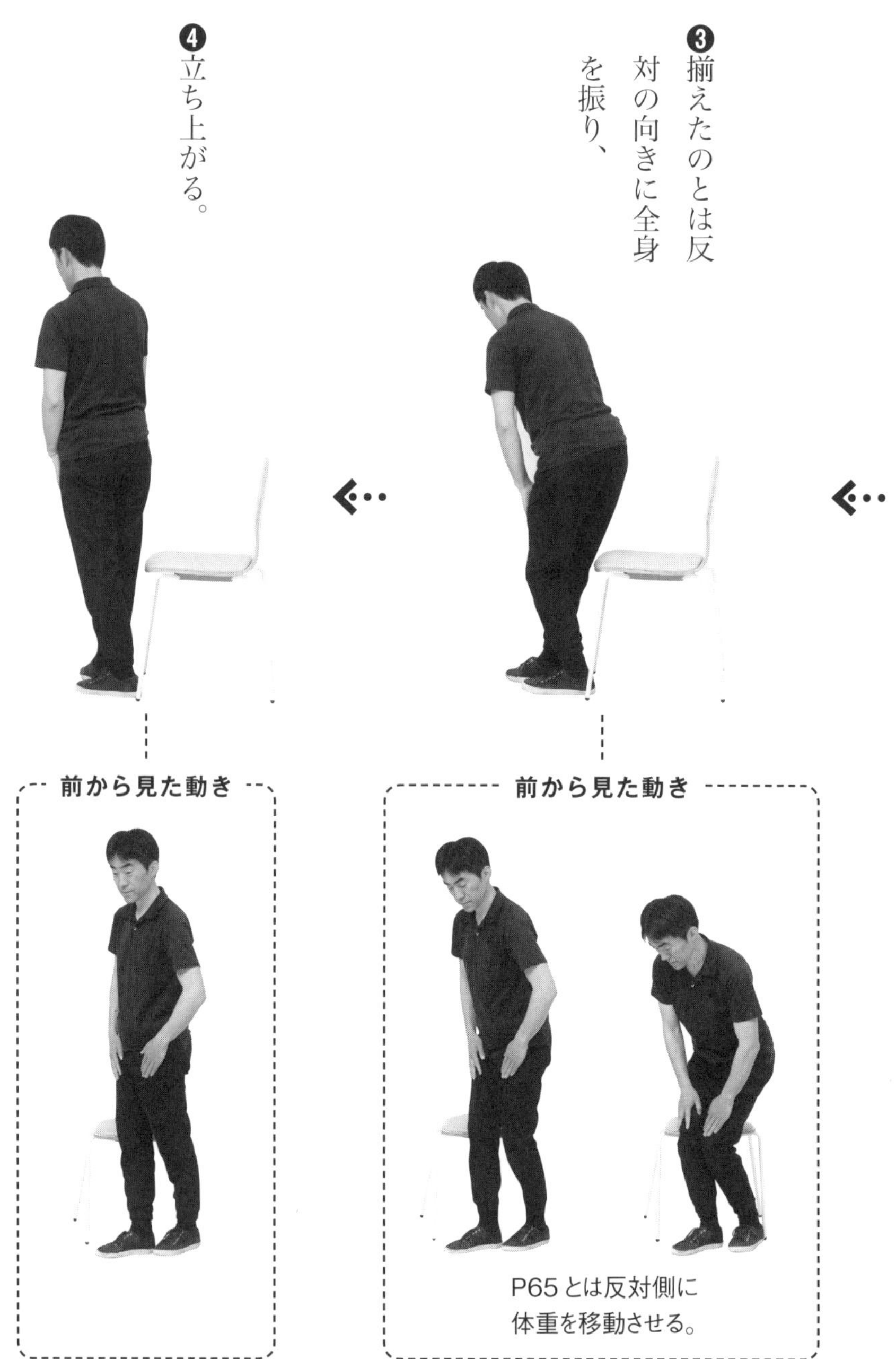

前から見た動き

前から見た動き

P65とは反対側に
体重を移動させる。

その5

◉つま先を外側に向けた状態からの立ち方

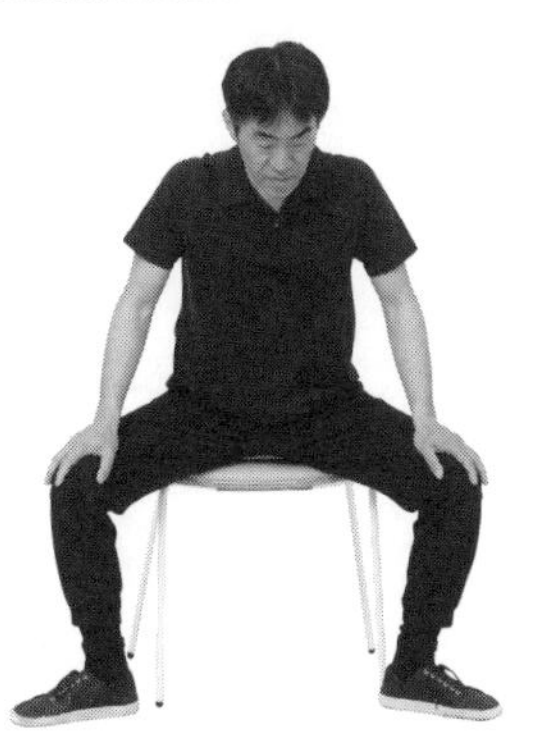

つま先・ひざを外側へ向け、

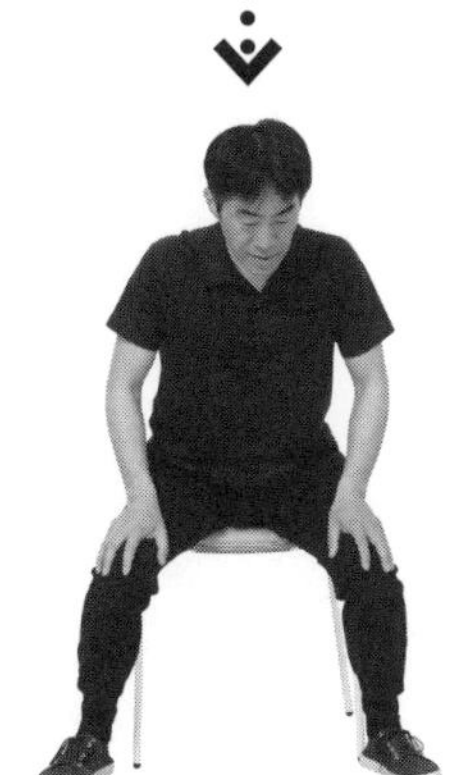

上体を前傾させながら、

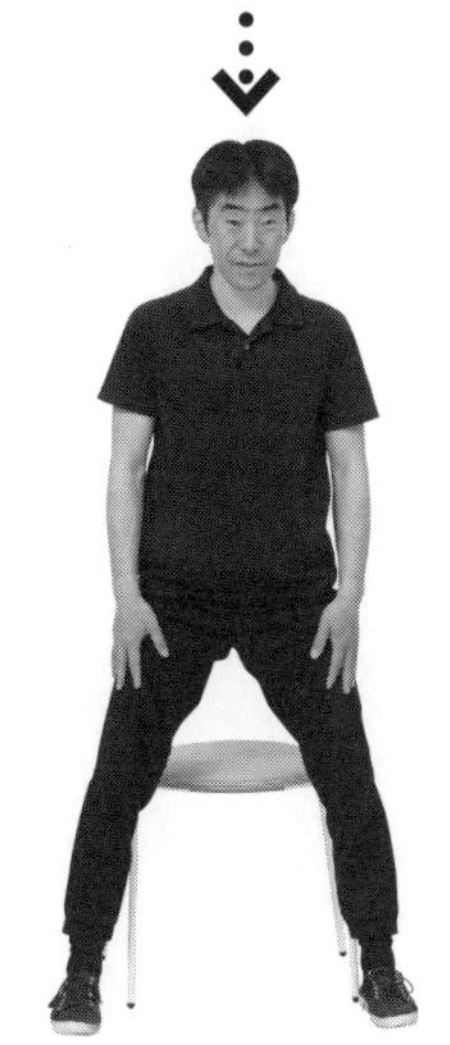

つま先とひざを閉じて立ち上がる。

4 正確な座り方（椅子）

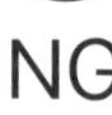

NG

脚力で、ひざを中心に座っていく。

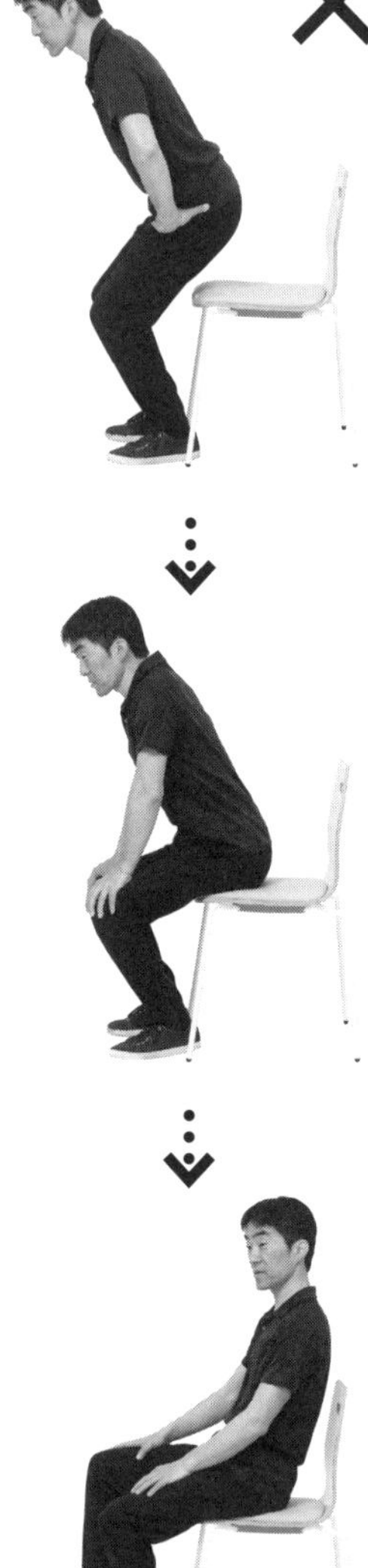
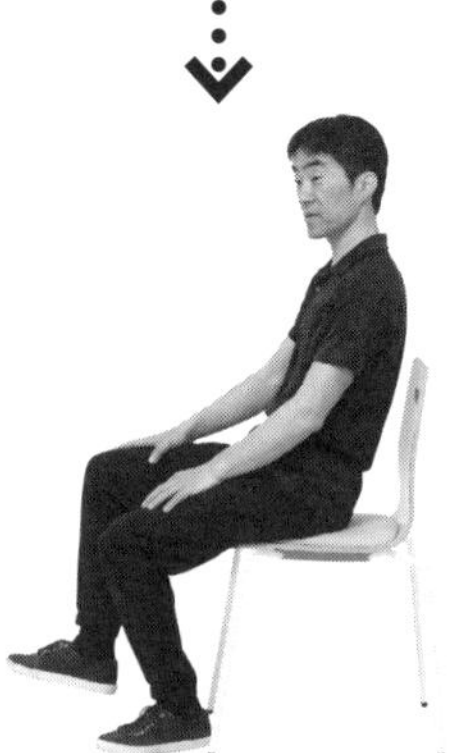

OK

つま先を意識することで、股関節・上体が正確に動く。

❶つま先を見ながら上位を前傾させていく。

❷ひざが曲がり、つま先が隠れたことを確認。

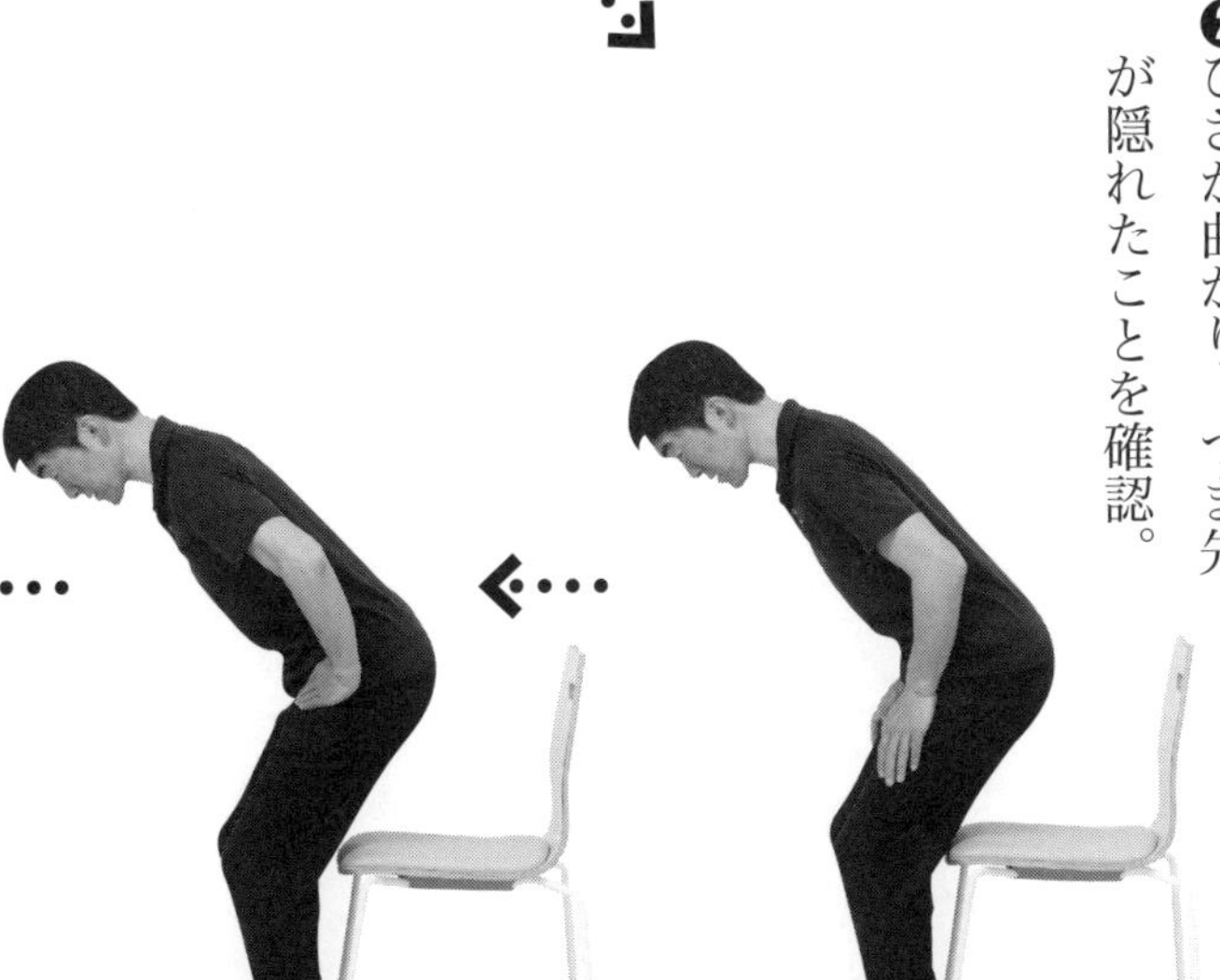

つま先が隠れたら、

❸しっかりと股関節から前傾したことで、バランスが取れた状態で腰を下ろせるようになる。

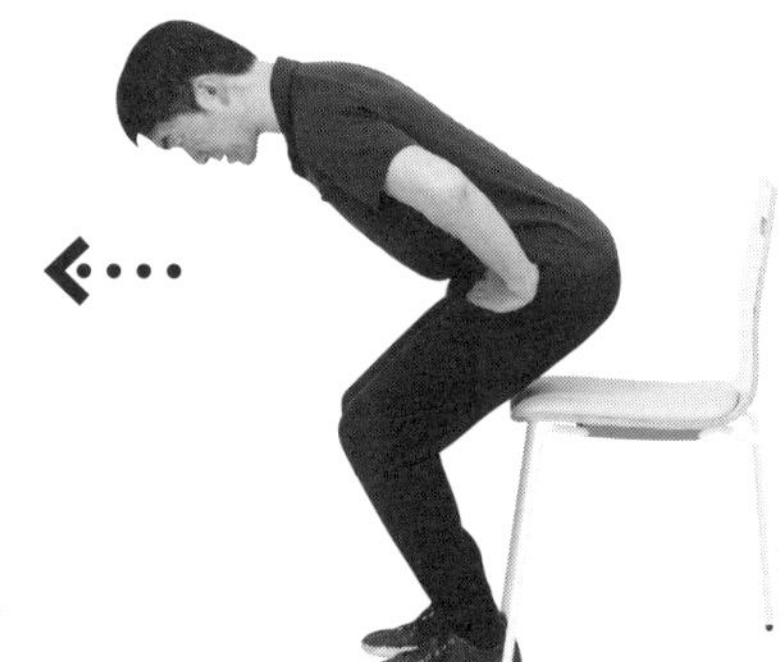

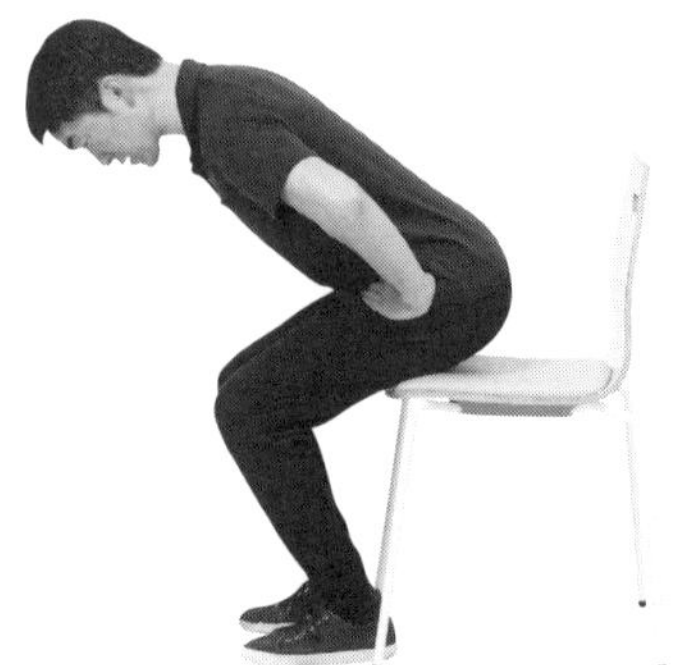

上体が正確に前傾することでバランスが取れ、

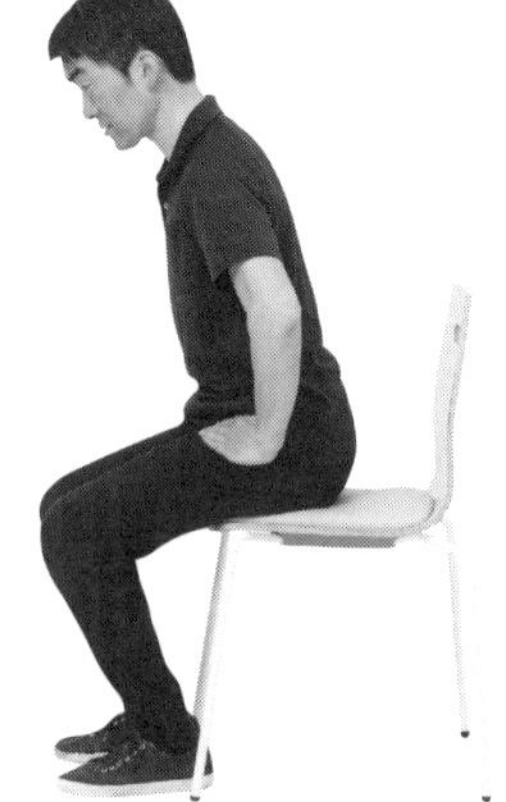

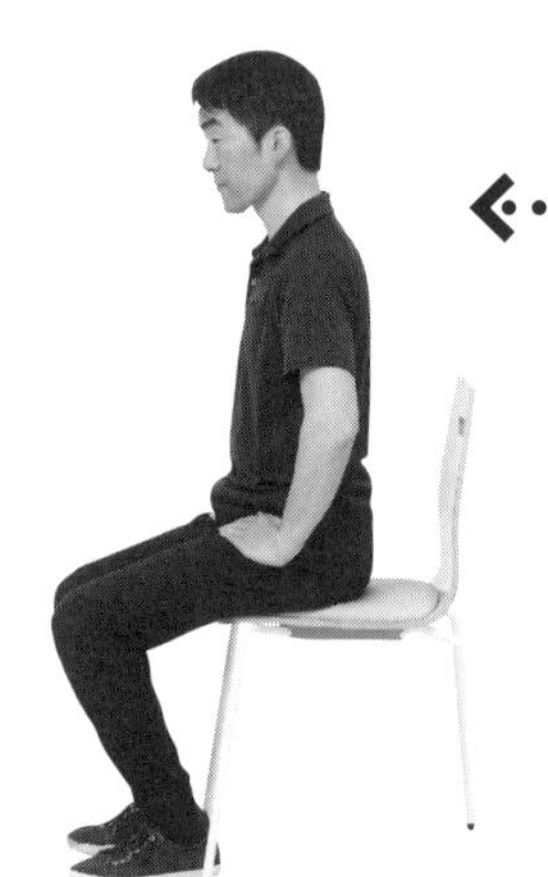

無理なく座れる。

※つま先を前後にずらした状態、広げた状態、閉じた状態でも座り方がラクになる。

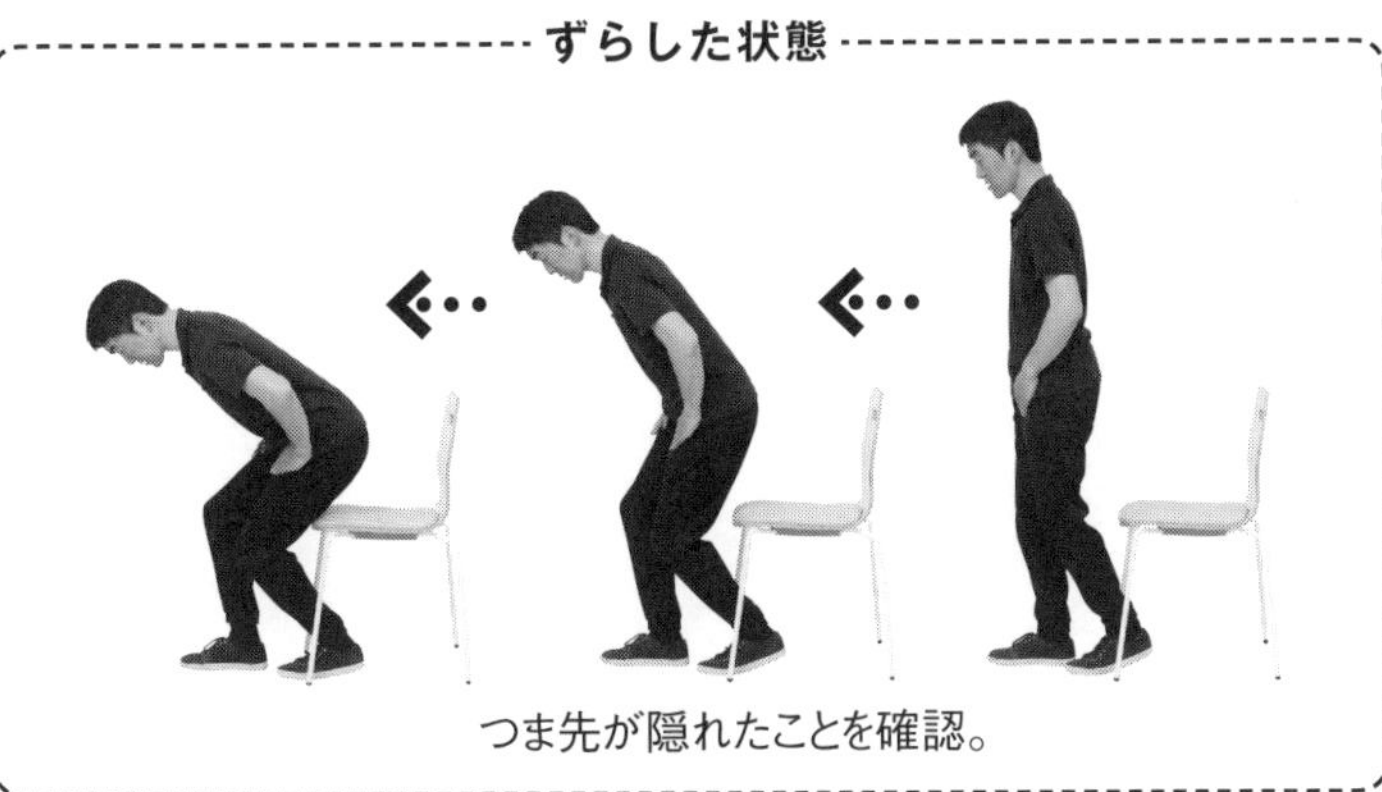
ずらした状態

つま先が隠れたことを確認。

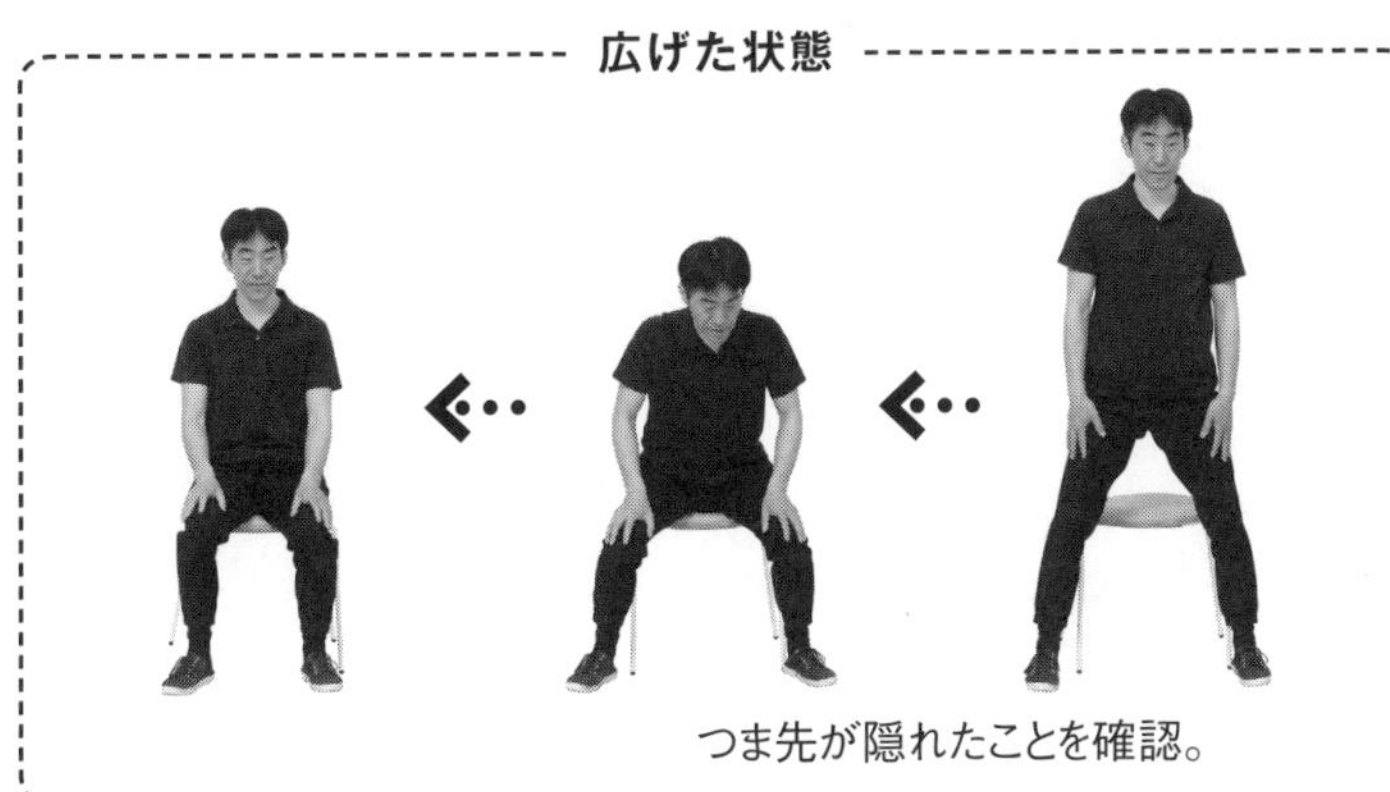
広げた状態

つま先が隠れたことを確認。

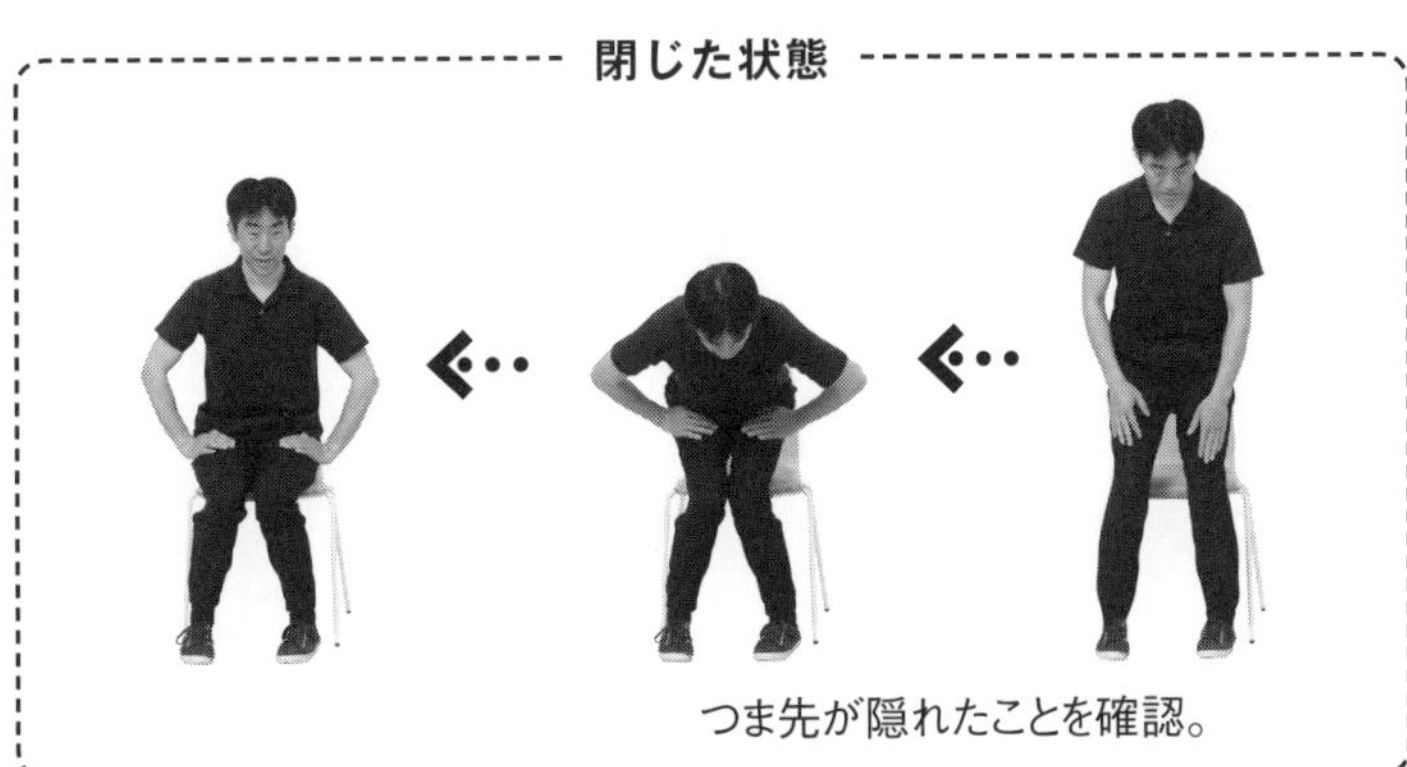
閉じた状態

つま先が隠れたことを確認。

5

正確な立ち方（床）

NG

立てたひざを中心にして、脚力で立ち上がろうとする。

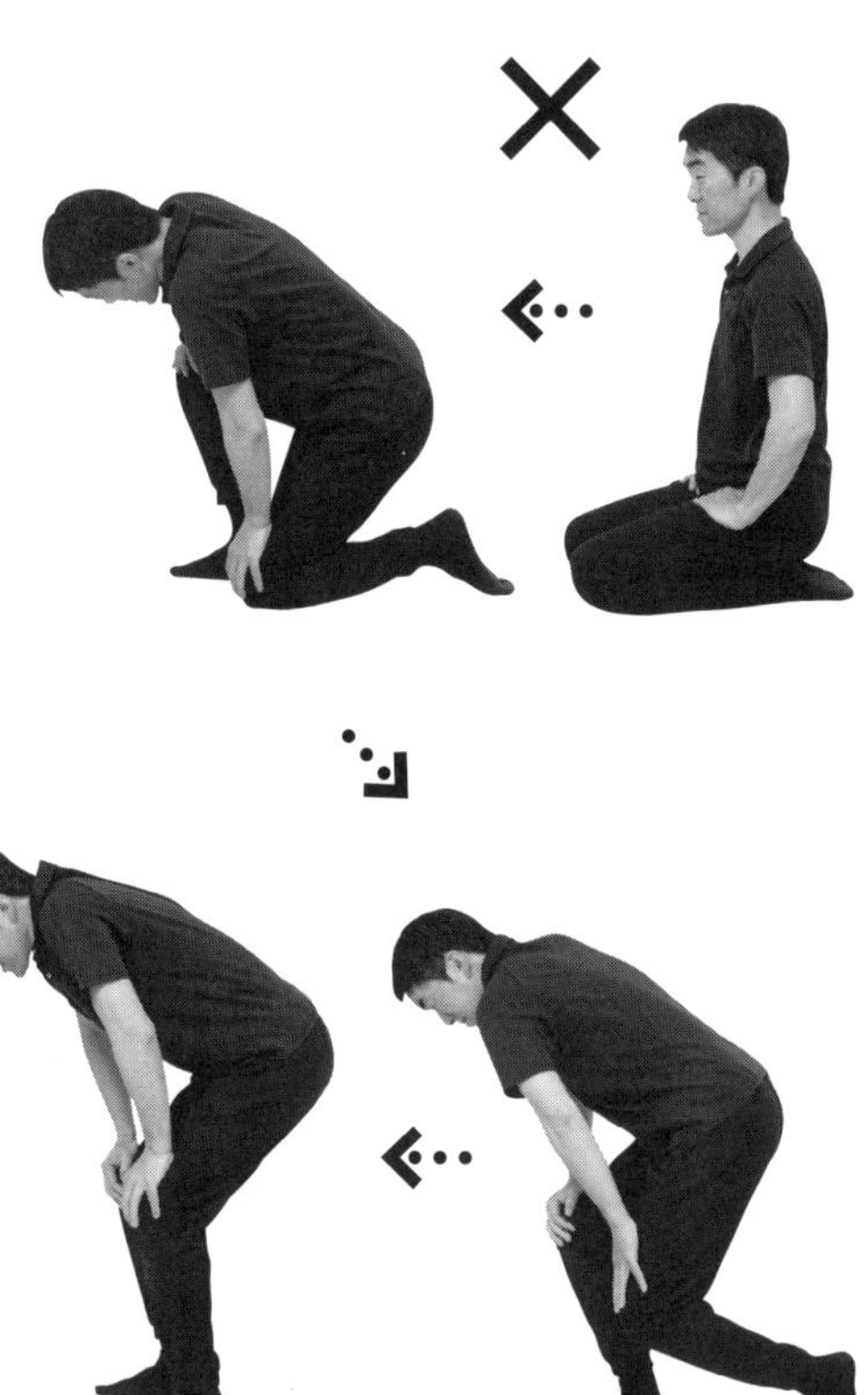

OK

立てた片ひざのつま先を見ながら、股関節を使って立ち上がる。

❶正座の状態では、骨盤と上体がかかとの上にあるため、つま先が動かせないことを確認。

❷上体を前傾させることで、かかとへの重さが減り、つま先が動かせるようになる。

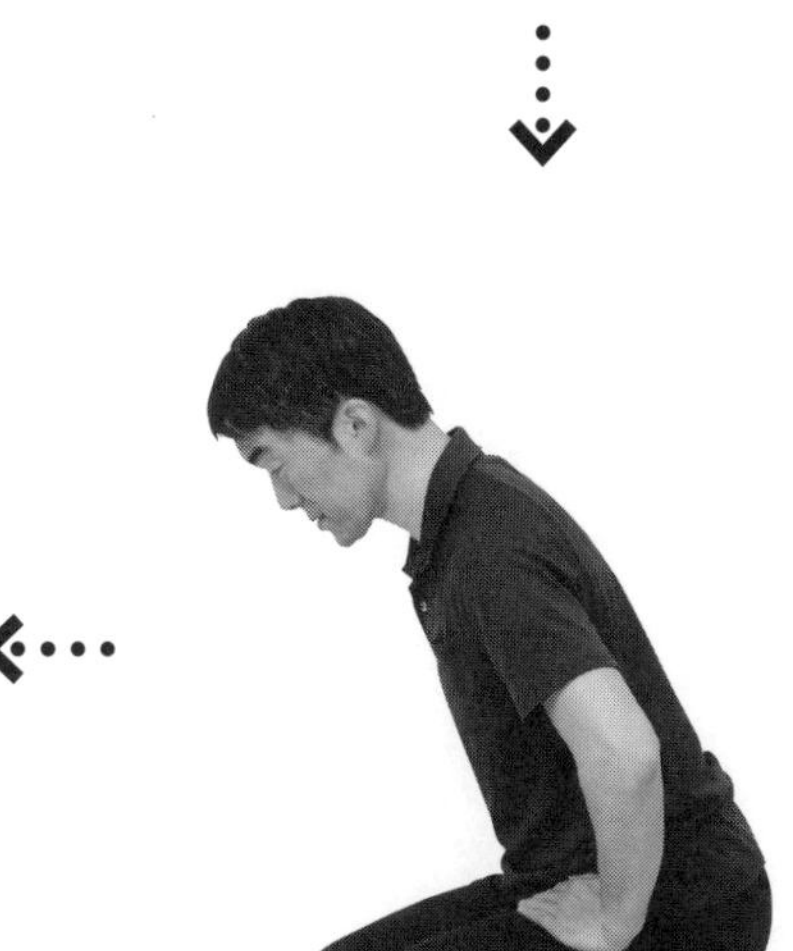

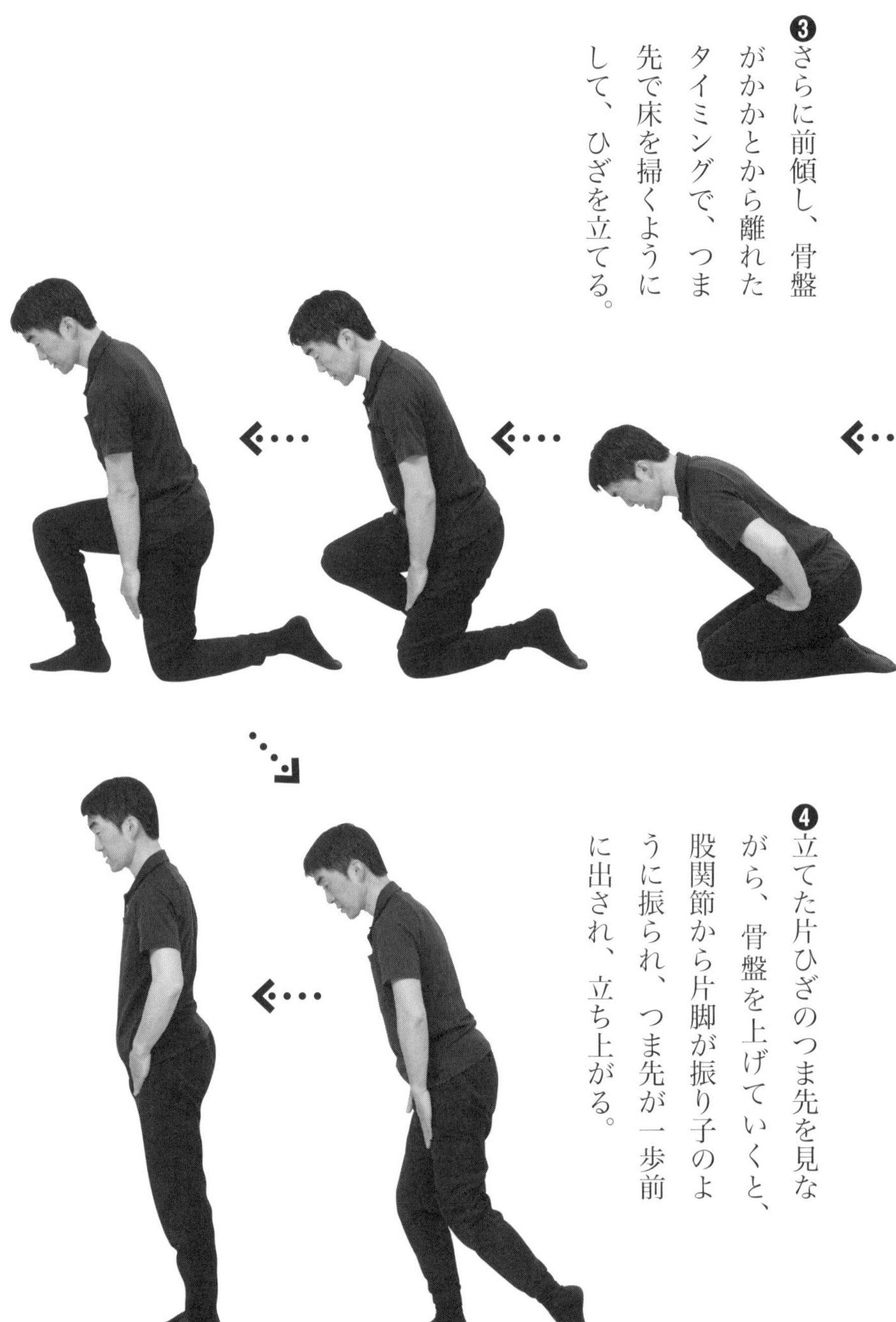

❸さらに前傾し、骨盤がかかとから離れたタイミングで、つま先で床を掃くようにして、ひざを立てる。

❹立てた片ひざのつま先を見ながら、骨盤を上げていくと、股関節から片脚が振り子のように振られ、つま先が一歩前に出され、立ち上がる。

※つま先を片足ずつ広げながら立ち上がることも、負担を分散し立ち上がる方法として有効。

前から見た動き

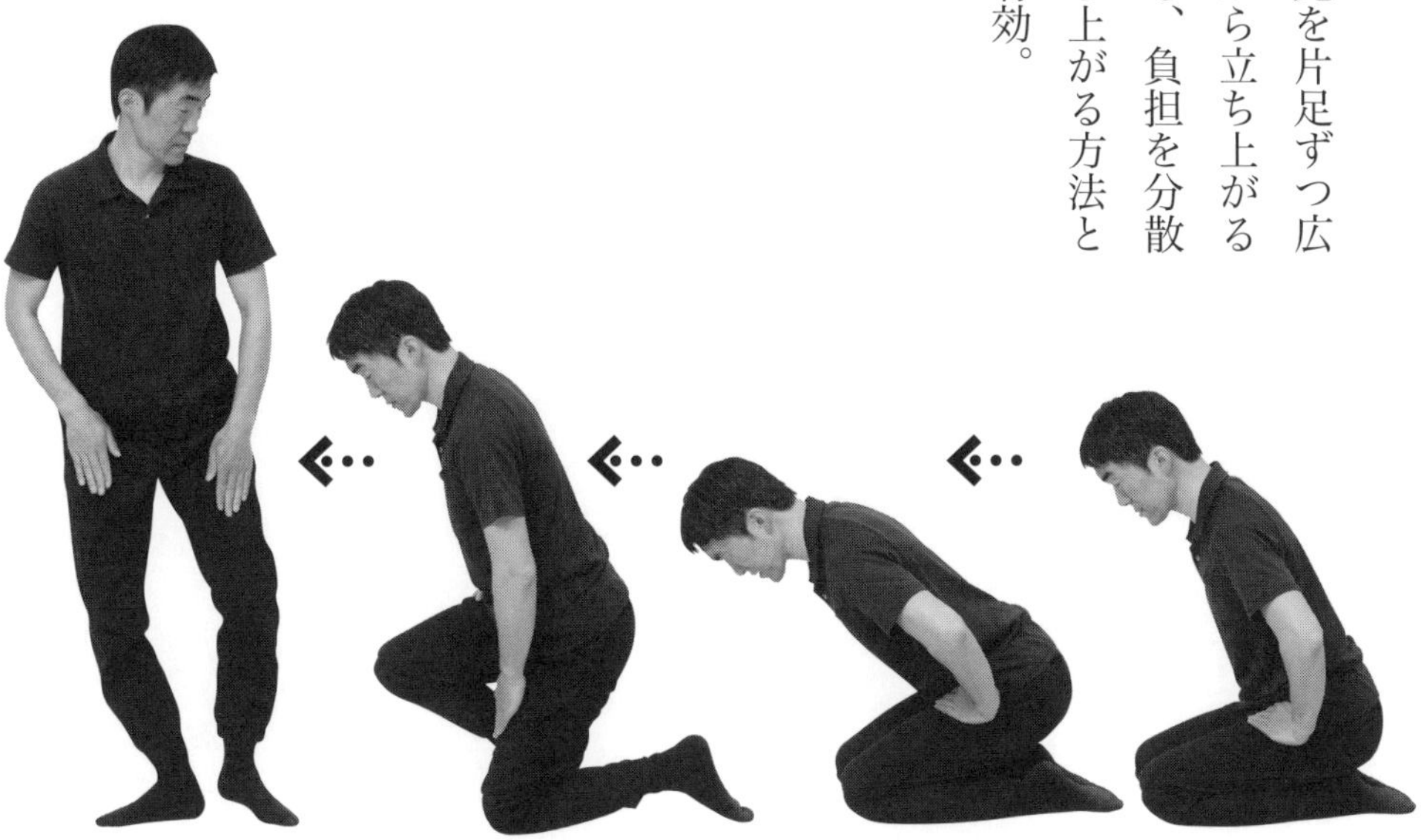

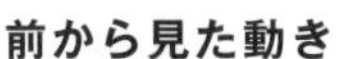

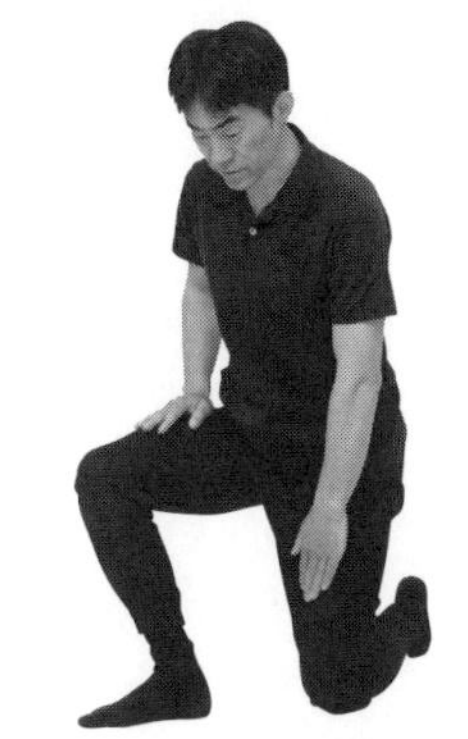

骨盤からかかとが離れたタイミングでひざを立てた側のつま先を外側に向ける。

6 正確な座り方（床）

NG

ひざを中心に曲げて、脚力と腕力で体勢を支えながら座っていく。

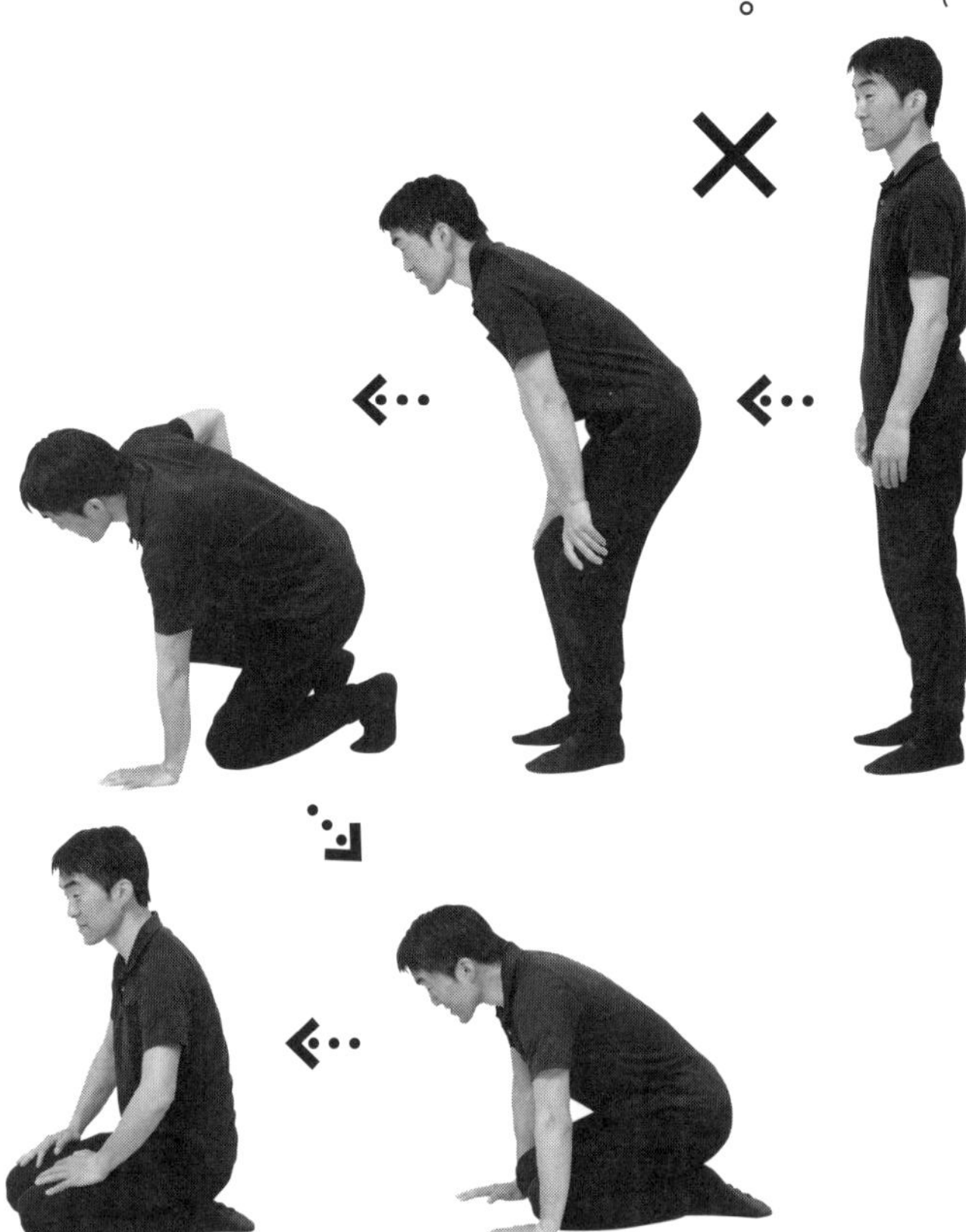

OK

つま先を見ながら股関節とひざを曲げ、上体を前傾させて座る。

❶股関節とひざを曲げながら上体を前傾させる。

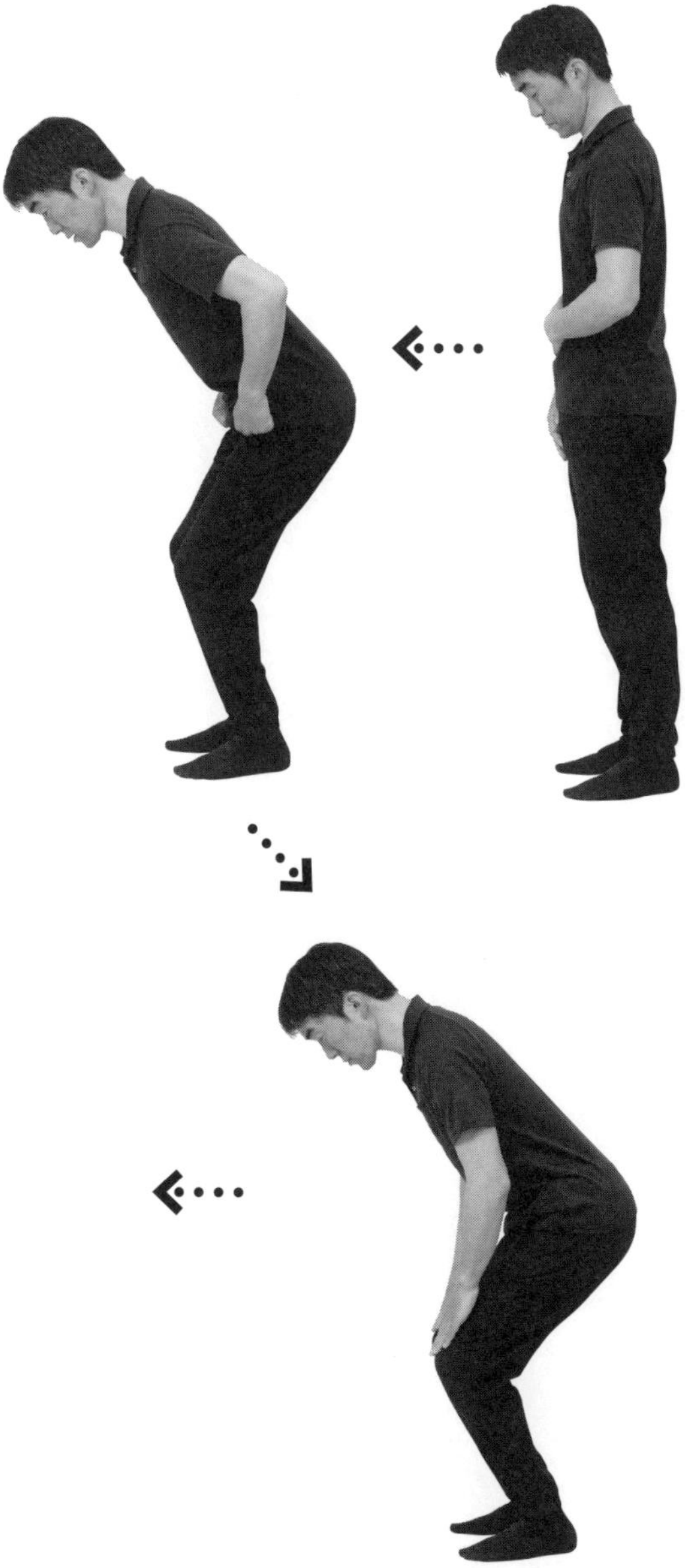

❷つま先を見ながら、さらに前傾していく。

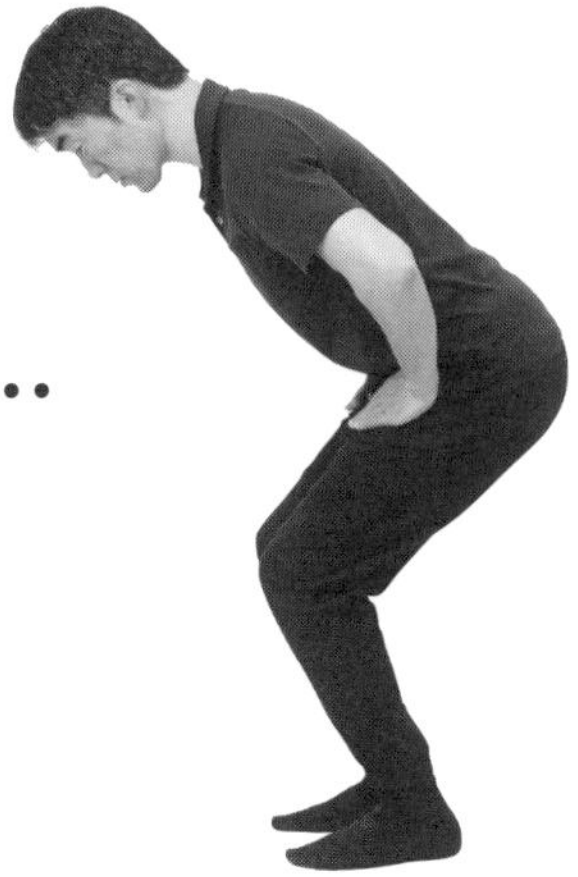

❸軸足のつま先を見たまま、片ひざをつく。

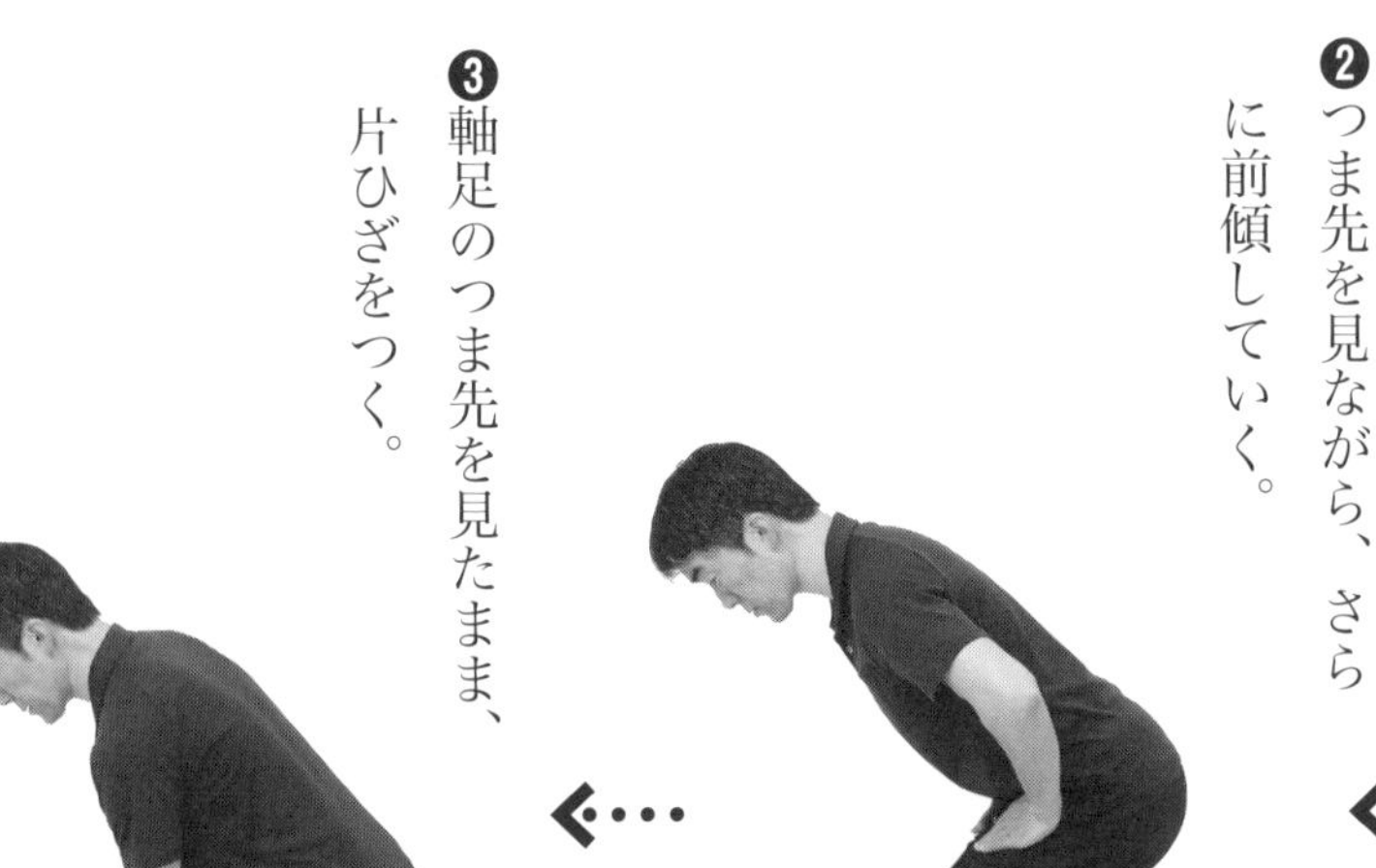

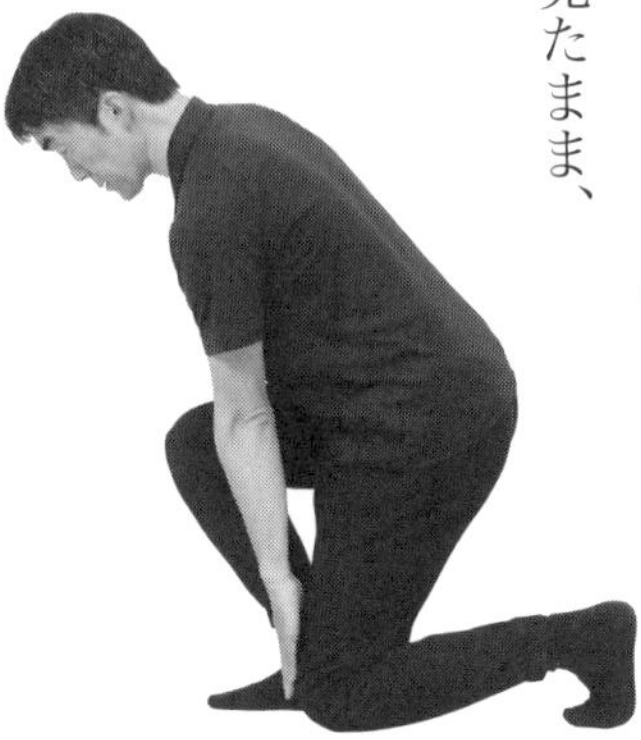

❹立てた片ひざのつま先が引かれるのを見続けるようにすると、安定したまま座れるようになる。

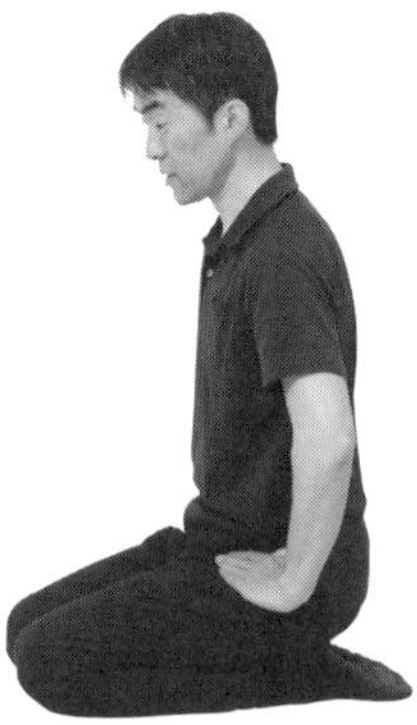

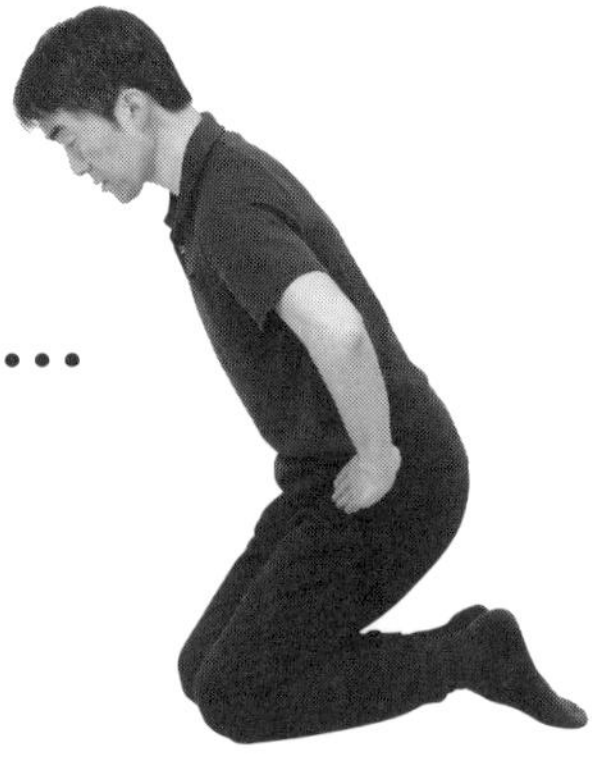

※つま先を回すように引く方法もある。半回転することでバランスが取りやすくラクに座れる。

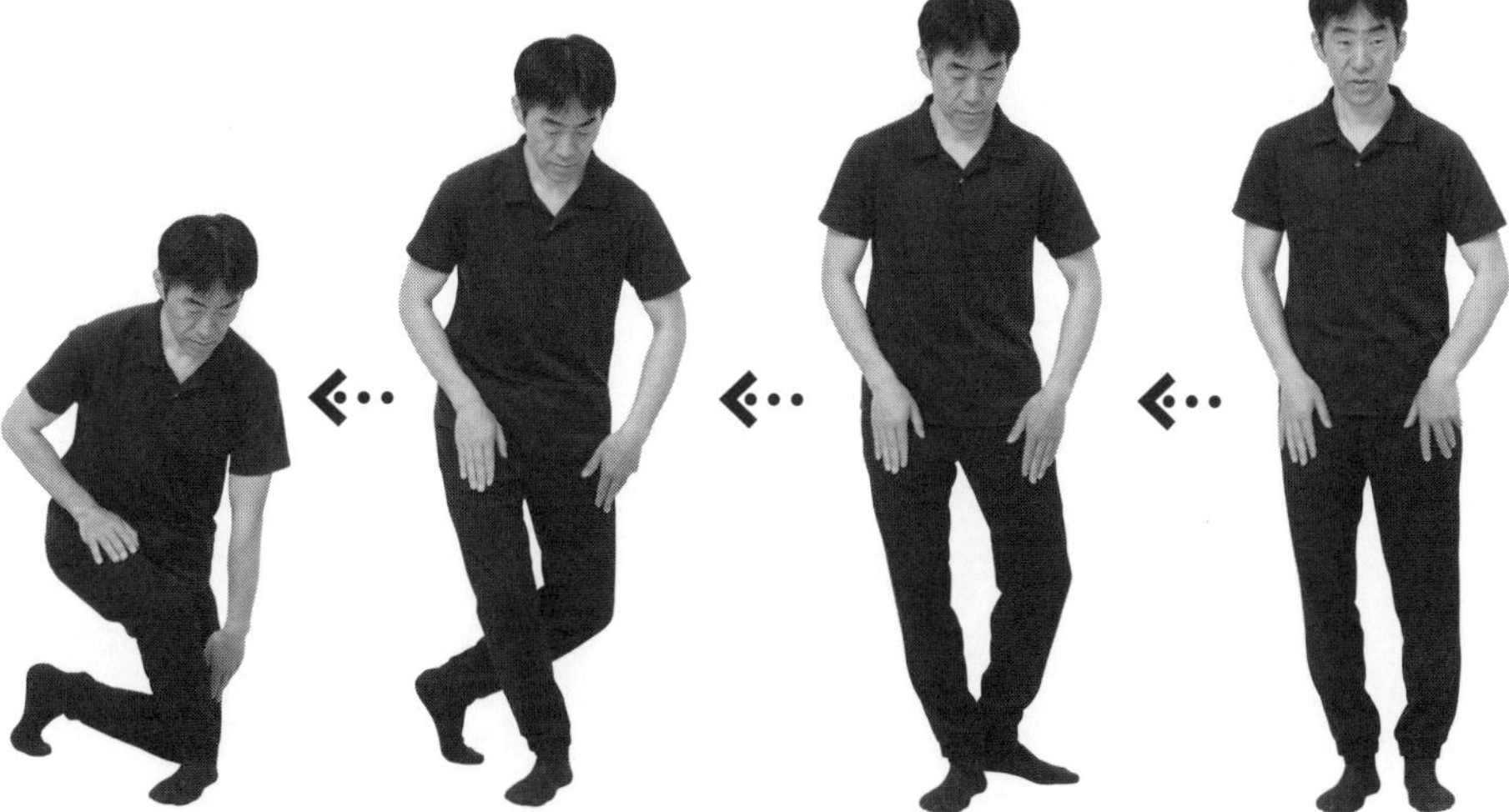

片脚を後ろに引く。

つま先は真っすぐではなく、かかとを内側に入れるように、回すように引く。

引きながら片ひざをつく。

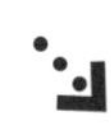

7

しゃがんだ状態からの正確な立ち方

NG

足元を固定したまま、ひざ中心に脚を伸ばし立つため、ひざに負担がかかる。

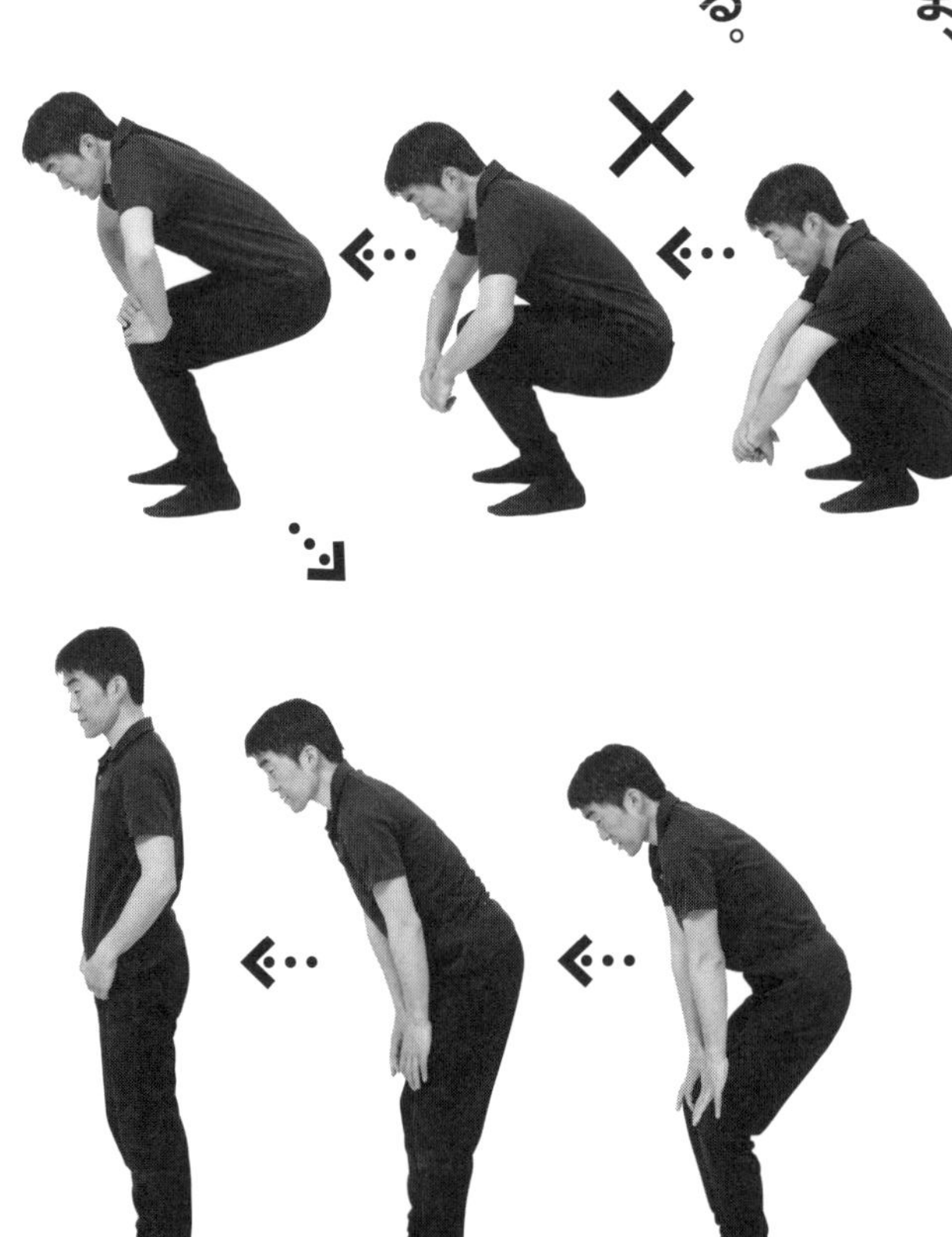

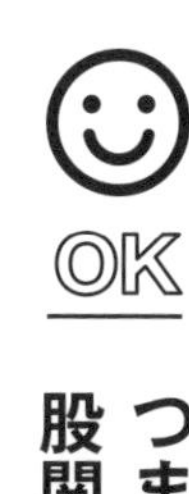

つま先を外側に向けてしゃがむと、股関節が緩み、上体が前傾してスムーズに立ち上がれる。

❶両方のつま先を広げ、股関節を緩めた体勢を取る。

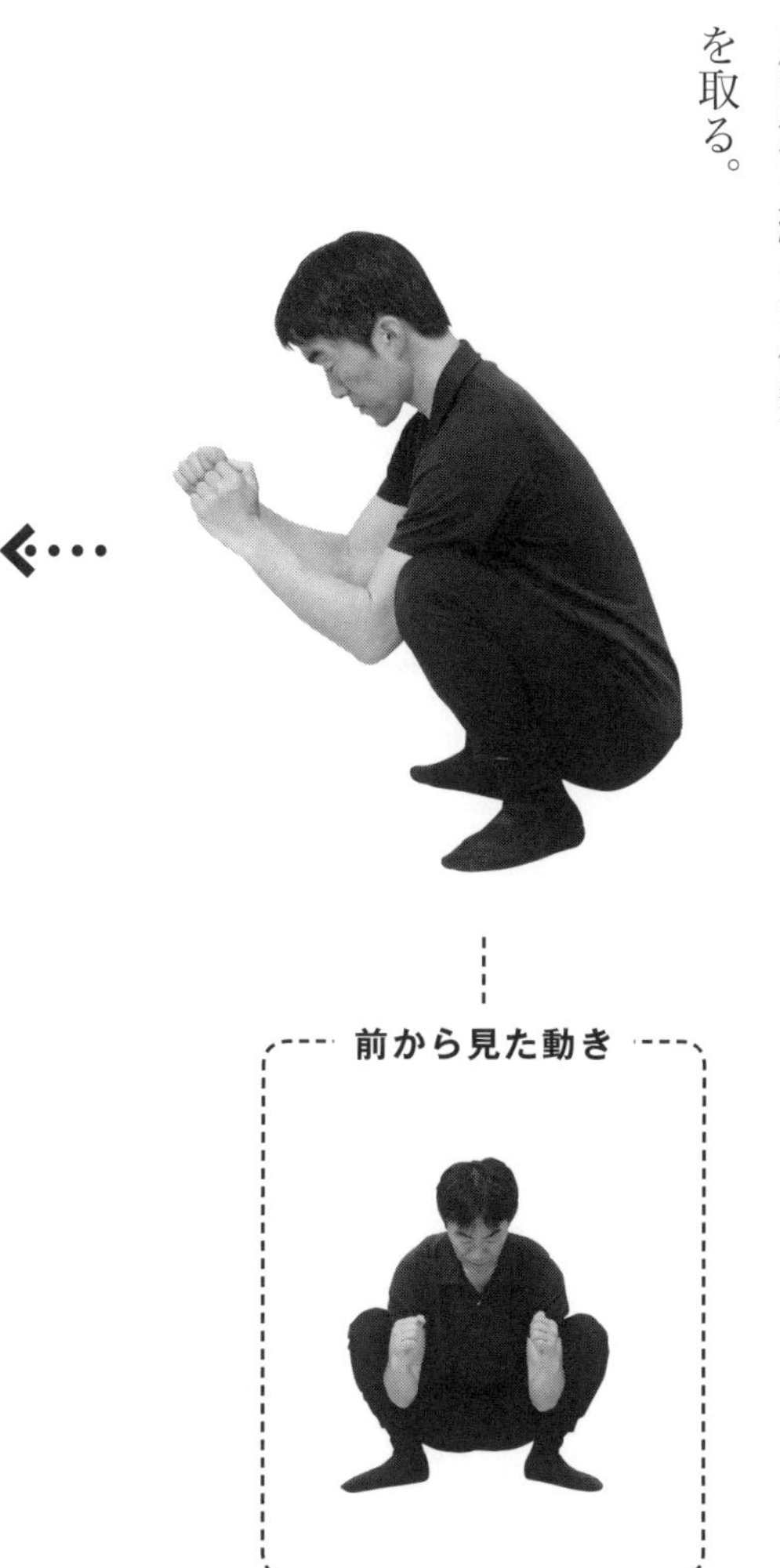

❷股関節から上体を前傾させると、骨盤が上がってくる。

❸さらに骨盤が上がると、足元への荷重が分散し、自然とつま先が閉じてくる。

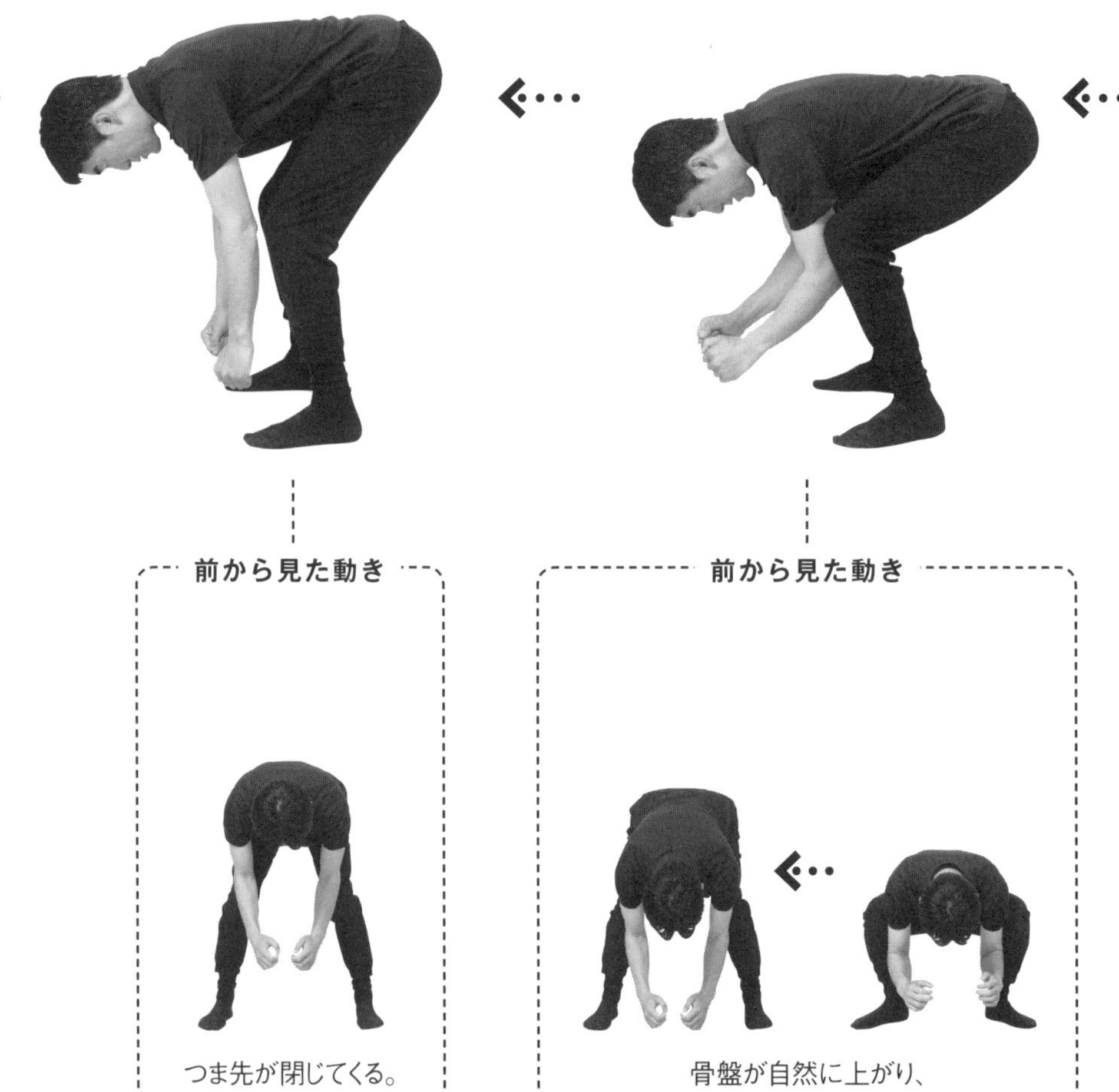

骨盤が自然に上がり、

つま先が閉じてくる。

❹ひざ・股関節が伸びて、立ち上がる。

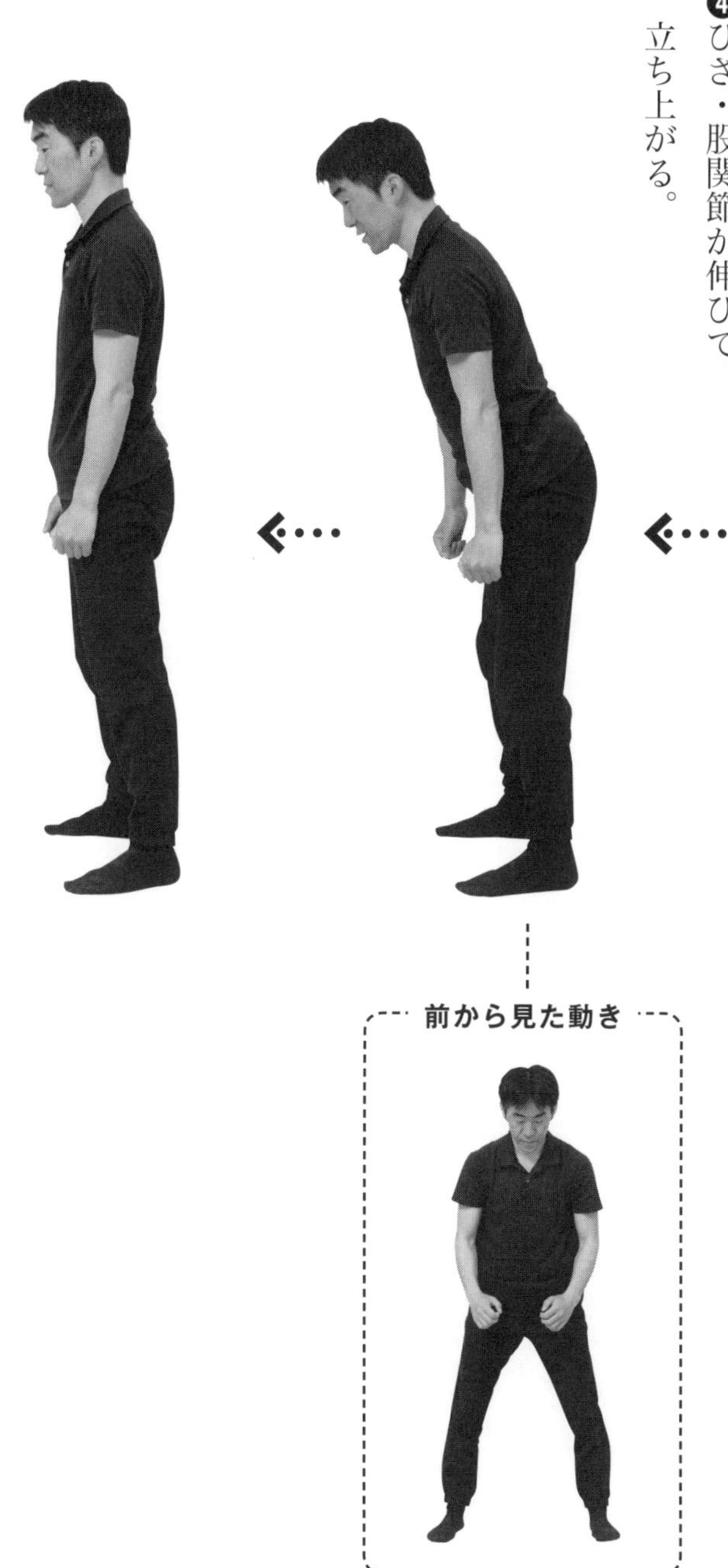

※両方のつま先を同時に動かすのが難しい場合の立ち上がり方。
まず片方のつま先を動かし、体重をのせることで反対側が動かしやすくなり、ラクに立てるようになる。

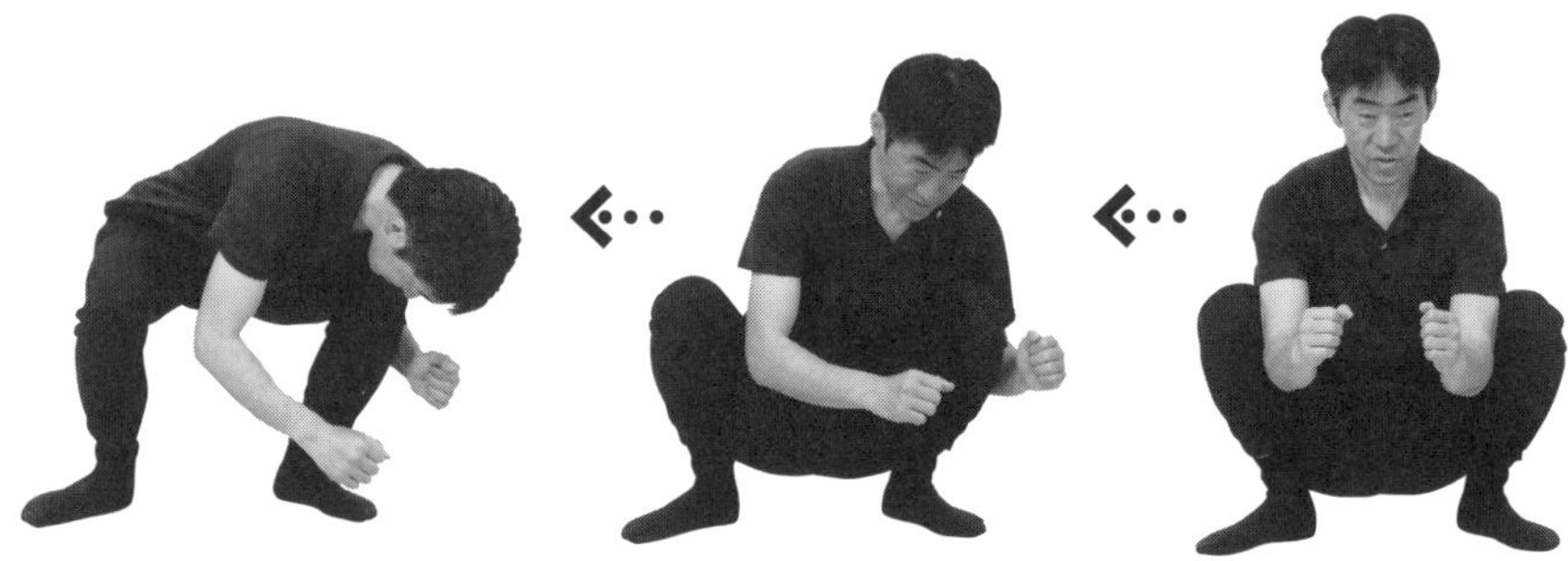

上体を前傾させながら、

片側に重心を移動させ、

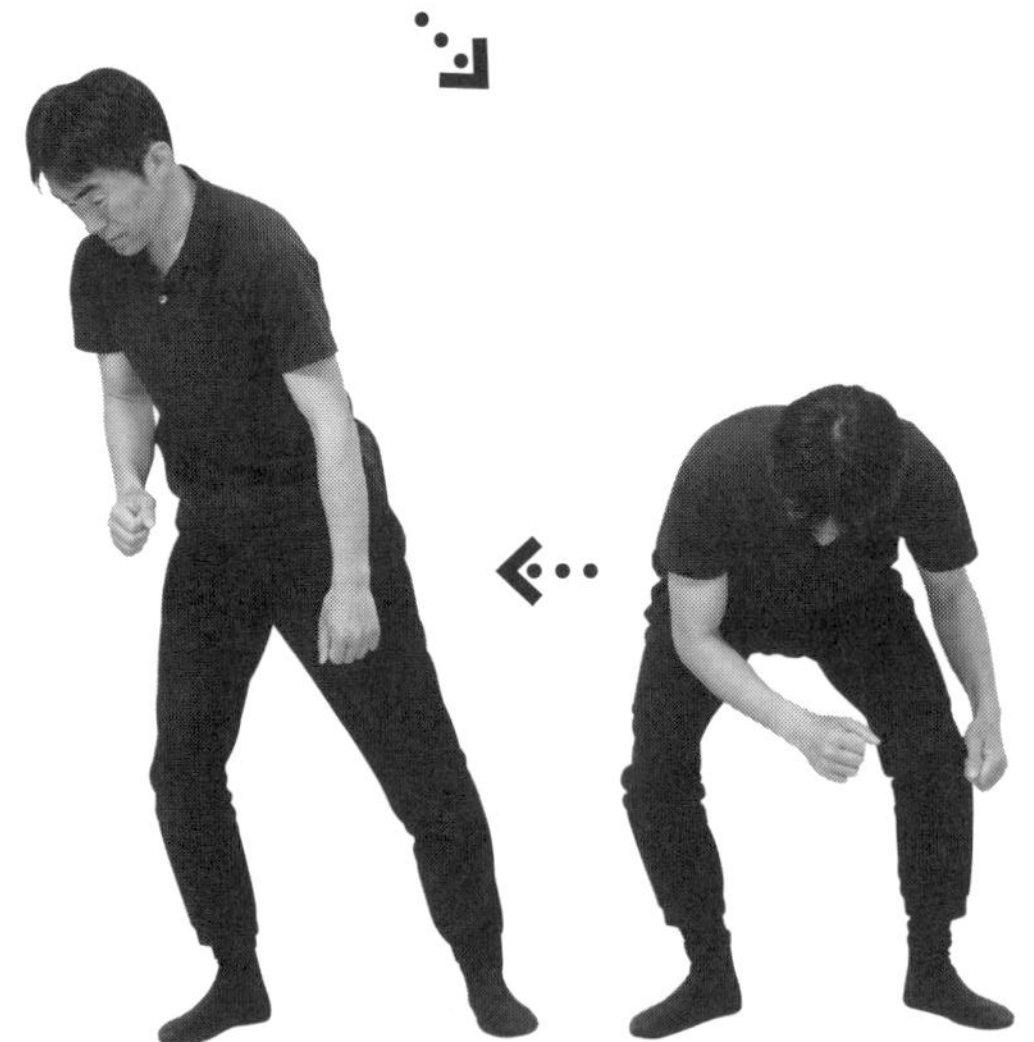

反対側へ前傾し立つ。

8 立った状態からの正確なしゃがみ方

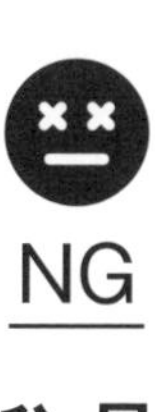

NG

足元を固定したまま、つま先が前を向いた状態でしゃがむ。ひざ中心にしゃがむ動きのため、後方重心になりやすく、体勢が不安定になる。

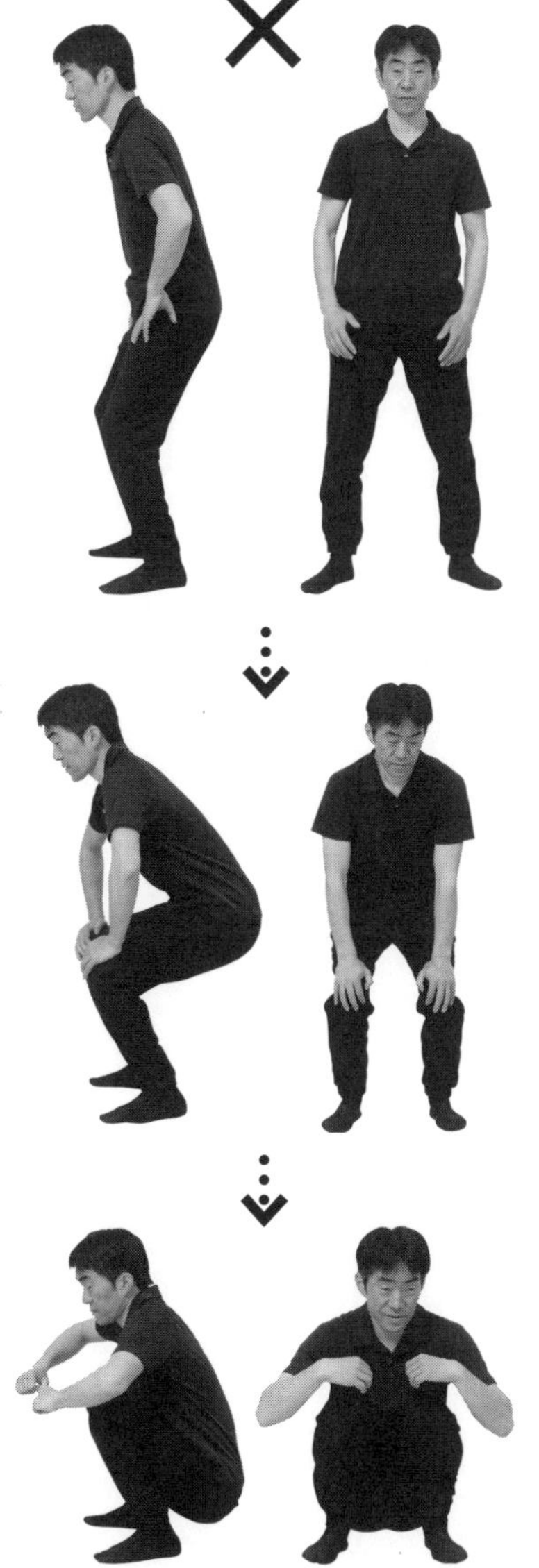

OK つま先を外側に広げることで、ひざと股関節が広がり安定してしゃがめる。

❶両方のつま先を閉じ気味にして構える。

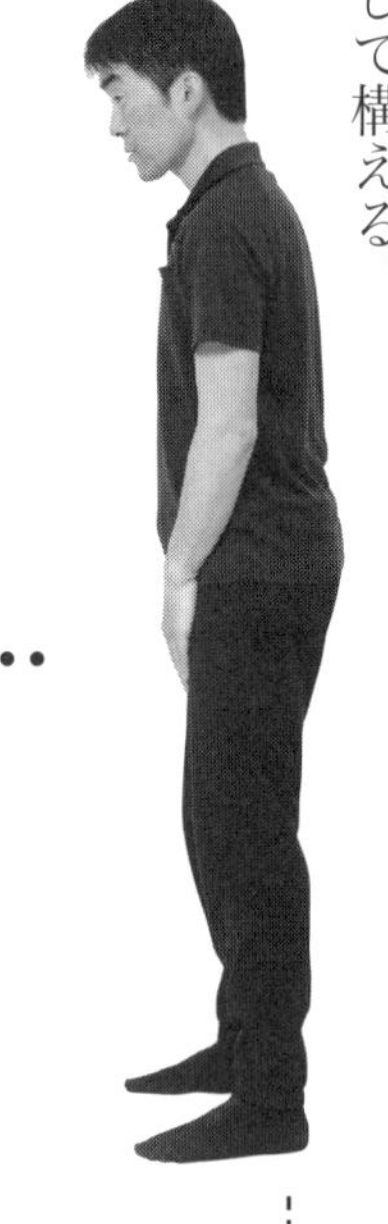

❷つま先を徐々に広げていくと、ひざ・股関節が広がってくる。

前から見た動き

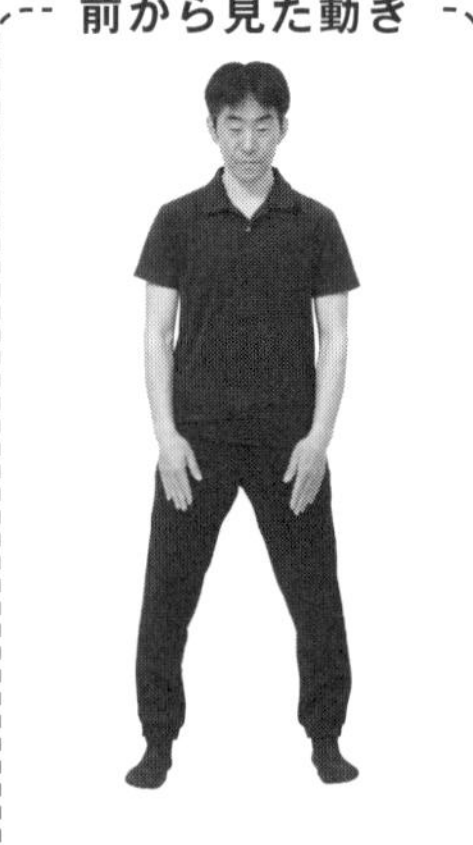

前から見た動き

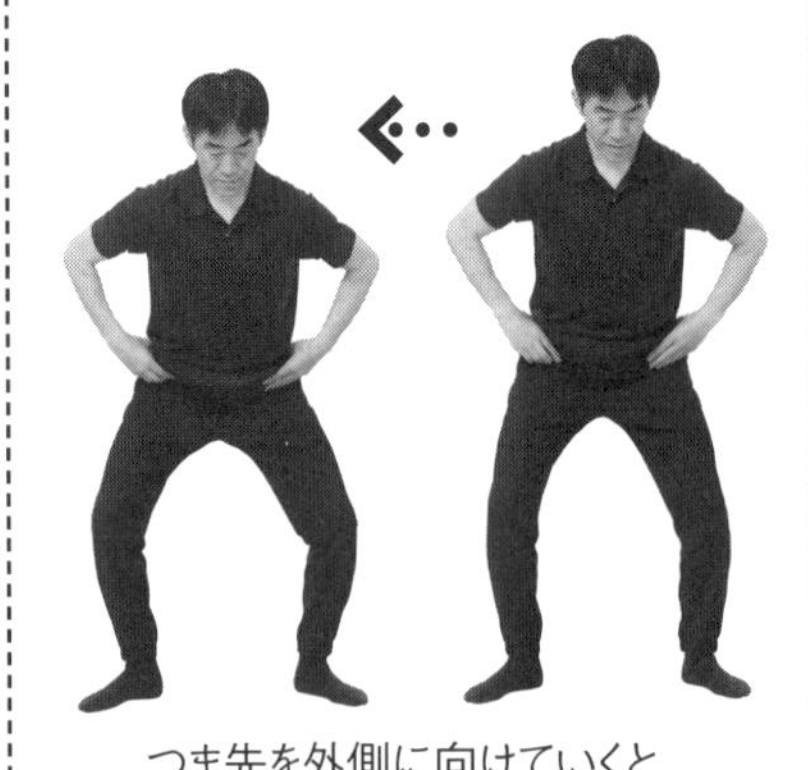

つま先を外側に向けていくと、

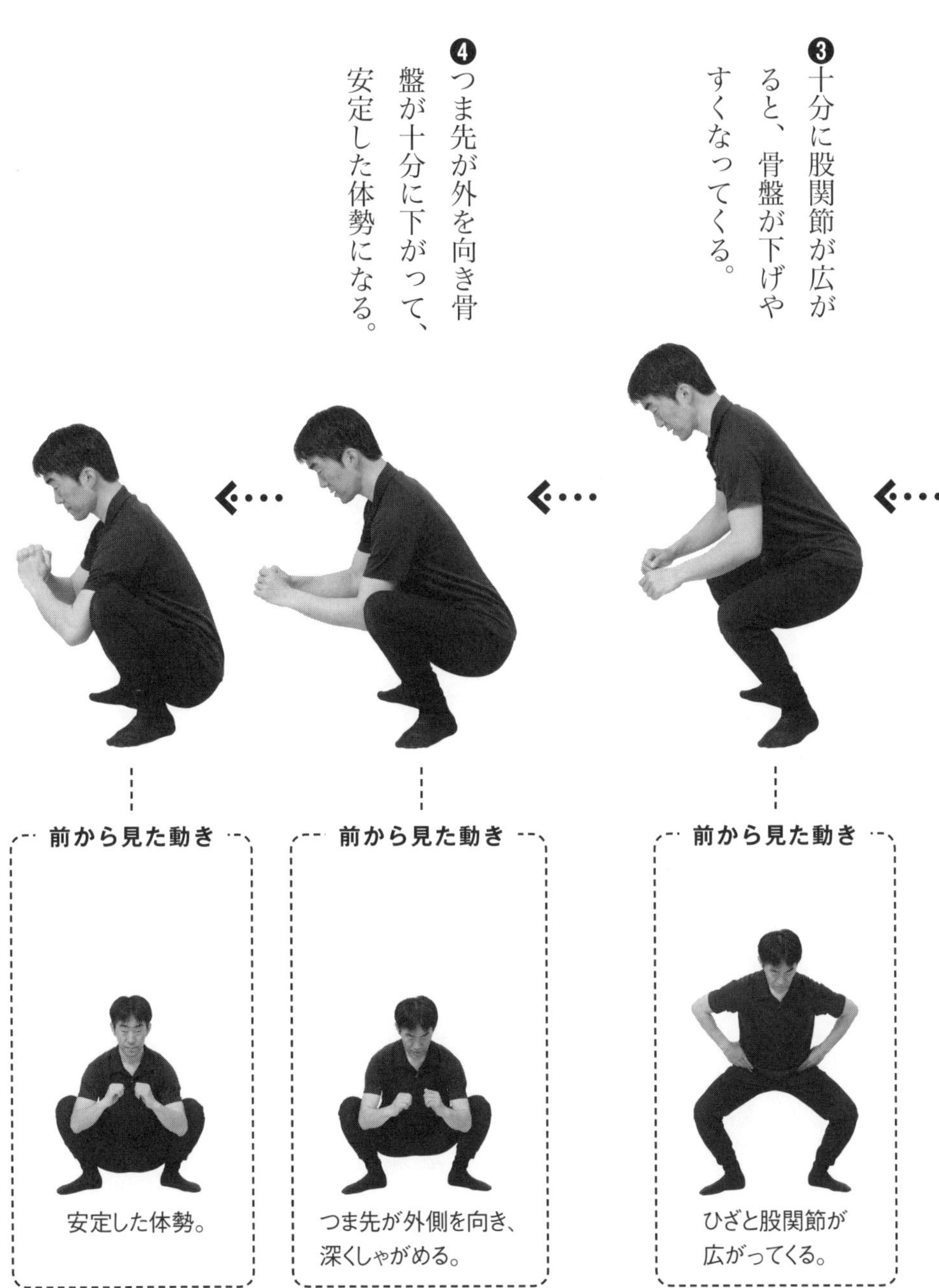
❸十分に股関節が広がると、骨盤が下げやすくなってくる。
❹つま先が外を向き骨盤が十分に下がって、安定した体勢になる。
前から見た動き
ひざと股関節が広がってくる。
前から見た動き
つま先が外側を向き、深くしゃがめる。
前から見た動き
安定した体勢。

※両方のつま先を同時に動かすのが難しい場合のしゃがみ方。左右に前傾していくことで、安定してラクにしゃがめる。

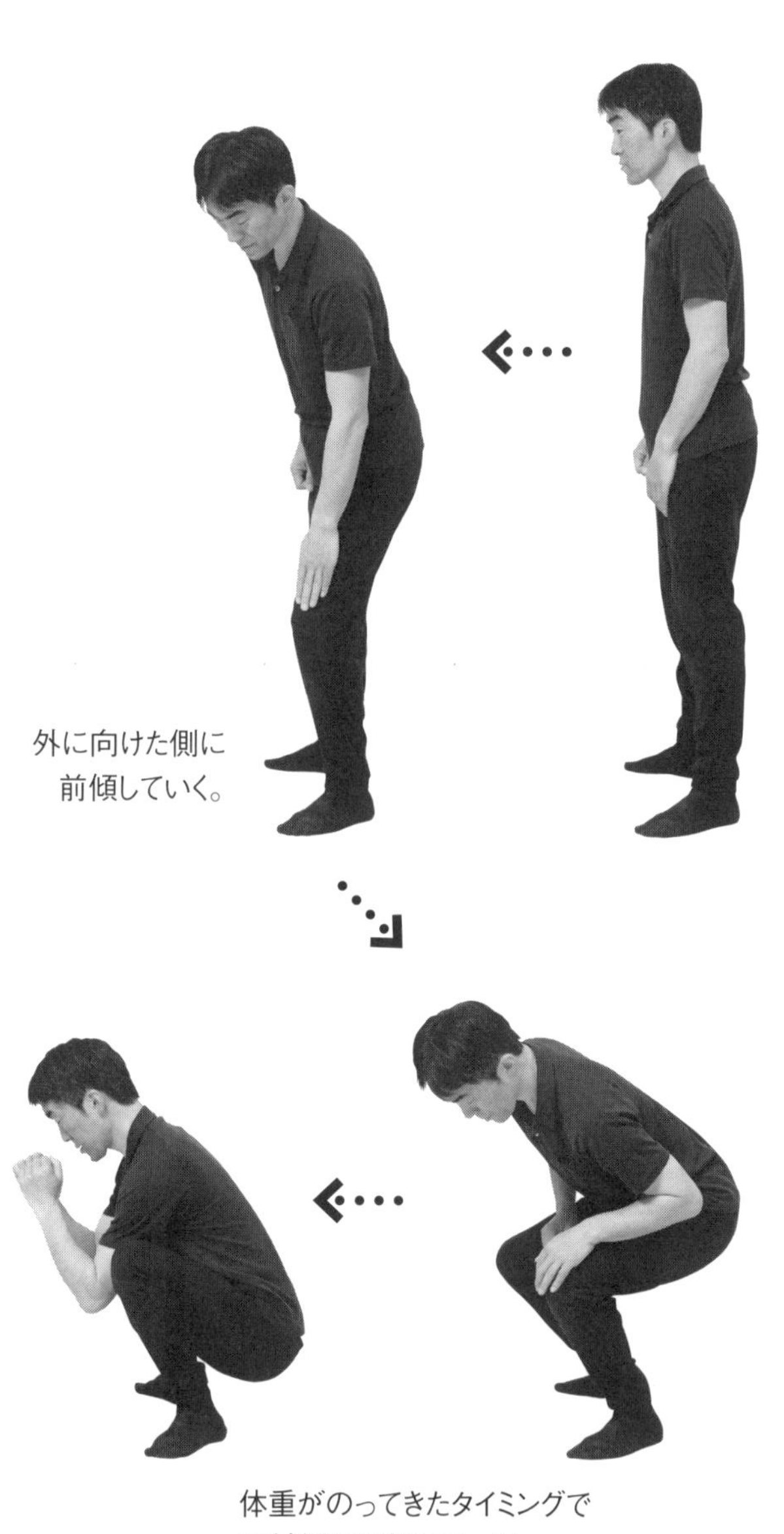

外に向けた側に
前傾していく。

体重がのってきたタイミングで
反対側に前傾していくと、
しゃがみやすくなる。

3章

つま先が教えてくれる痛くない日常動作

日常動作は、つま先を意識した動きをすることで格段にラクになります。日々の中で正確な動きを身につけましょう。

【日常動作】

食器洗い、お風呂掃除、アイロンがけ、
布団の上げ下ろし、重い米袋の持ち運び、
階段の上り下り、靴下の脱ぎ履き、
（水たまりや物を）またぐ、小走り、
起き方／寝方

1 食器洗い

NG

つま先を前に向け固定したままだと、腰・腹から曲がることになり、腰に負担が集中。

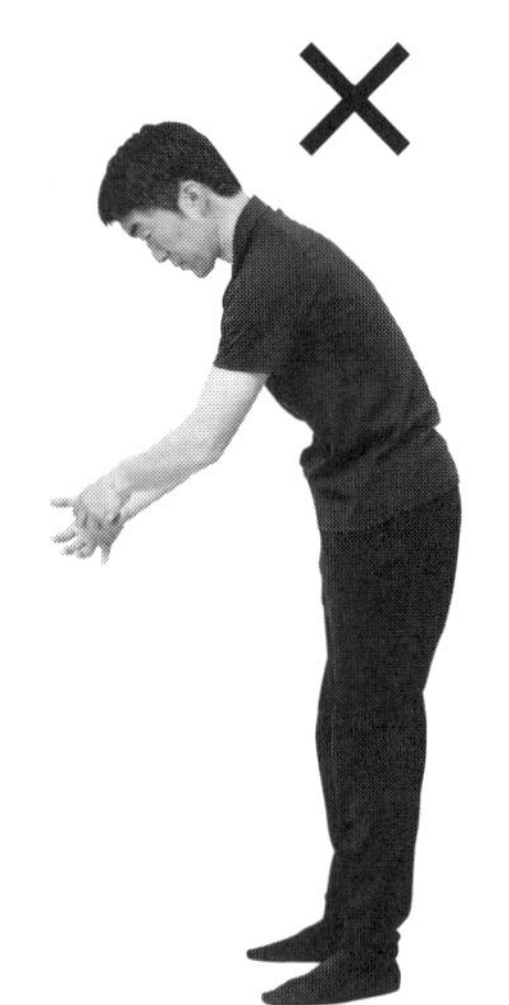

OK

両脚のつま先を外側に向けると、股関節から前傾するラクな体勢が取れる。

❶足を前後に構え、つま先をそれぞれ外側に向けていく。T字型の構えとなって、股関節が緩み、前傾がしやすくなる。

❷低い台に足を乗せると、それだけで股関節から曲げた状態となる。

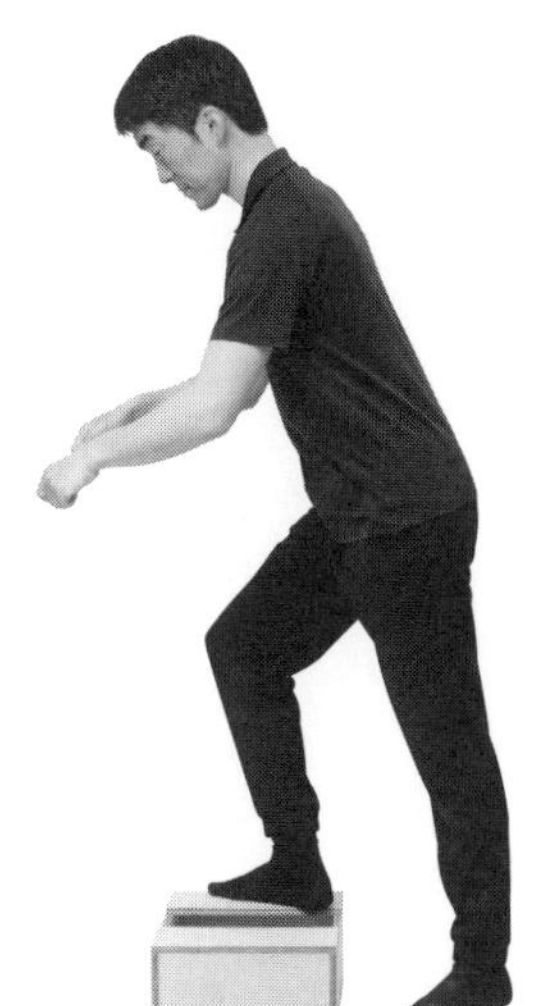

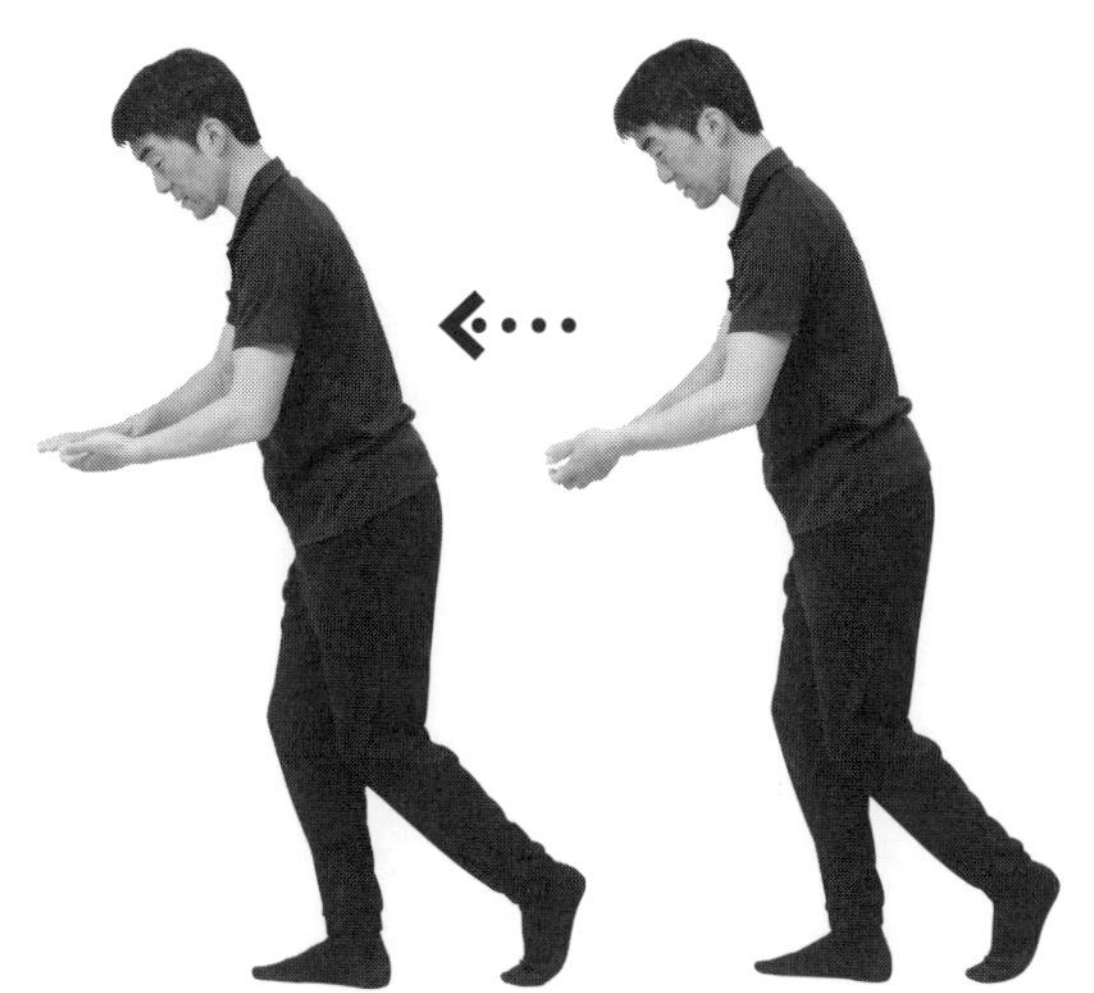

前から見た動き

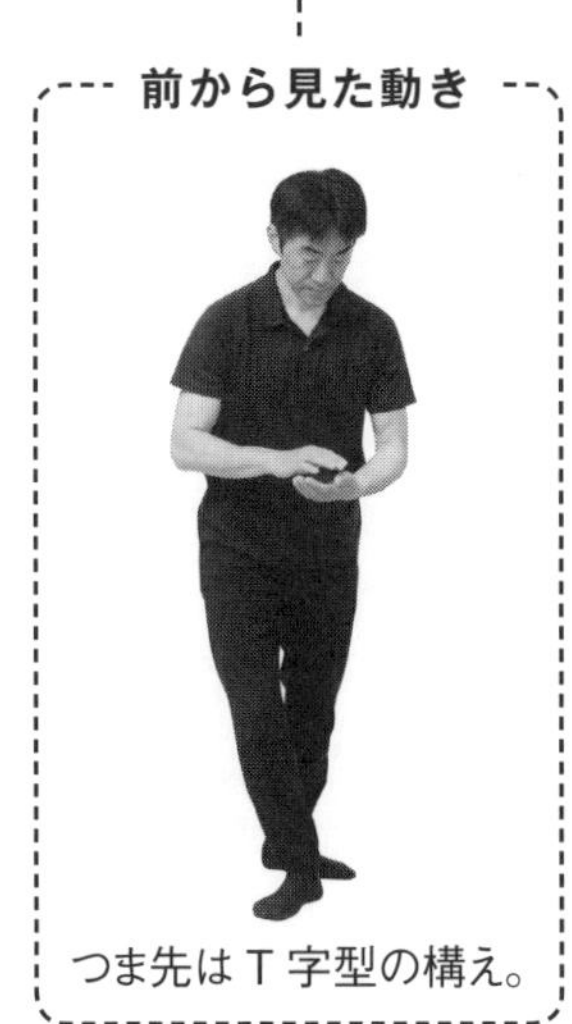

つま先はＴ字型の構え。

2

お風呂掃除（浴槽洗い、床洗い）

浴槽洗い

NG

足元を踏みしめて掃除をすると、腰から前傾、腰からねじるなどして、全身が上手く使えなくなる。結果として、腰痛の原因にもなりやすい。

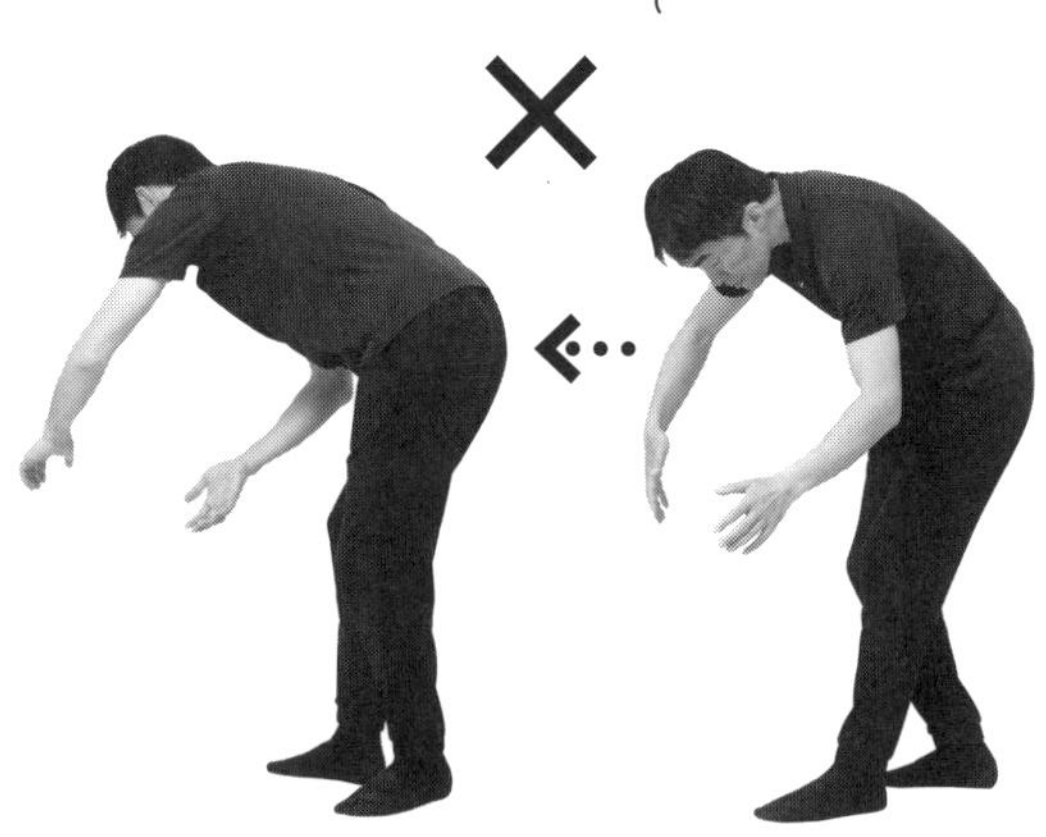

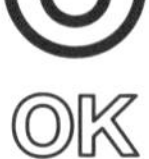

OK

足元をリラックスさせ股関節から動かすようにする。

❶足元は踏みしめず、リラックスして立つ。

❷浴槽洗いなど中腰での作業では、両方のつま先を広げた状態で、上体を前傾させる。股関節から前傾することで腰への負担が軽減。全身が連動した状態で作業ができる。

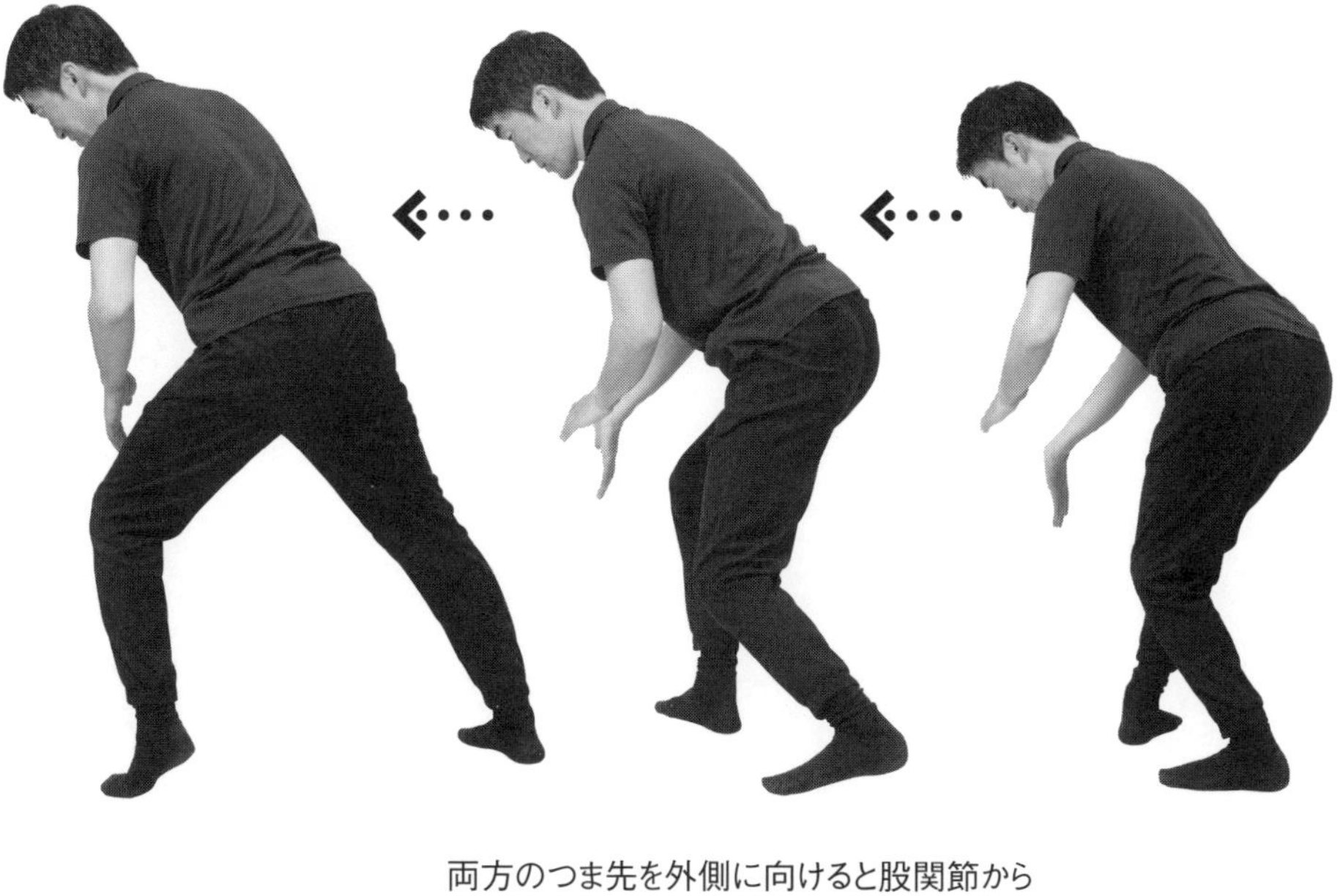

両方のつま先を外側に向けると股関節から
前傾でき、腰がラクになる。

❸頑固な汚れなど、静止状態で集中して作業したい場合は両方のつま先を内側に向け、前傾姿勢を固定しておこなうのも有効である。

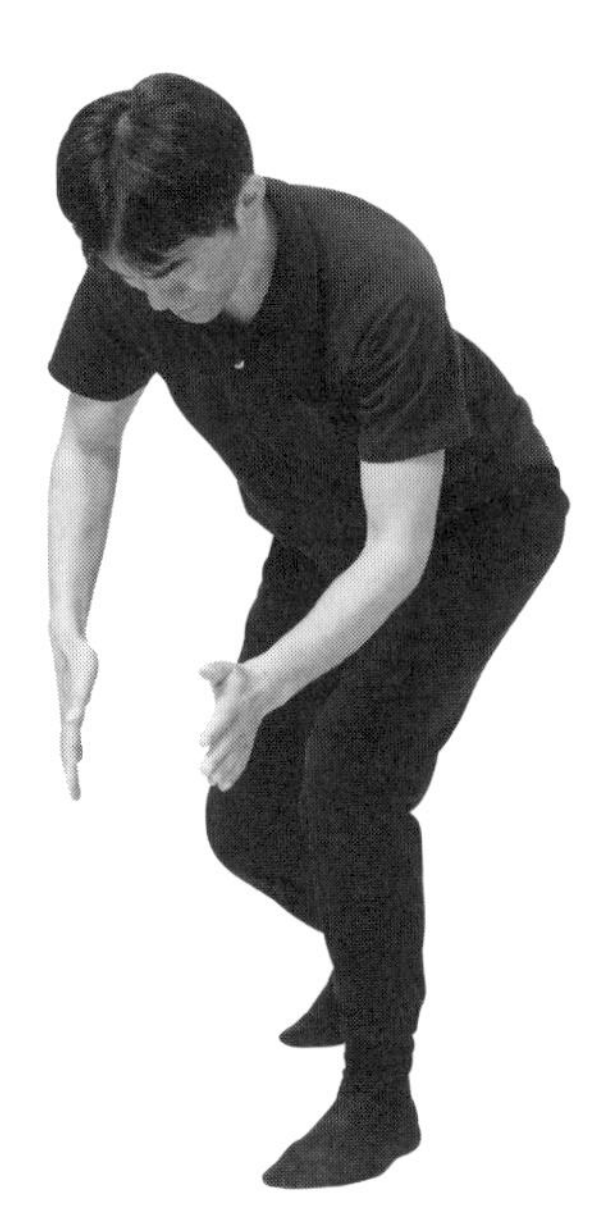

床洗い

NG

しゃがんだ体勢でつま先を閉じると、ひざと腰に全体重がかかる。

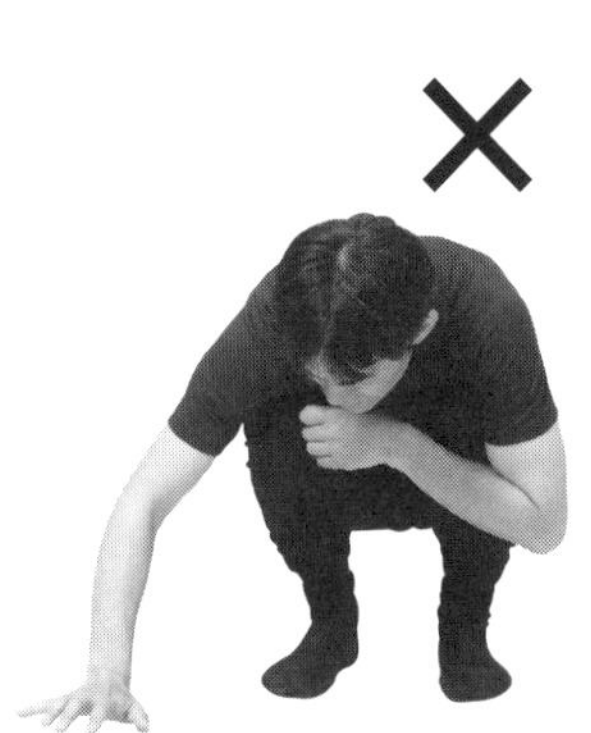

OK

つま先は広げた状態でひざを倒し、股関節から脚を動かす。腰とひざへの負担が軽減される。

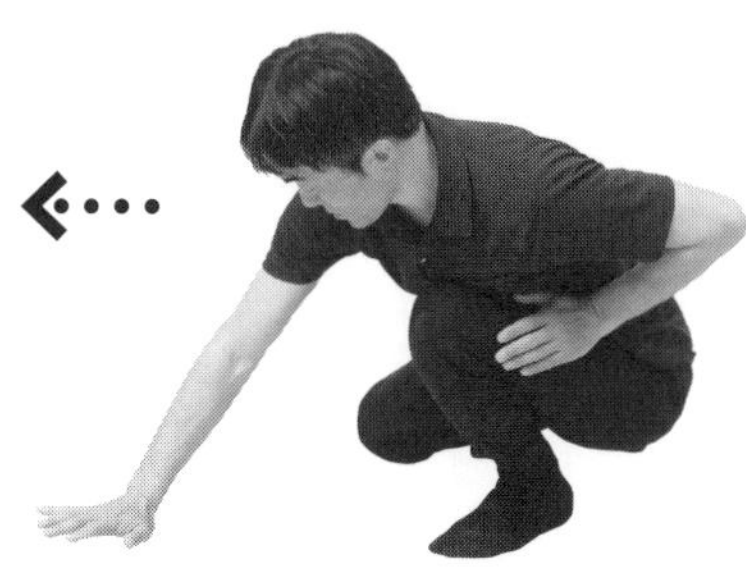
つま先は外側へ向ける。

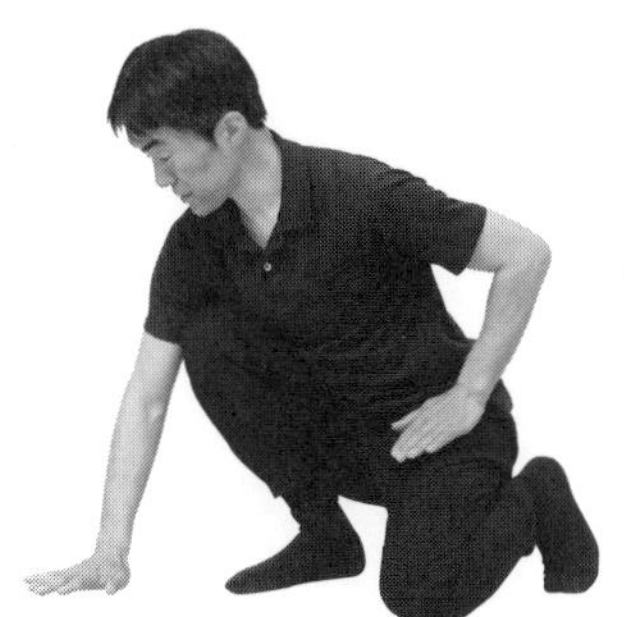
片ひざを倒す。

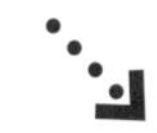

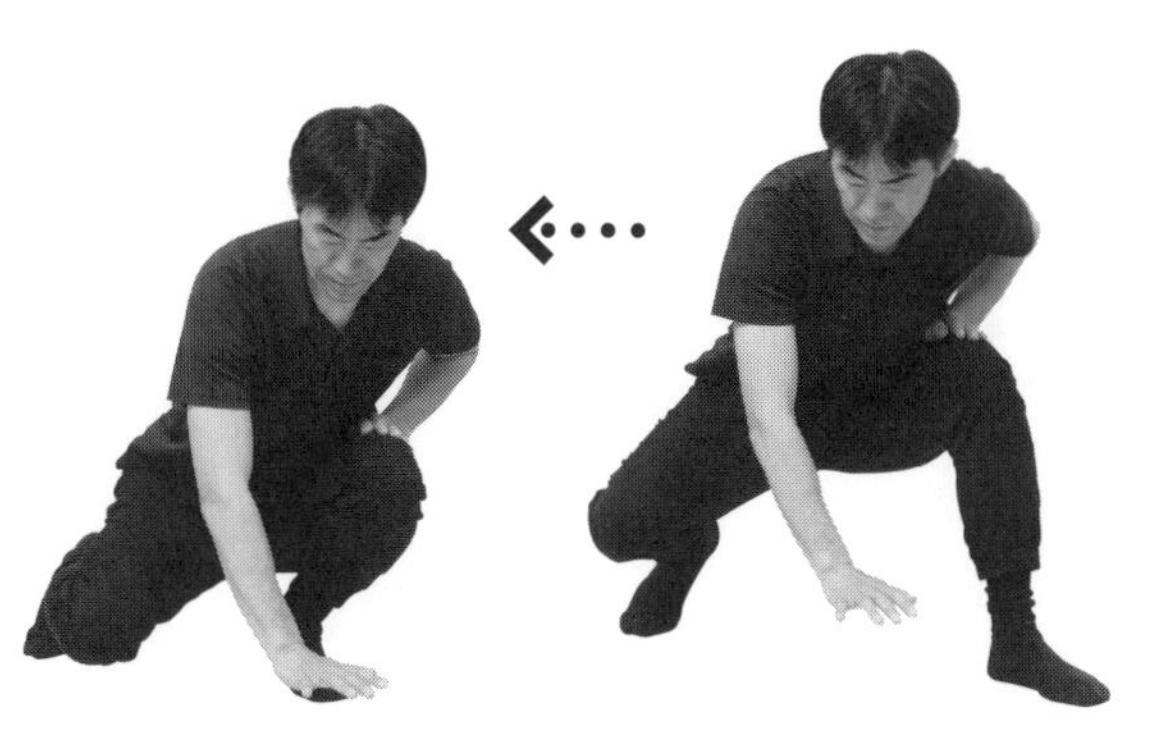
股関節から動かす。

3 アイロンがけ（立ち姿勢、座り姿勢）

立った状態で

NG

足元を固定したまま、手元だけで作業する。

×

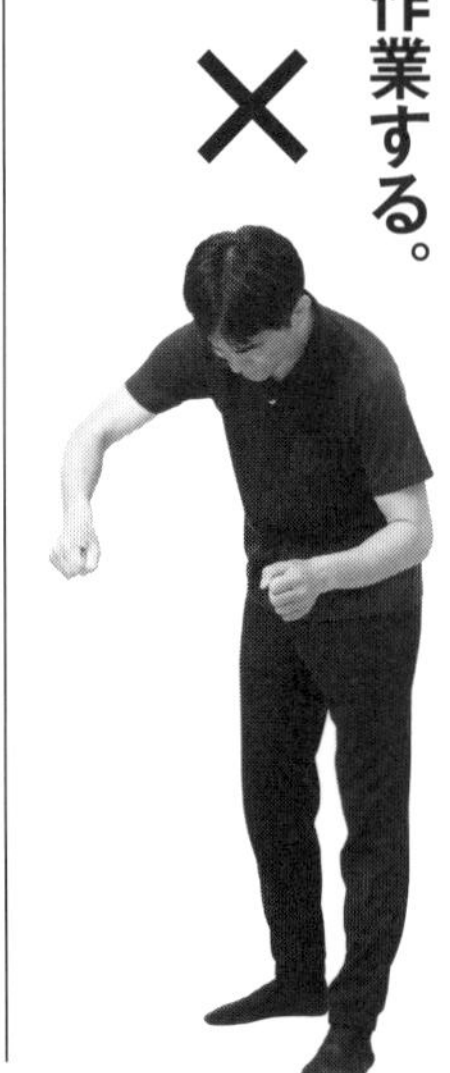

OK

つま先をやや外側へ向け、足元を踏みしめずに全身を使って作業する。

❶つま先はやや広げ、足元は踏みしめないで構える。

❷腕だけでかけるのではなく、足元も一緒に動かす感覚でかける。

❸静止して圧力を要する時には、両方のつま先を閉じ、股関節から前傾させるとおこないやすい。

後ろから見た動き
後ろから見た動き
股関節、ひざも使って、
全身でかけるイメージで。

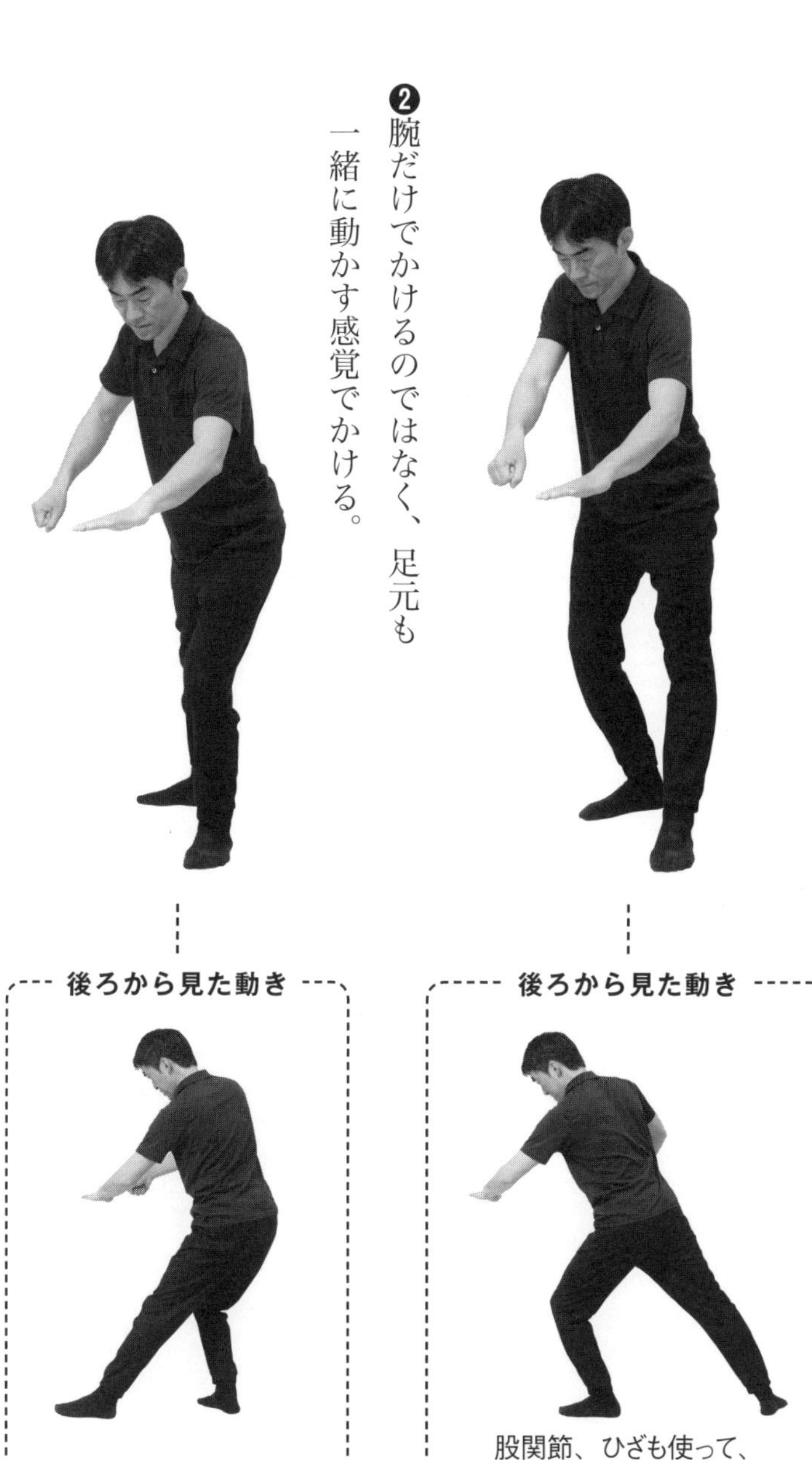

座った状態で

NG

ひざ立ち、正座ともにひざに全体重がかかる。

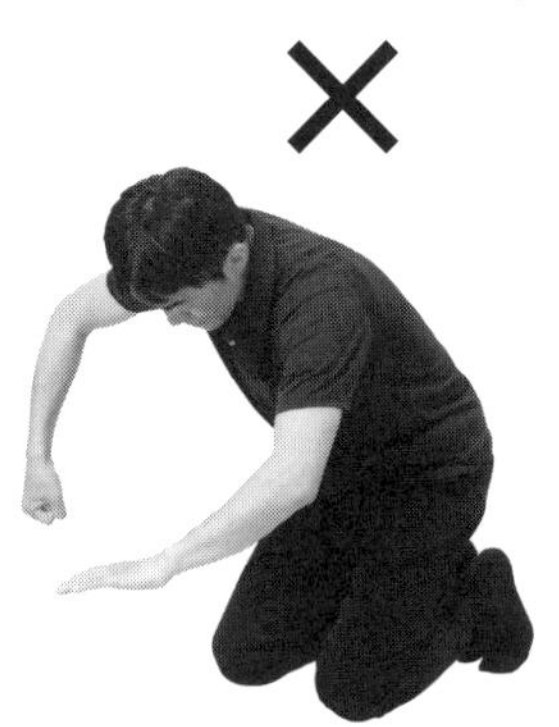

OK

つま先とひざを外側に向けて、手元だけでなく全身を使うイメージでおこなう。

❶立てた片ひざのつま先とひざをやや外側に向けて、固定せず構える。

❷つま先を少し上げて下すタイミングで動くとひざへの負担が軽減。

❸正座では、やや前傾し、つま先への重さがかからないことを意識しながら、身体を前後左右に動かすと、全身でアイロンがけがしやすくなる。

後ろから見た動き

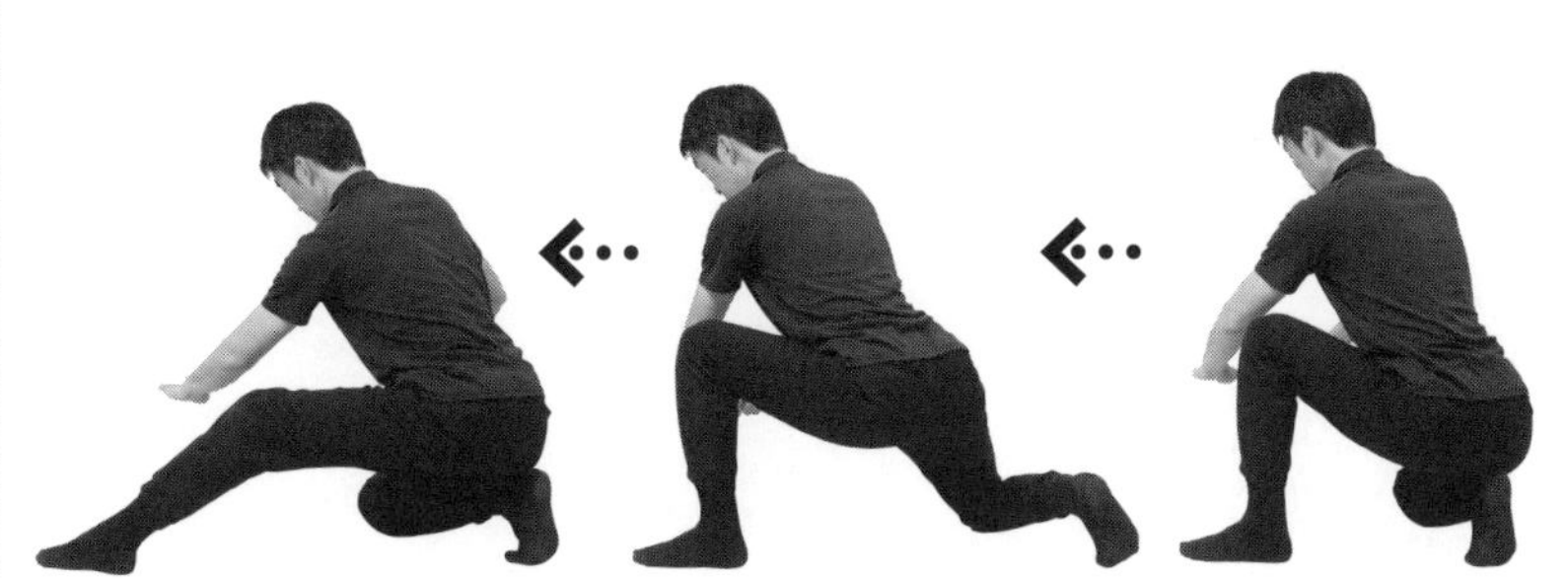

腕の動きに上半身と下半身がついていくイメージ。

立てた側のひざとつま先を外側に向けると全身が使える。

4

布団の上げ下ろし

NG

腰中心に身体を曲げ、腰を反らして布団を上げ下しすると、腰に負担が集中する。上半身と下半身が分断され、全身の連動が途切れるため、腕力と脚力の部分的な力になってしまう。

×

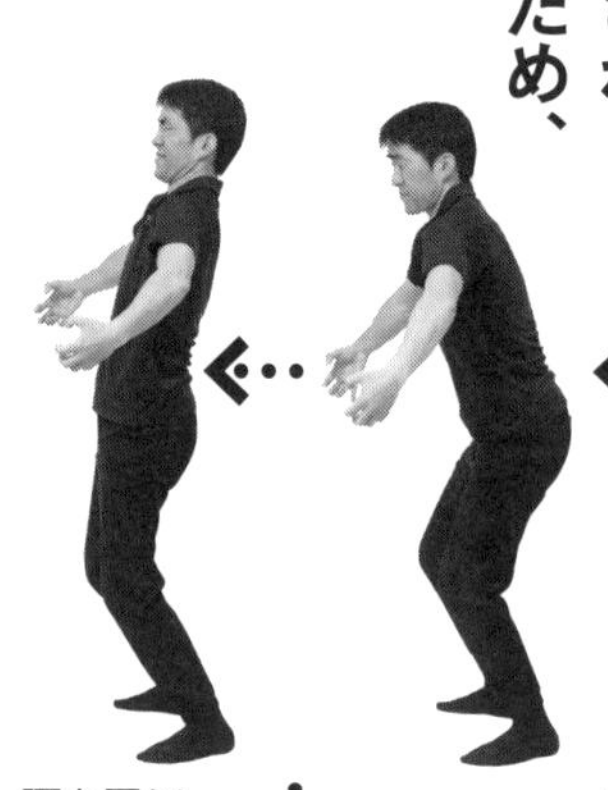

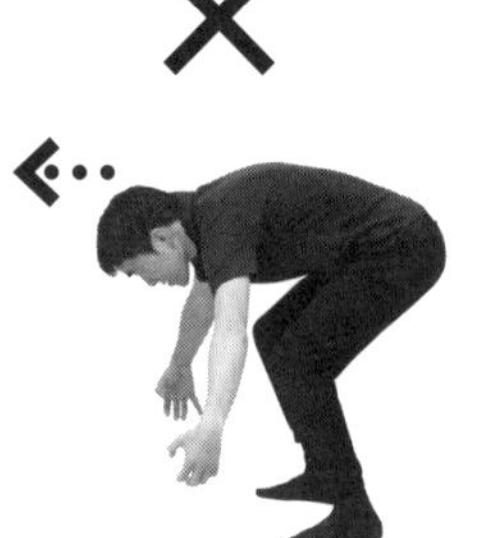

腰を反らし、

ひざから曲がった状態で、

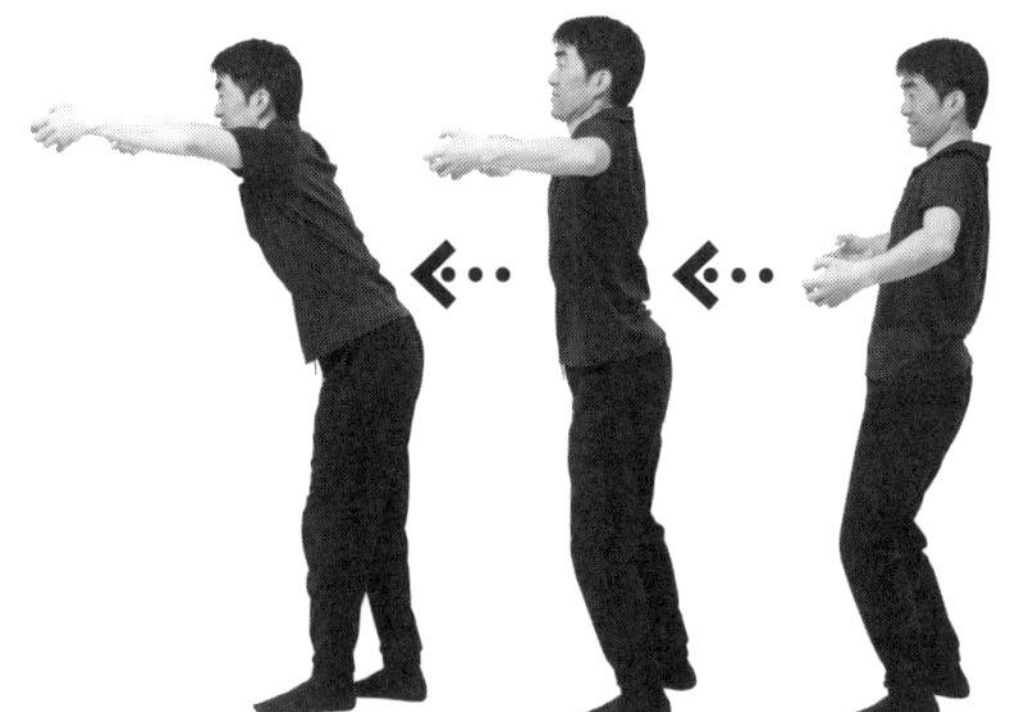

腕だけで持ち上げる。

OK

つま先を外側に向けて深くしゃがみ、上体と布団を一体化させるイメージでおこなう。

❶つま先を広げながら骨盤を下げて、しゃがむ姿勢を取る。布団としっかり近づき、一体化して、抱えられるようになる。

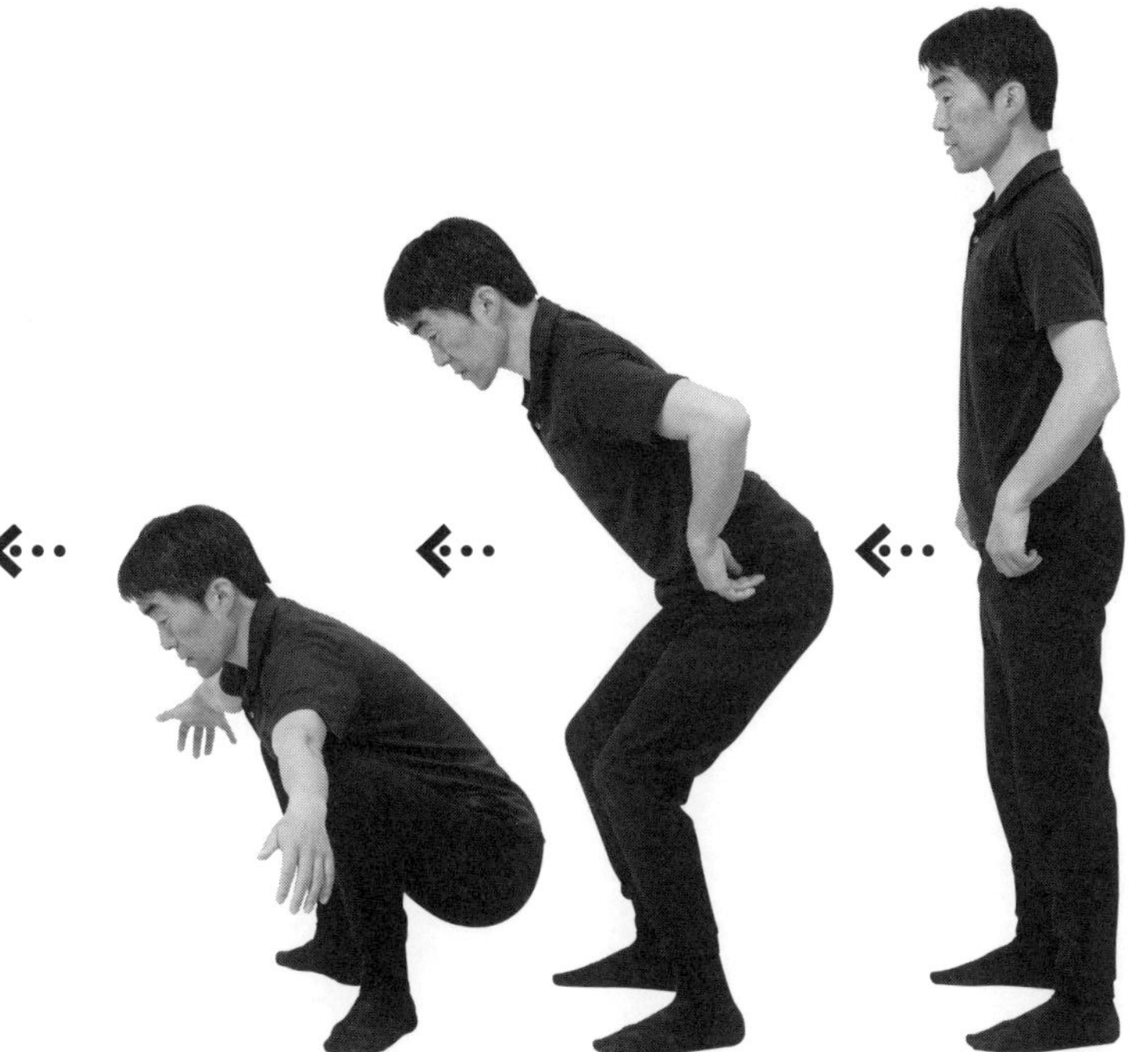

つま先・ひざを外側に向け、
股関節から深くしゃがむ。

❷腕で持ち上げず、前傾しながら、骨盤を上げていく。足元を踏みしめていないと、自然とつま先が閉じて布団も持ち上がってくる。

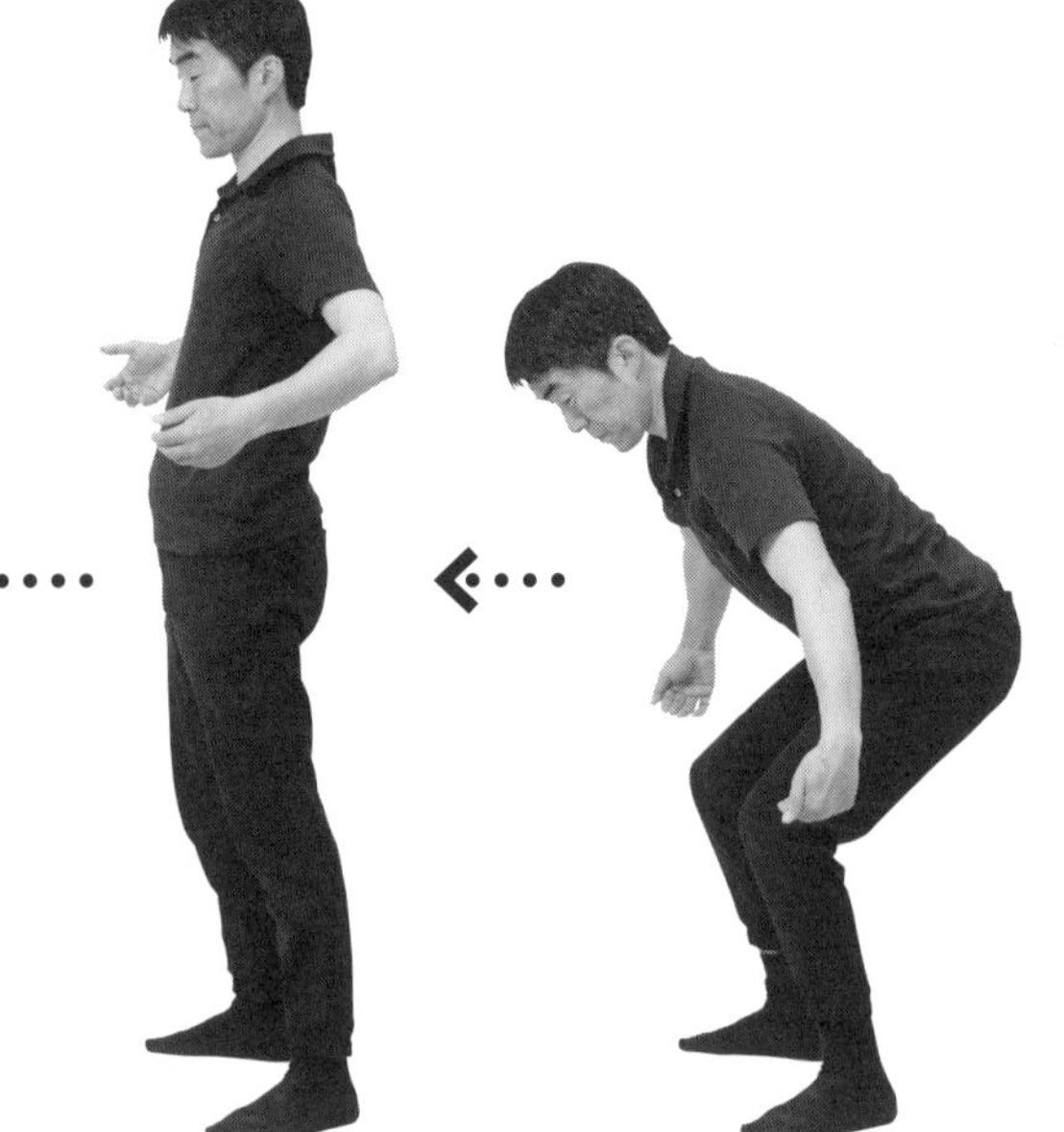

上体の動きにそって
つま先が閉じてくる。

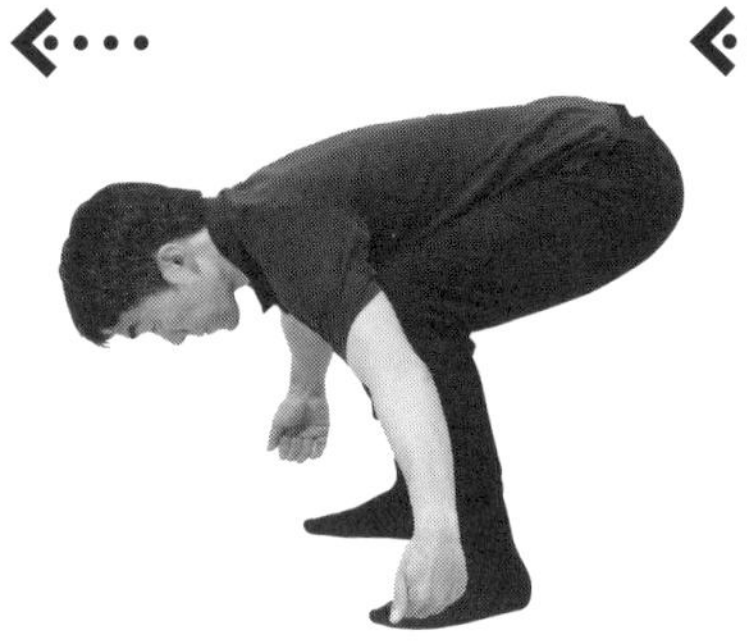

上体を前傾させ、
骨盤を上げていく。

前から見た動き

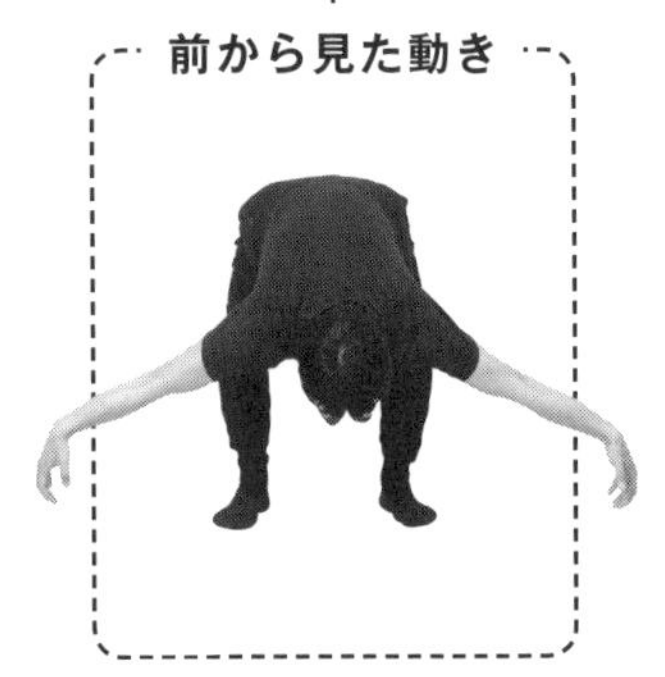

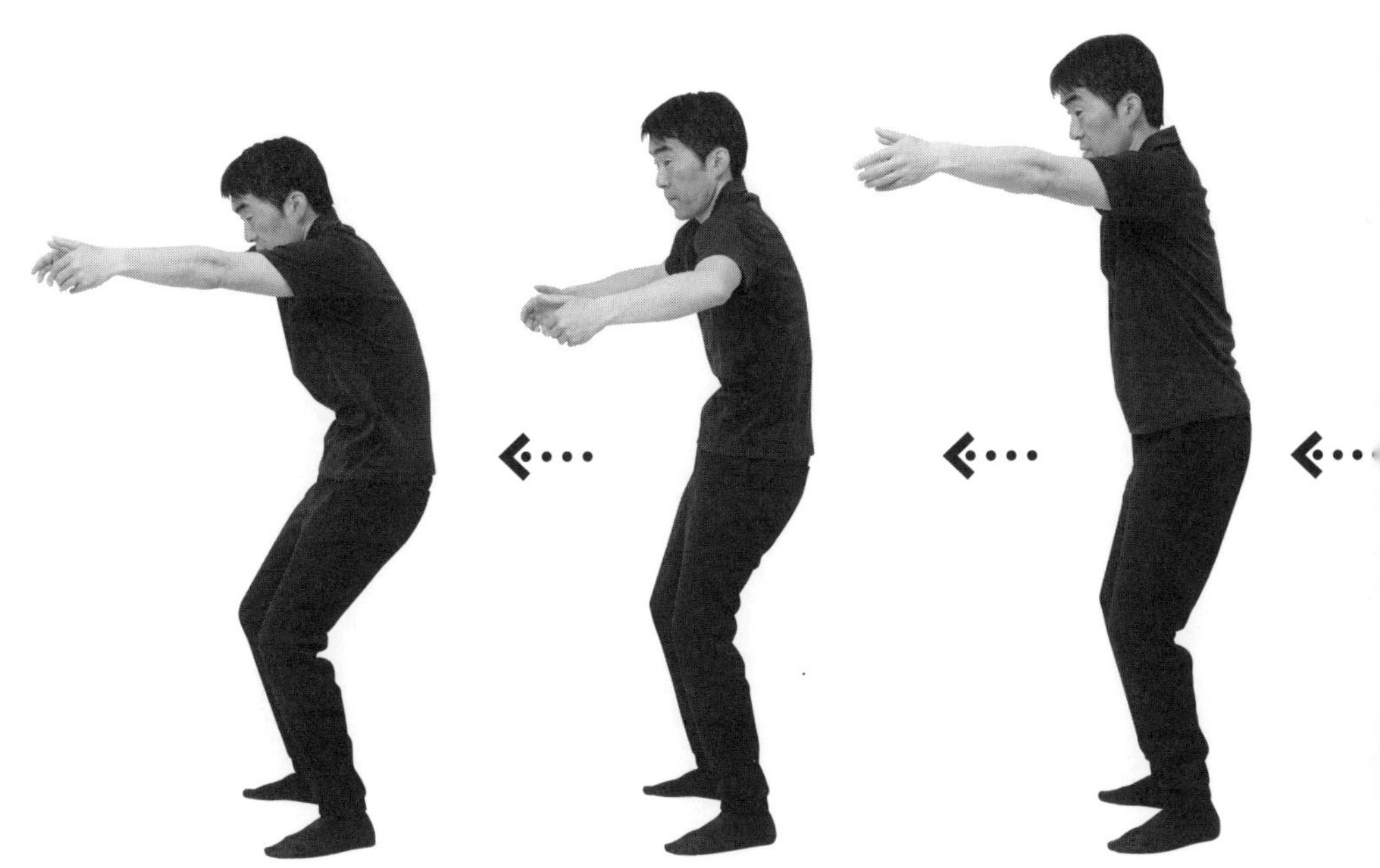

腕だけ伸ばすのではなく、
肩甲骨部分から動かす。

❸下す時には、つま先を広げながら前傾し、布団と体を離さないようにすると、一体化が保たれたまま、ラクに下せる。

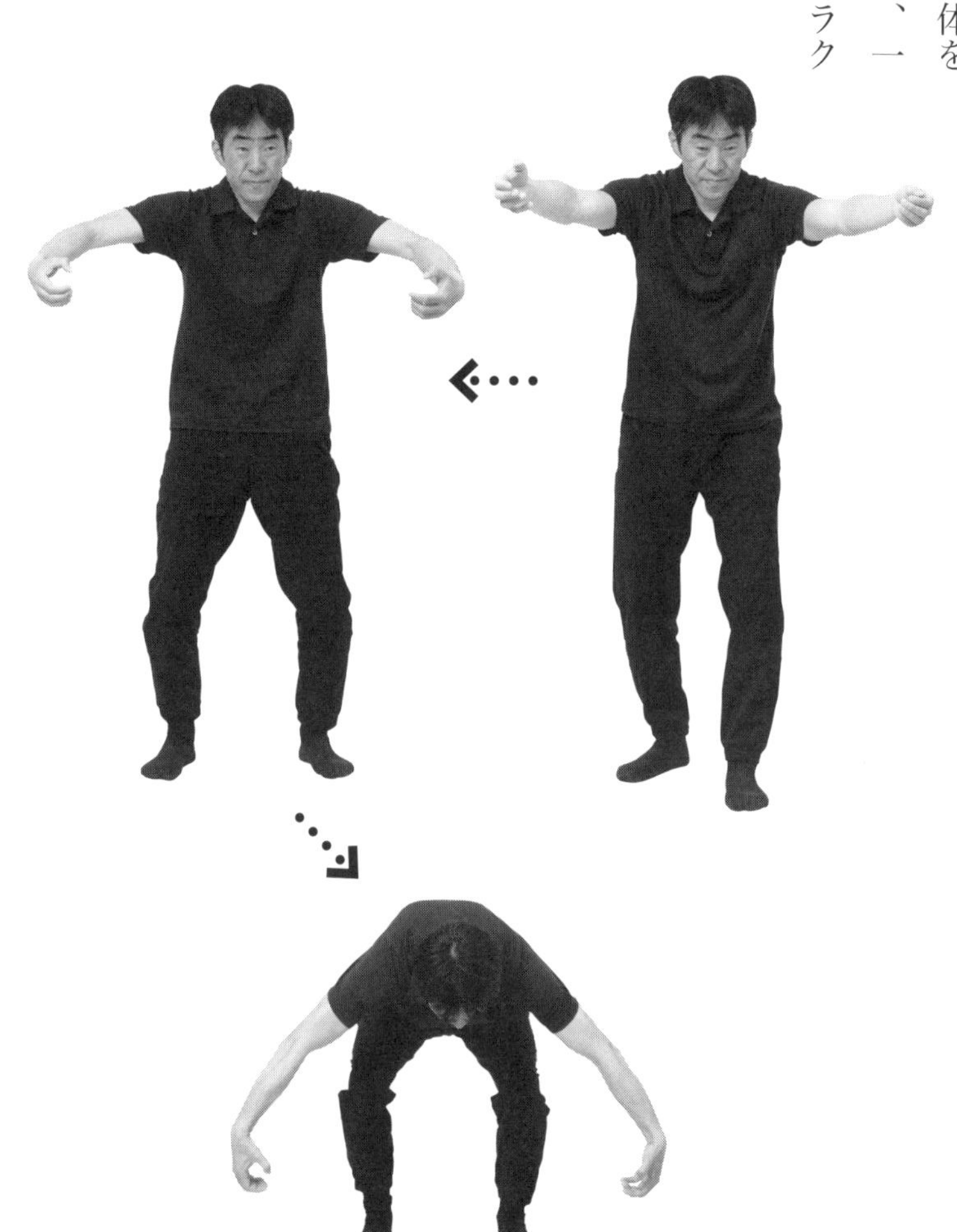

5 重い米袋の持ち運び

※赤ちゃんを抱き上げる時にも有効です。

NG

前かがみの状態から腕力と脚力で持ち上げようとするため、腰への負担が集中する。

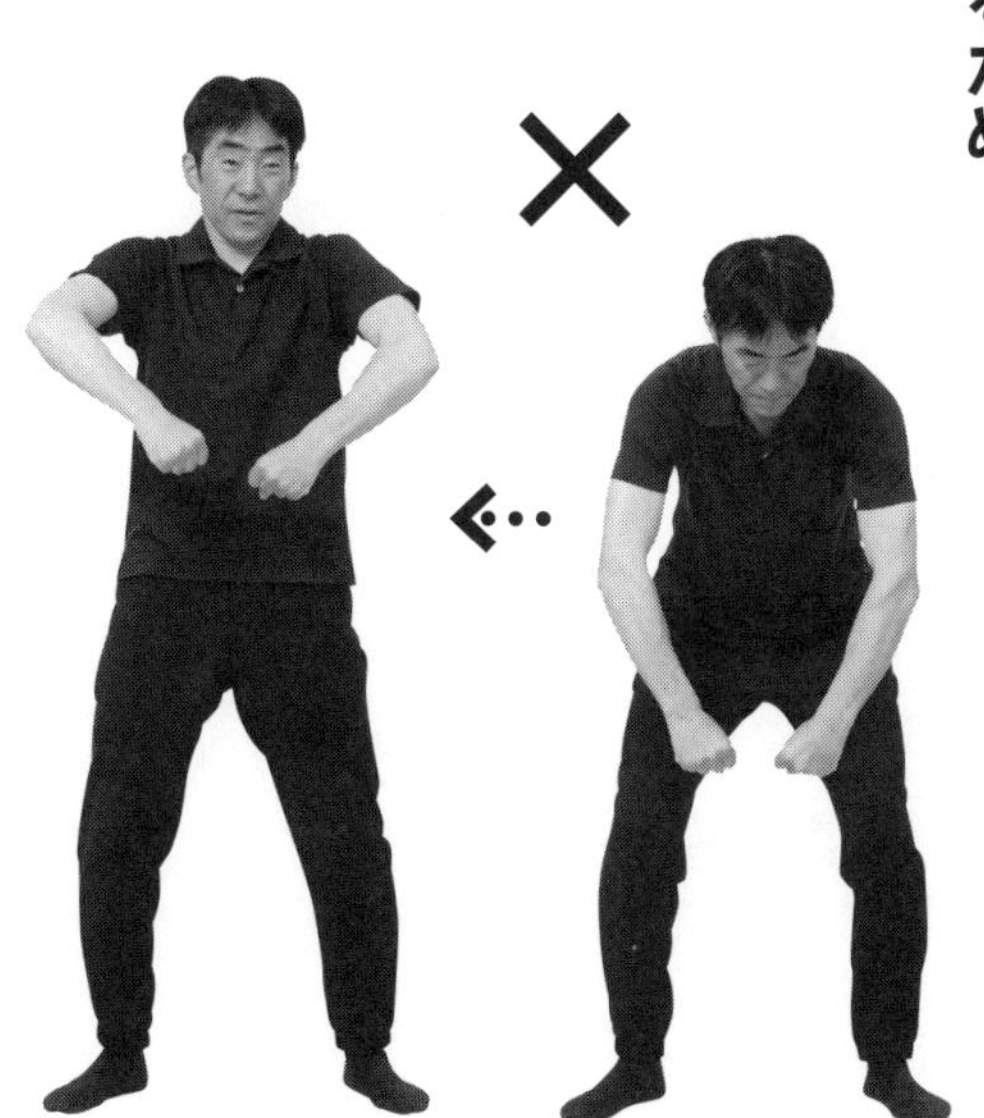

OK

片ひざ立ちの体勢で物に近づき、後方へ下がるように立ち上がる。

❶つま先とひざを外側に広げることにより、股関節が十分に広がる。対象物にしっかりと近づけて一体化できるようになる。

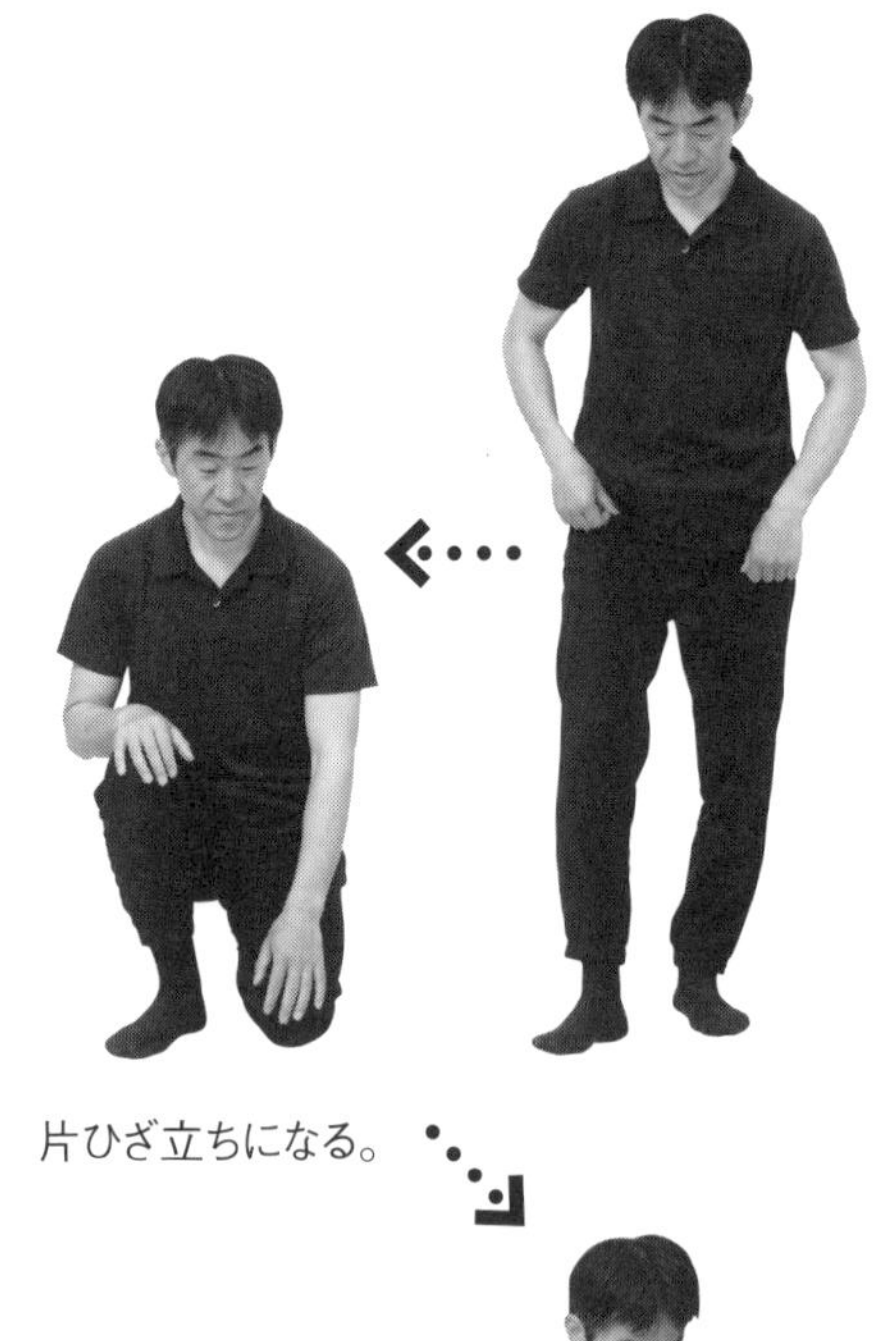

片ひざ立ちになる。

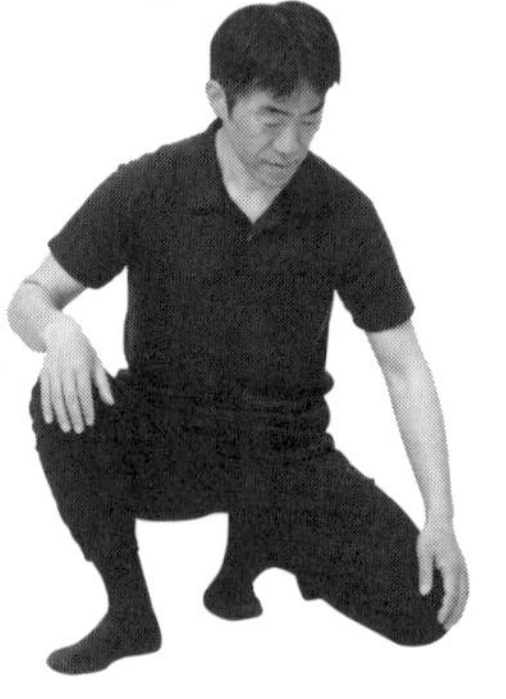

立てたひざとつま先を外側に広げると、

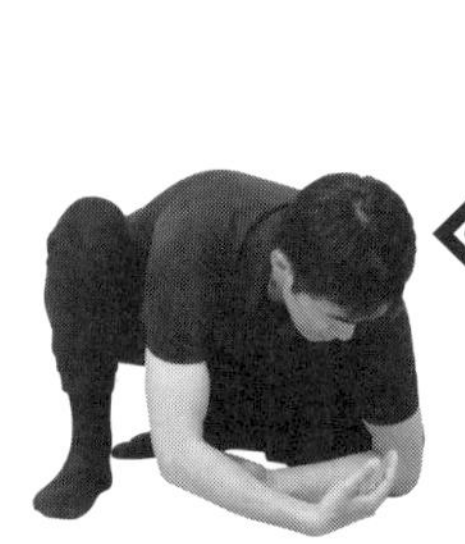

対象物に近づきやすくなる。

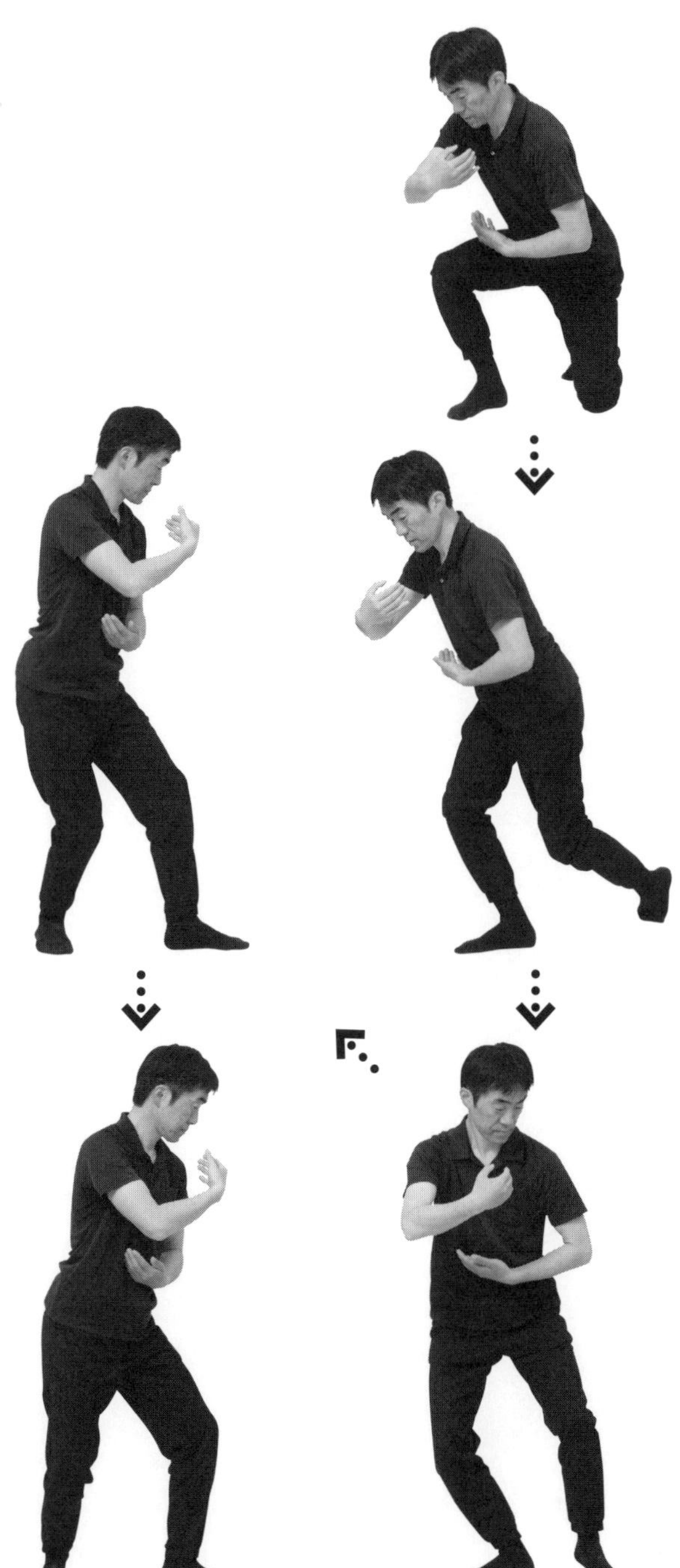

❷真上に持ち上げるのではなく、骨盤を上げながら、後方に下がるようにすると、倒れる力が作用して、よりラクに持ち上げることが可能になる。その際、つま先は自然と閉じていく。

❸抱えて運ぶ時には、つま先はやや外側に向けることで、大腿の内側、裏側も使われるようになる。負担が分散し、荷物を持ってもラクに歩けるようになる。

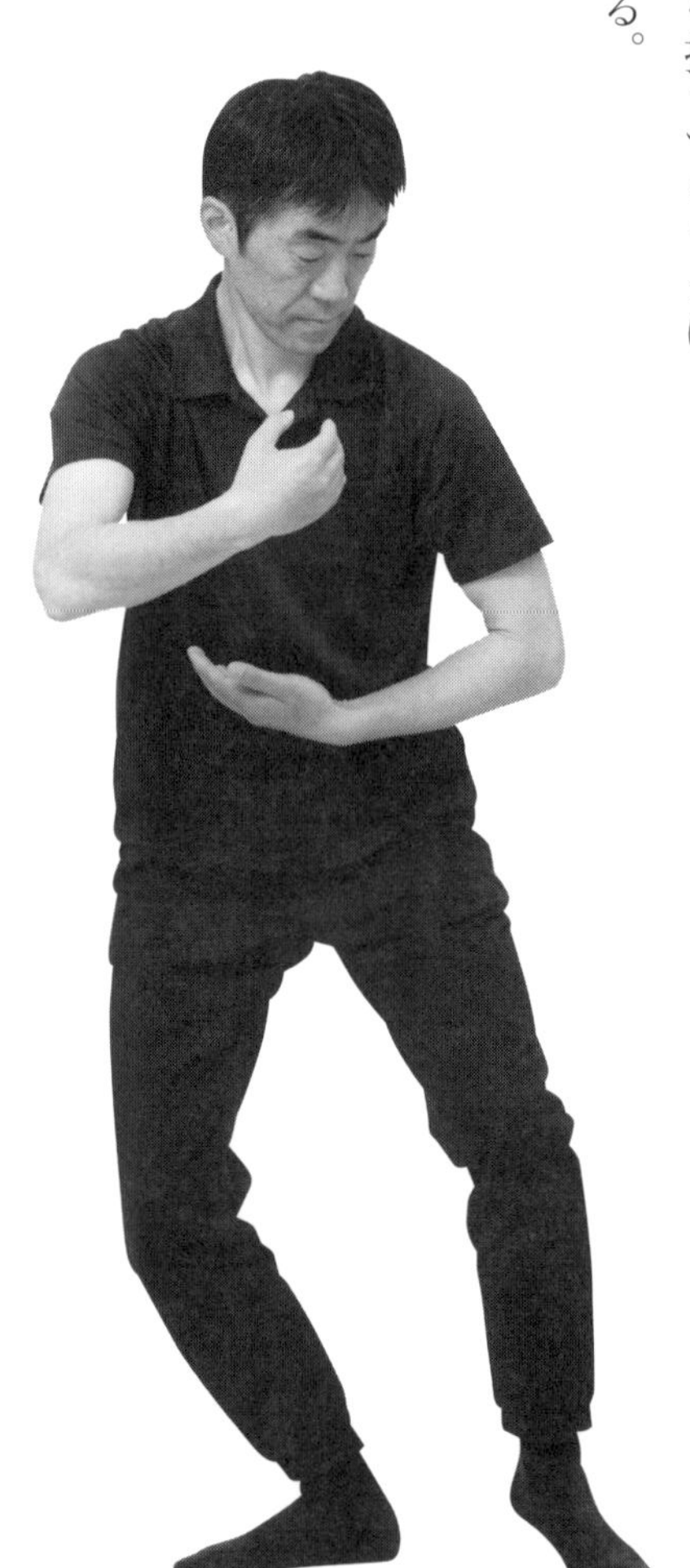

6

階段の上り下り

NG

つま先を前に向けた状態で
階段を上り下りすると、
ひざと太ももの前に負担がかかりやすい。

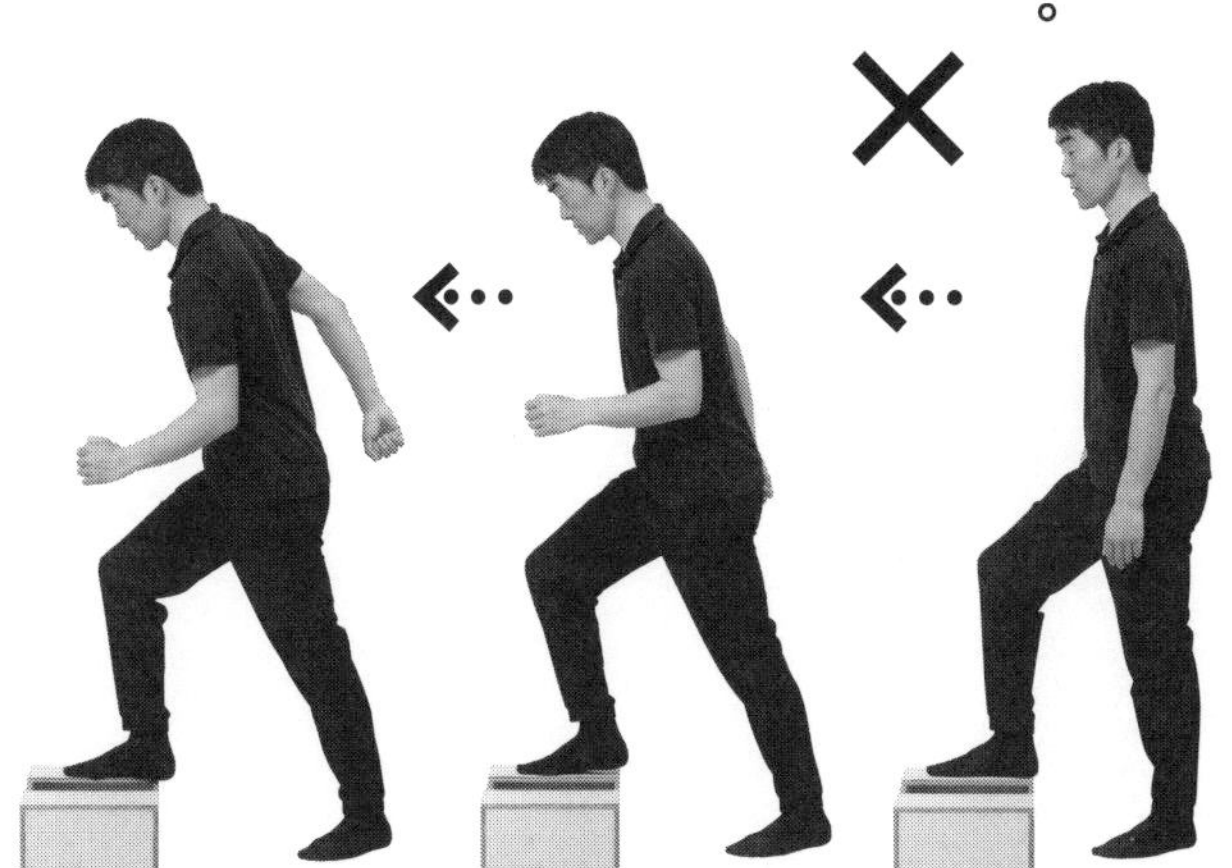

OK

つま先とひざを外側に向け、同じ側の手のひらを太ももに添える。

❶つま先をやや広げて、つま先が上から引き上げられる感覚で1段上がる。

❷その際に、つま先だけを広げるのではなく、つま先とひざを股関節から広げるようにする。つま先だけを広げると、ひざの靭帯を痛める可能性も出てくるため、注意が必要。

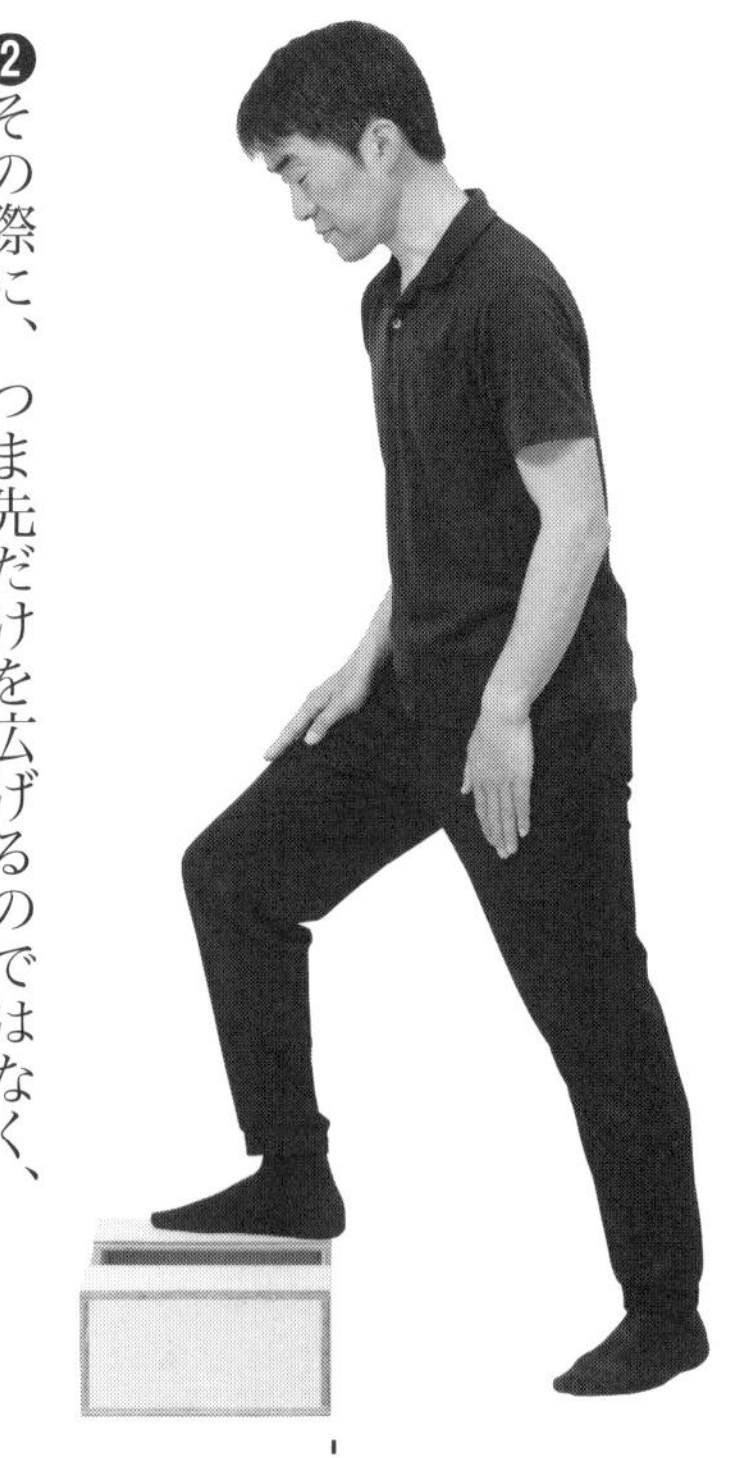

前から見た動き

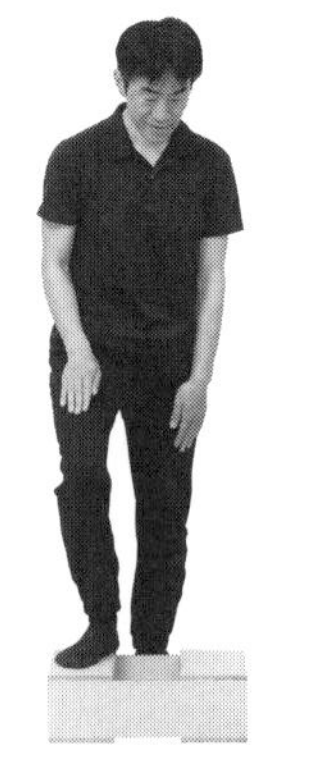

つま先とひざを外側に広げることで、股関節も広がる。

❸足を上げる際、太ももに手のひらを添えて、動きに合わせて滑らせるようにすると、上半身と下半身の連動性が高まり、よりラクに上れるようになる。

❹下りる時も、つま先を広げ、手の平を太ももに添える。つま先が上から引かれている感覚で下ろしていくと、適度にブレーキがかかったように、バランスが取れた状態で下りられる。

前から見た動き

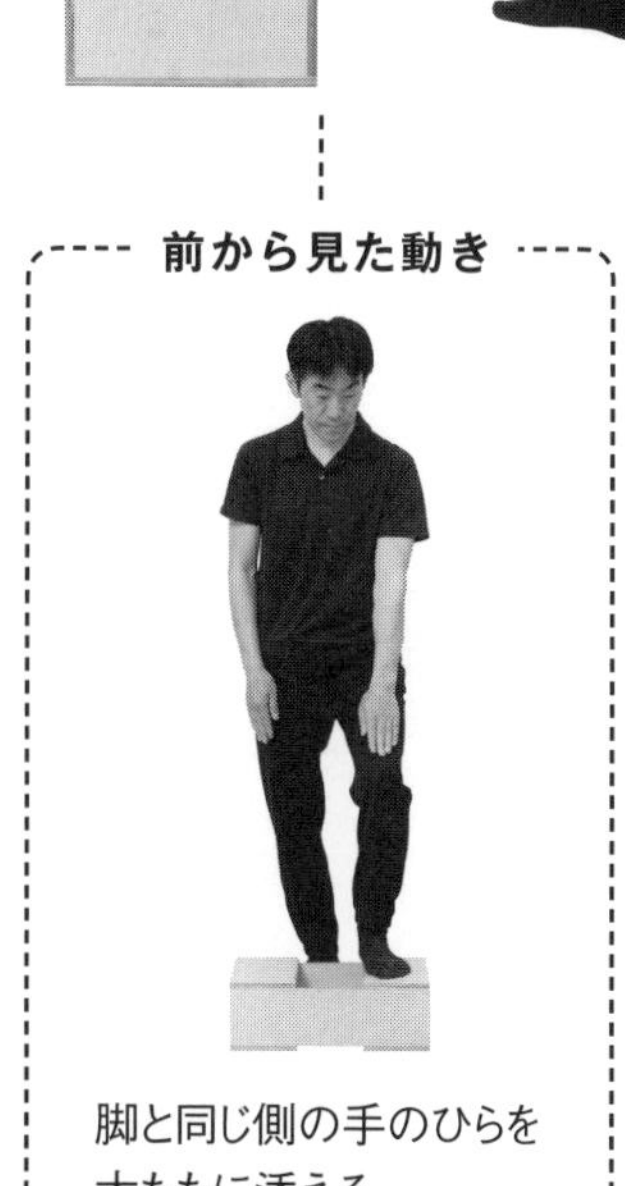

脚と同じ側の手のひらを太ももに添える。

7 靴下の脱ぎ履き

NG

つま先を前に向けた状態だと、股関節とひざも曲げにくいため、靴下の脱ぎ履きがしにくくなる。また、座位も不安定になりやすい。

×

イスに座った時

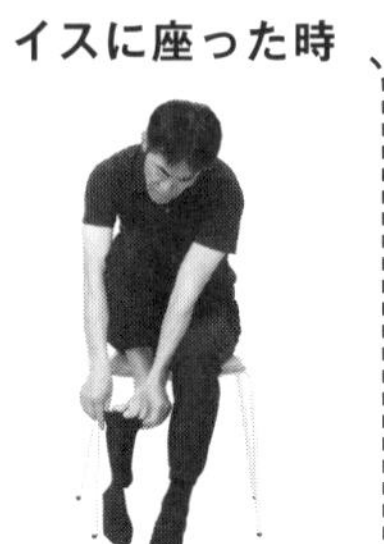

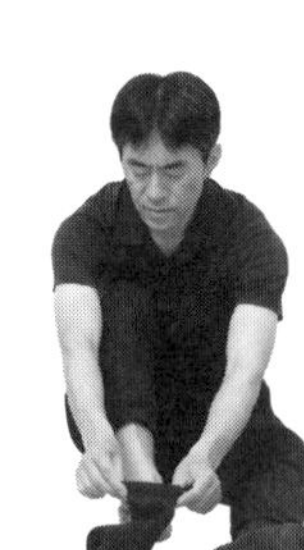

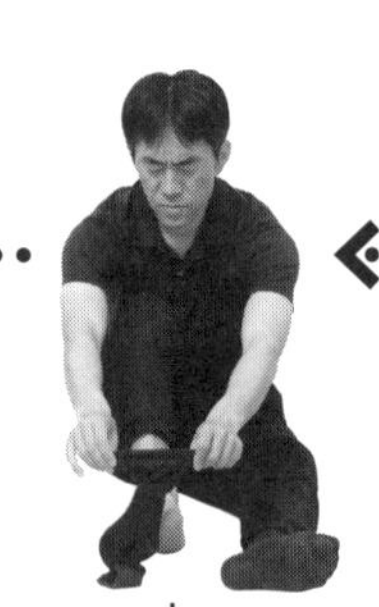

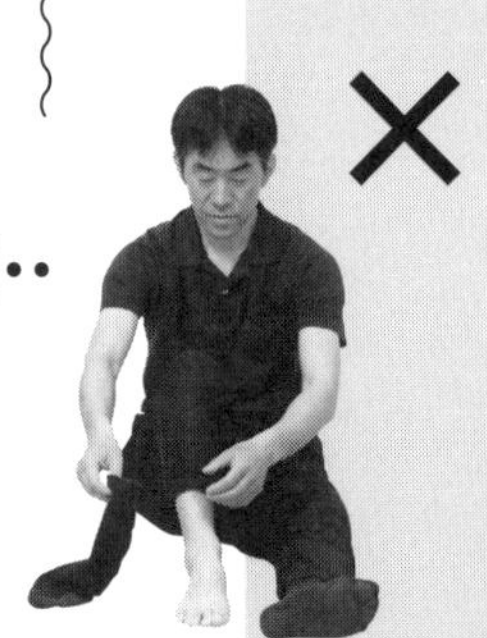

横から見た動き

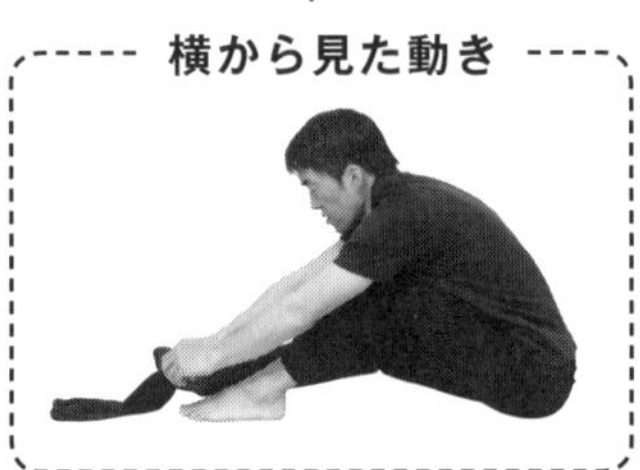

片ひざを立て、つま先を外側に向けた状態で脱ぎ履きする。つま先を外側に向けると、股関節が開き安定する。腹部がぶつかるという場合も脱ぎ履きしやすくなる。

靴下を履く（脱ぐ）方のひざを立てて、つま先を外側に向ける。ひざと股関節が広がって動作がしやすくなる。床に座った状態でも、椅子に座った状態でも、どちらでも使える。

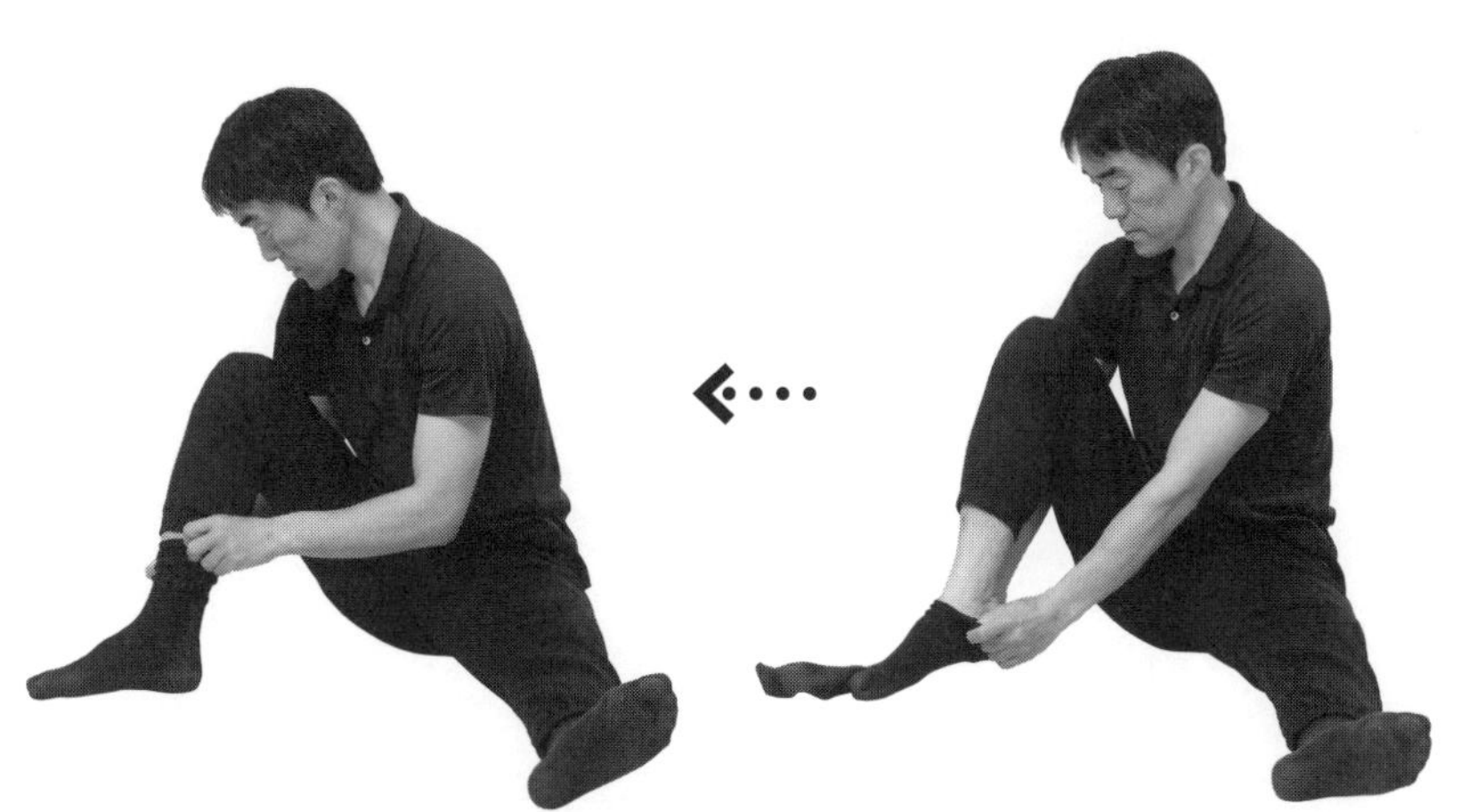

つま先とひざを外側に向ける。

椅子に座った状態で
（片脚を椅子に乗せて）

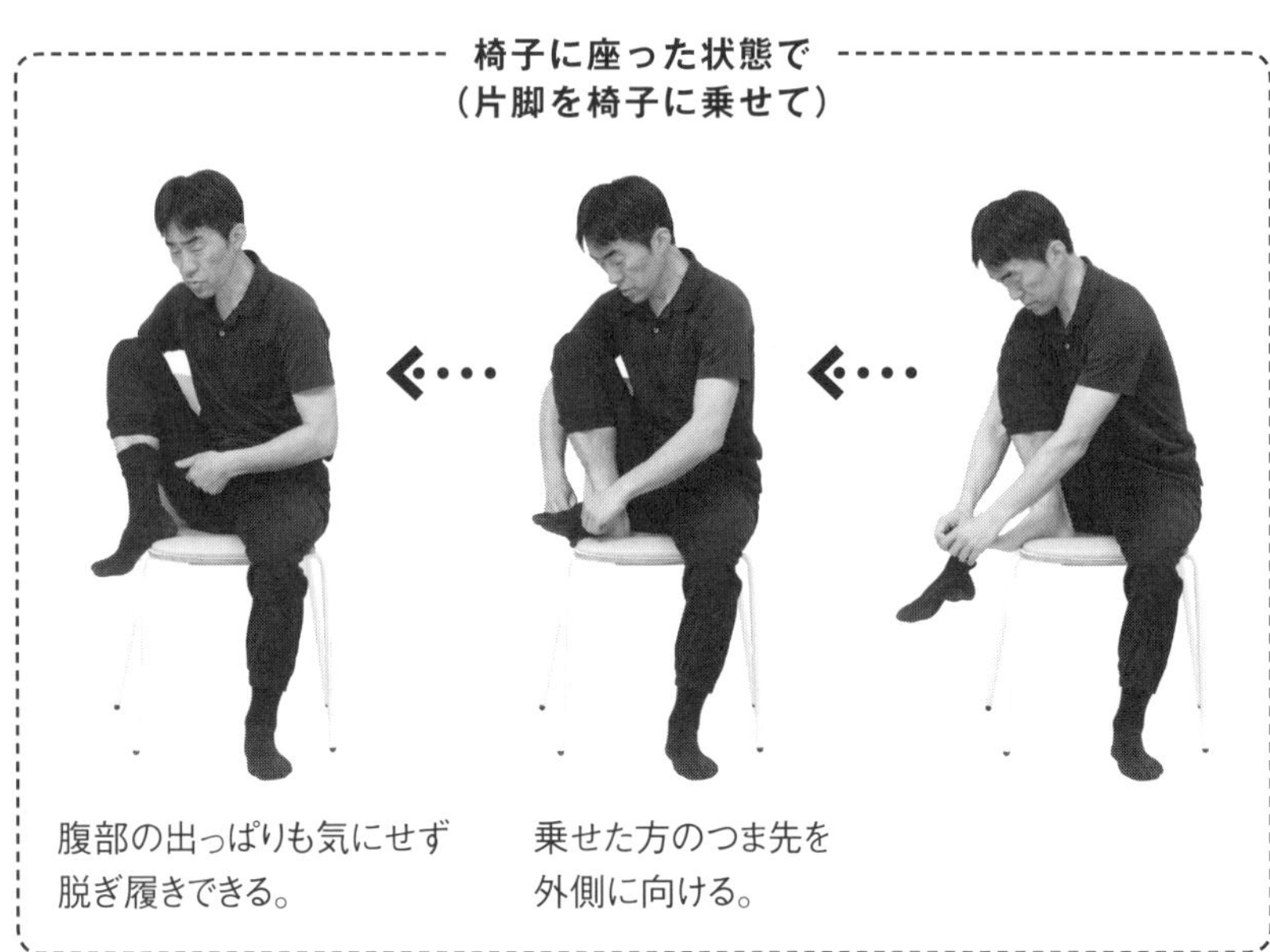

腹部の出っぱりも気にせず
脱ぎ履きできる。

乗せた方のつま先を
外側に向ける。

椅子に座った状態で
（脚を組んで）

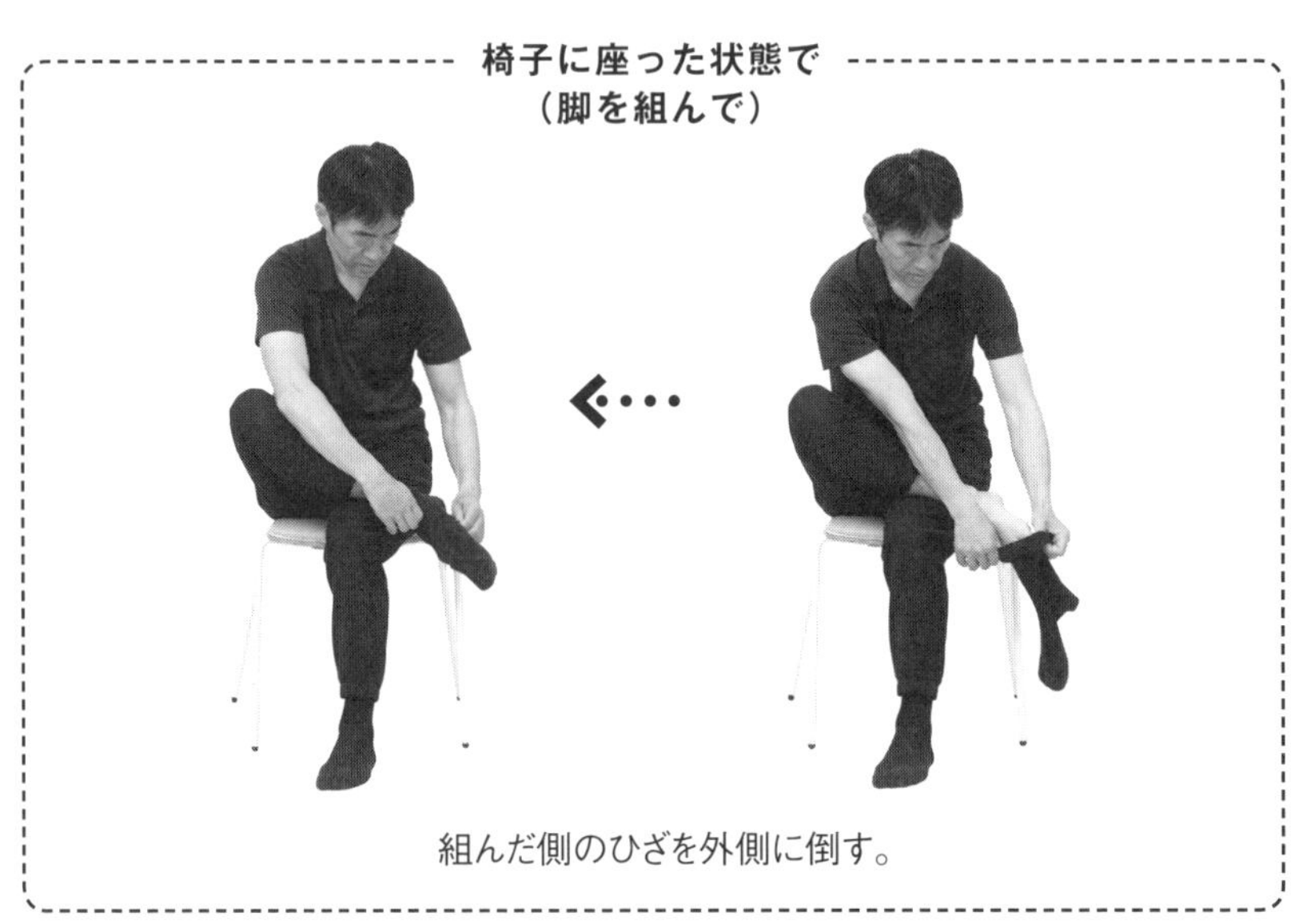

組んだ側のひざを外側に倒す。

8

（水たまりや物を）またぐ

NG

つま先・ひざを前に向けたまま足を上げる。
↓あまり高くは上がらない。

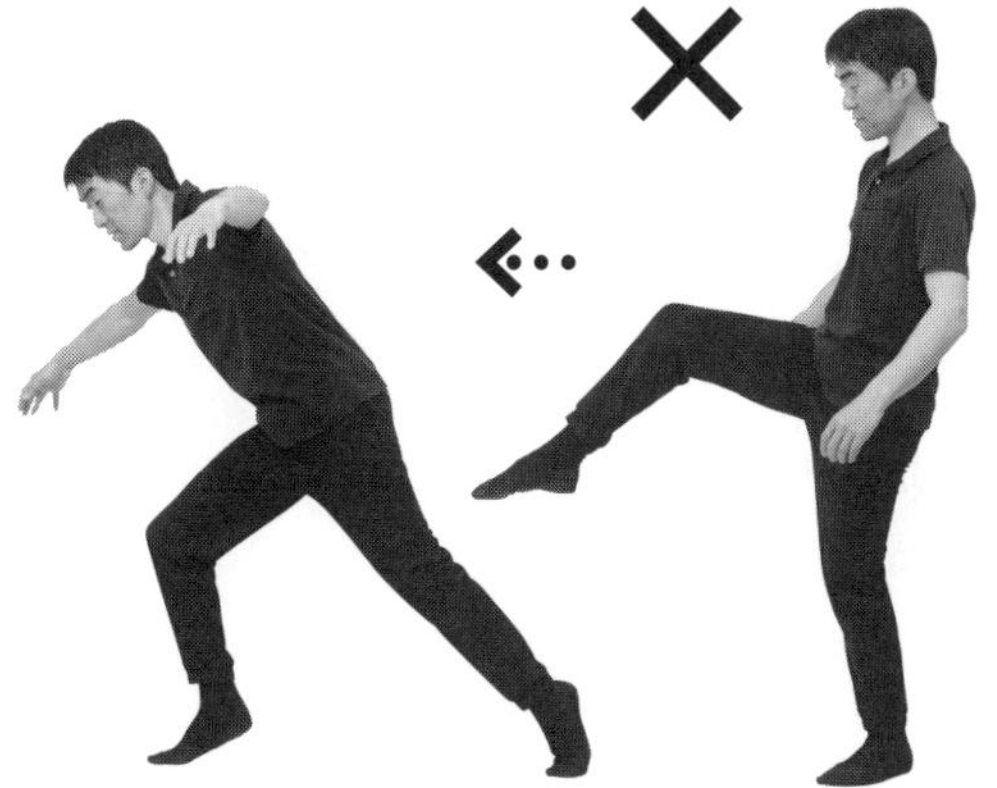

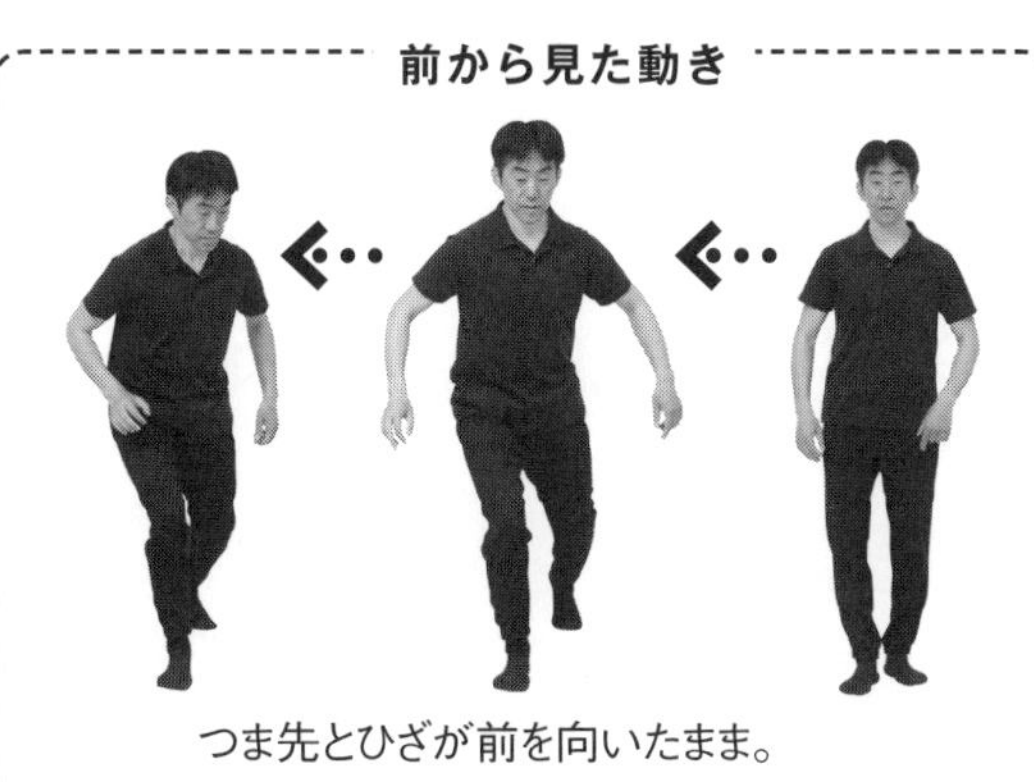

前から見た動き

つま先とひざが前を向いたまま。

OK

つま先とひざを外側に向けた状態で脚を引き上げる。

つま先とひざを外側に向けながら引き上げる。つま先とひざを外に向けることで、股関節が開きやすくなる。横に開くことで股関節が緩んで引き上げやすくなる。

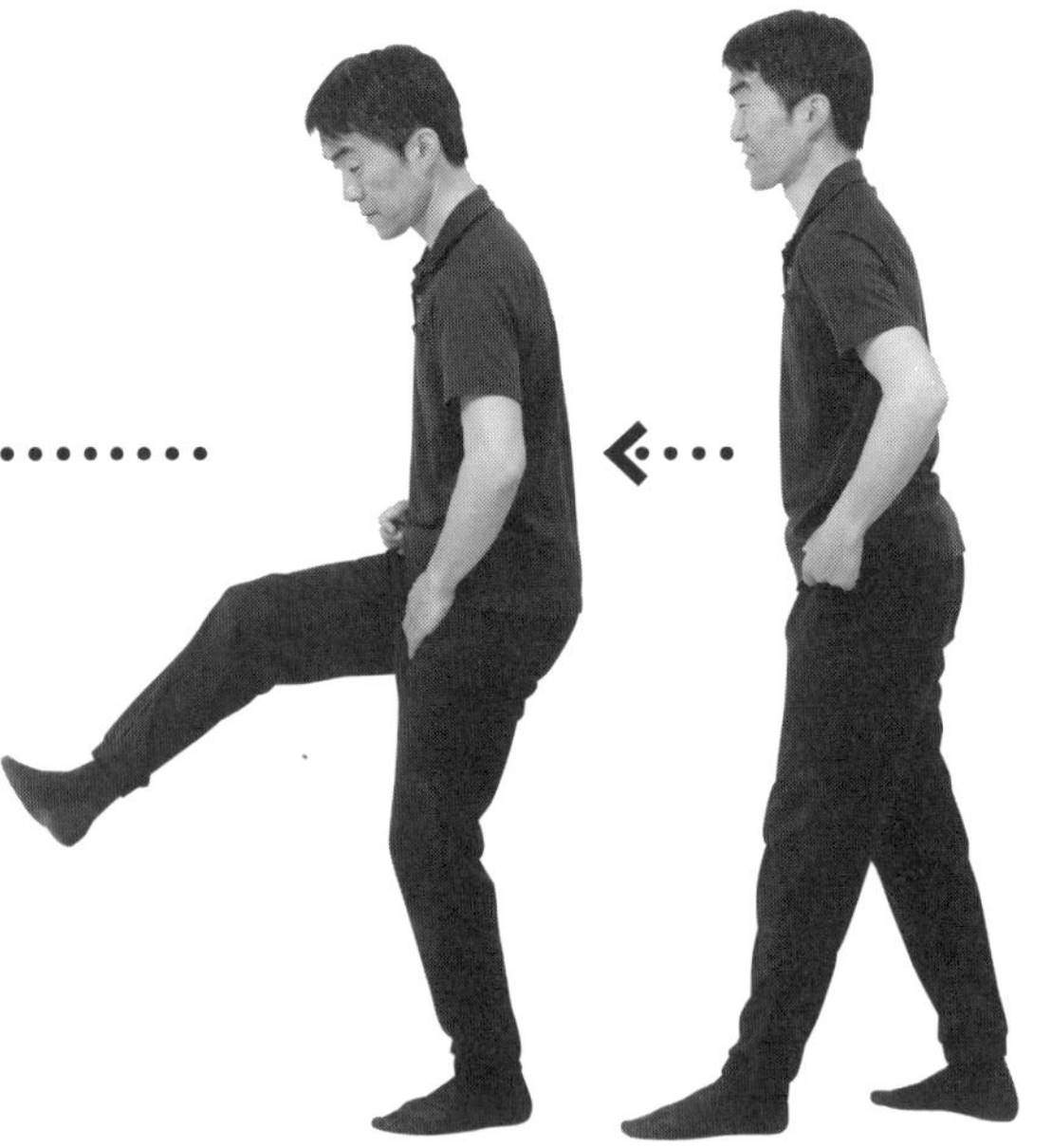

前から見た動き

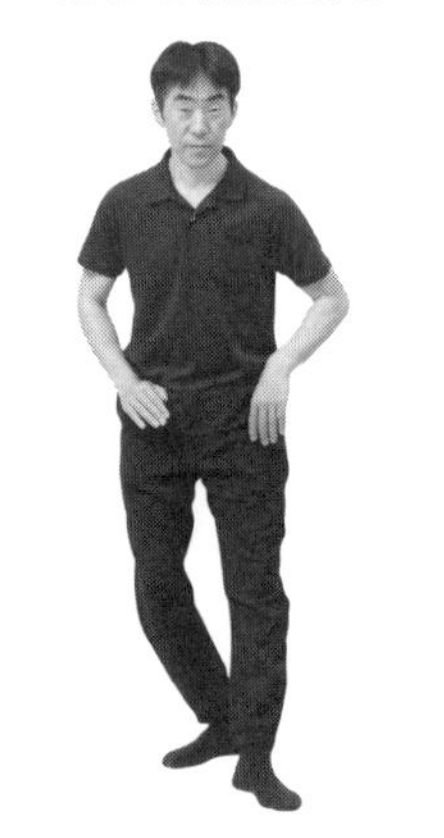

つま先とひざを
外側に向ける。

前から見た動き

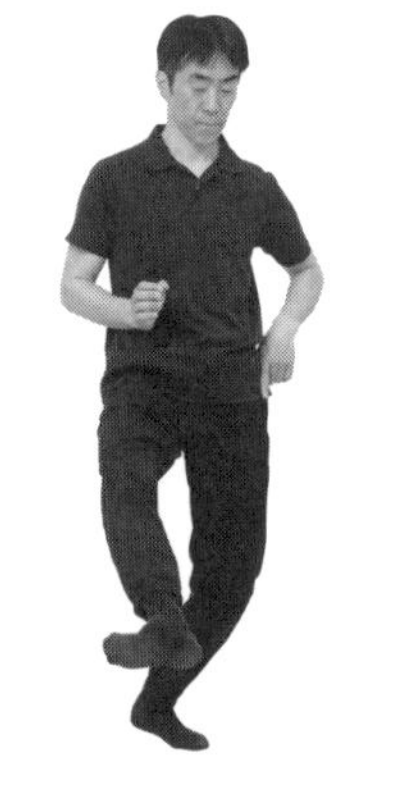

外側に向けたまま
引き上げる。

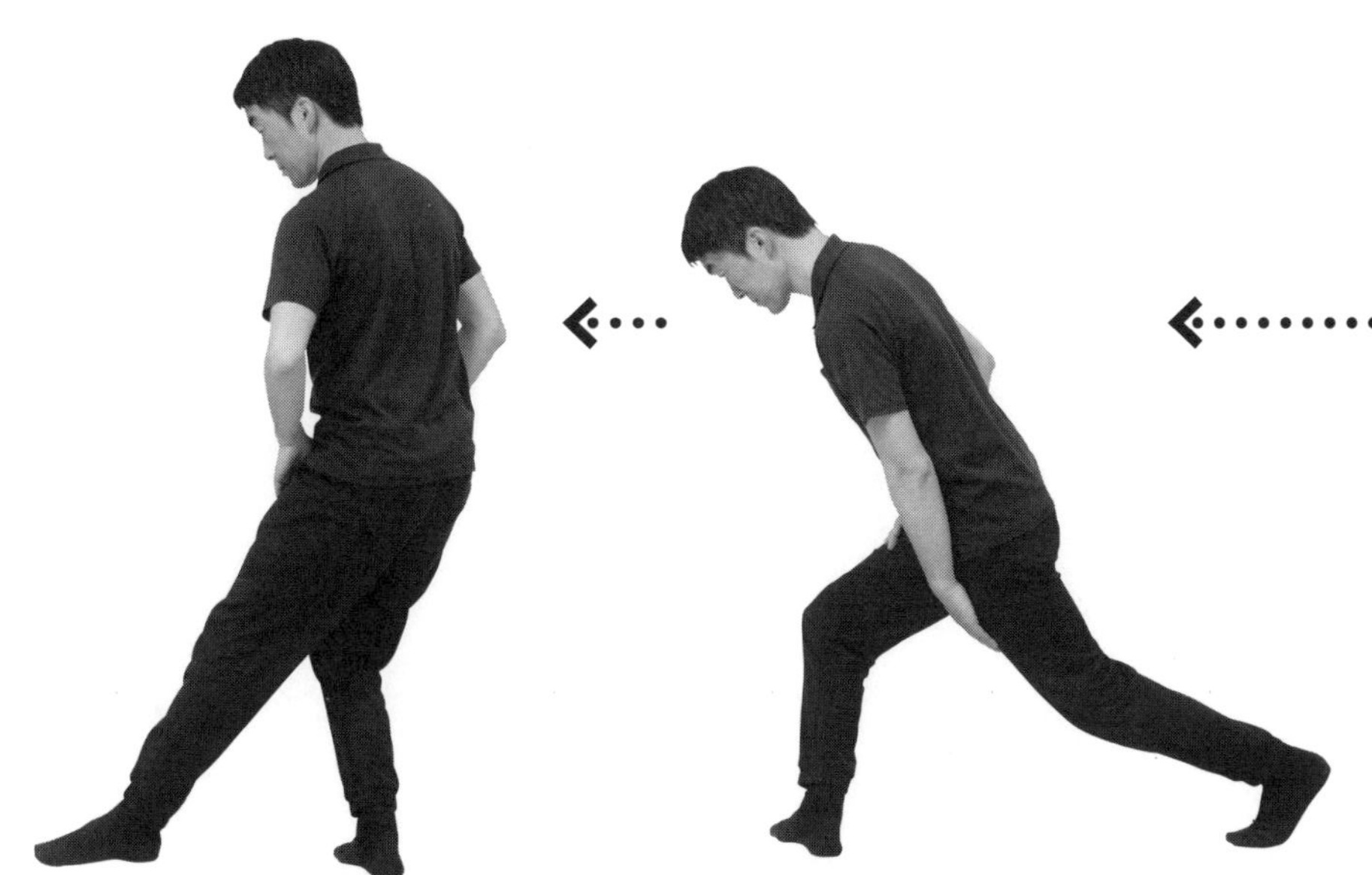

股関節が緩んで開き、
ラクにまたげる。

前から見た動き

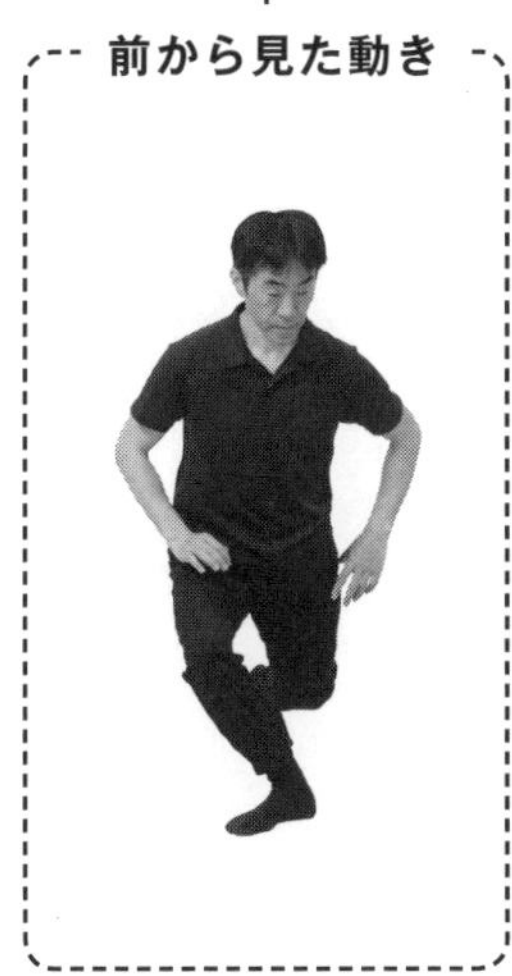

9 小走り

倒れる力を原動力にする

◉通常の走り方

かかとからついて、つま先でしっかりと蹴る。

⬇脚力によっておこなわれる。かかと、つま先、ひざに負担がかかりやすい。

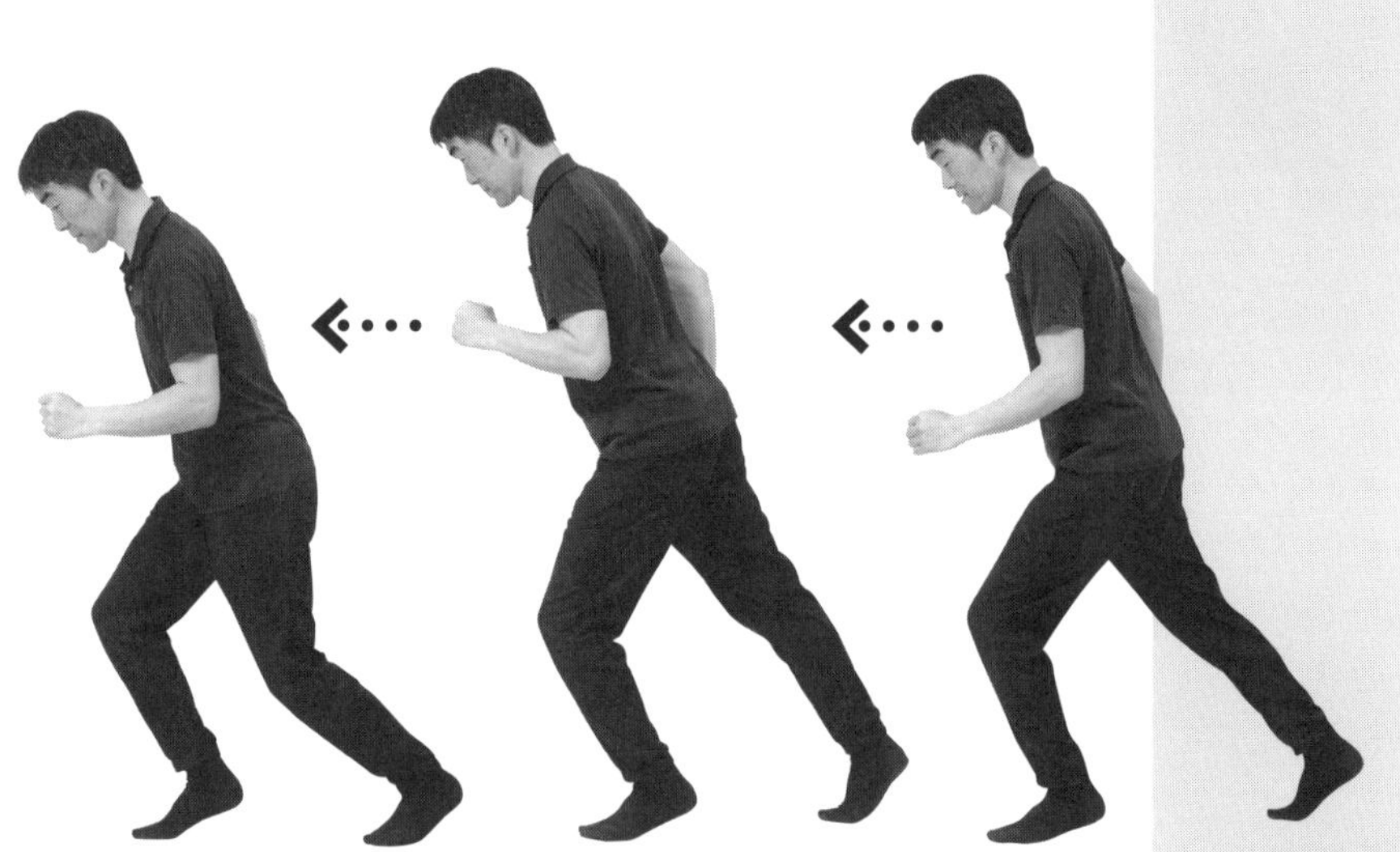

◉倒れる力を使った走り方

❶真っすぐに立った状態から、倒れていく。

⬇転倒を無意識に避け、自然と足を踏み出すことに気づく。

❷次もまた、倒れるようにすると、また一足、足が前に踏み出される。

⬇特別な脚力は必要ない。ただし、つま先をグッと踏みしめると、倒れていく動きが止まってしまう。つま先をセンサーにして、踏みしめずに倒れる力を止めないことが重要。

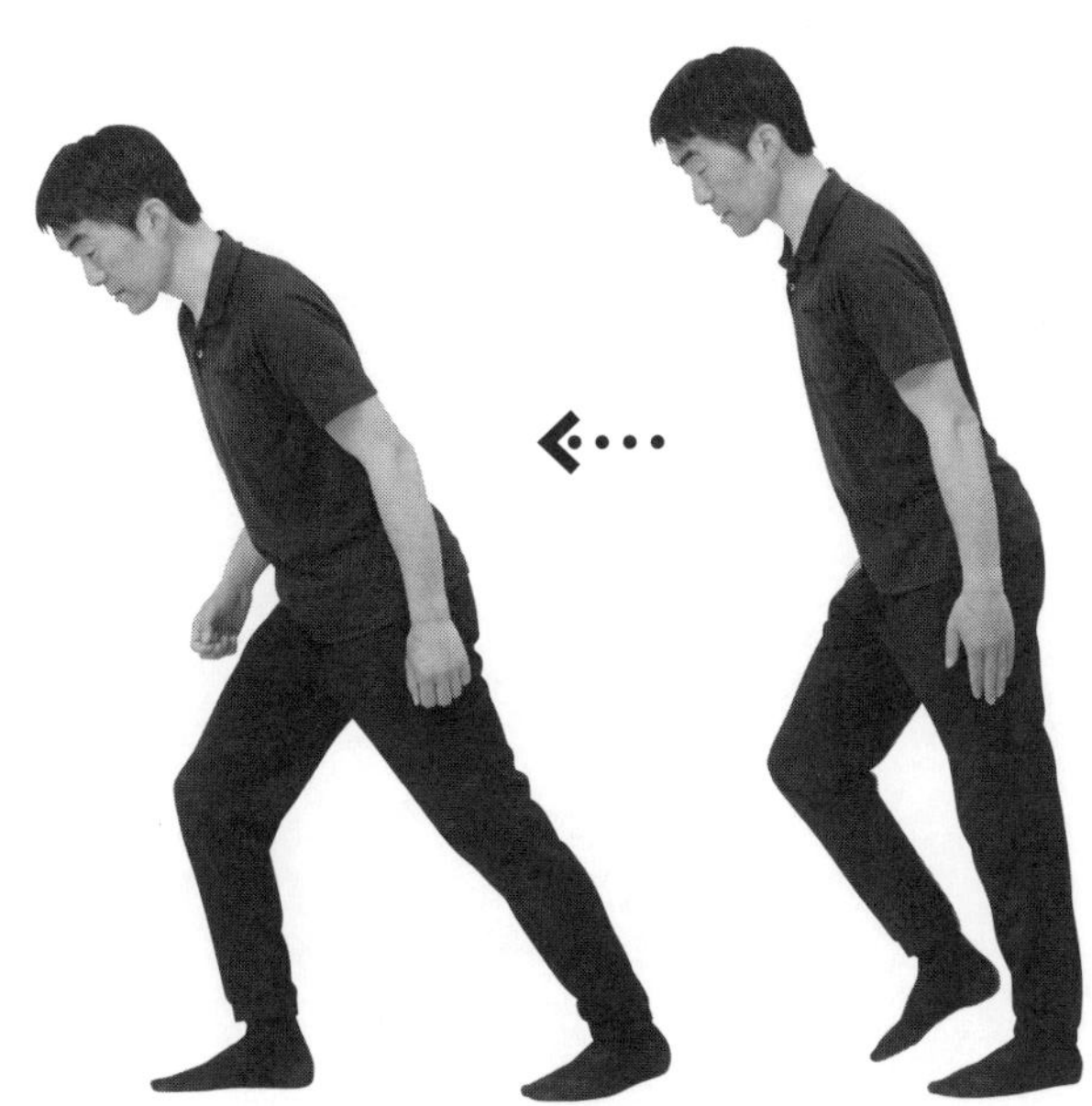

倒れるように1歩を前に出す。

足の小指を意識する

◉走る時の通常の足指の使い方

親指の付け根である母指球でしっかりと蹴る。

◉小指を意識した走り方

かかとから接地↓足裏の外側↓小指↓最後に親指が接地し、地面から離れていくというのが一歩の動きだが、小指を意識することで、かかと・小指・親指の3点がつながる。このことによって土踏まずのアーチがしっかりと保たれるようになって、衝撃が緩和されやすくなる。

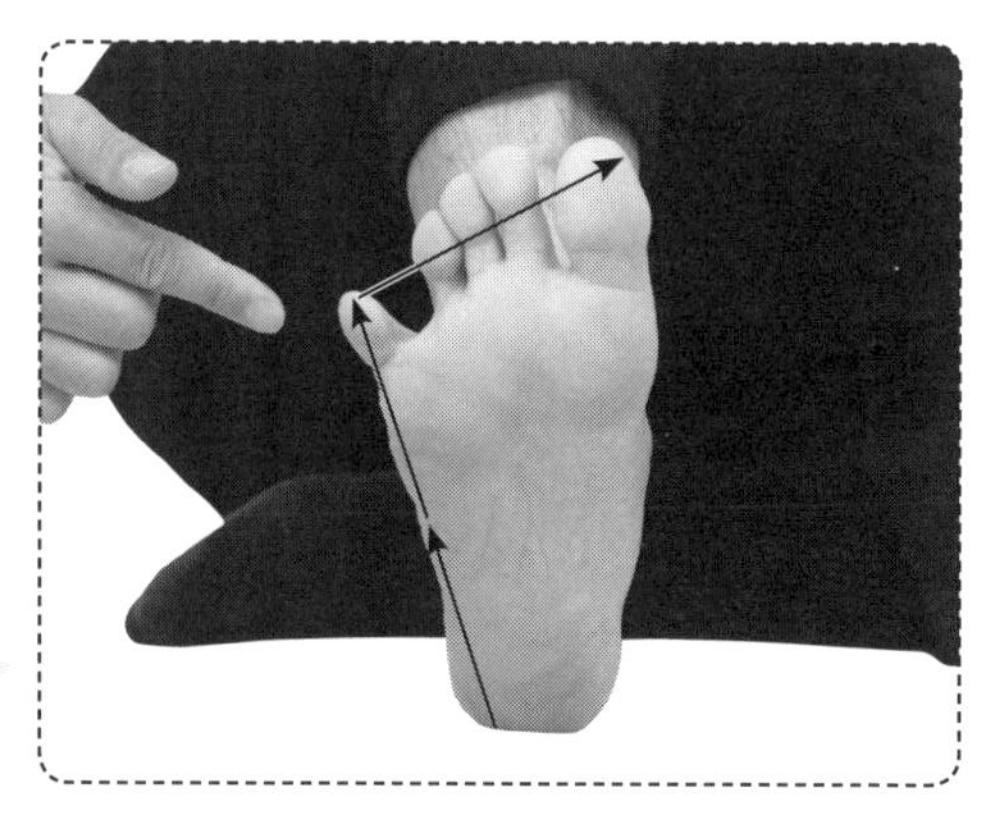

ポイント
歩く、走るともに、小指をしっかり接地することが重要になる。

10

起き方、寝方

※詳しくは4章1を参照。

NG

腹筋中心の起き方はきつく、バタンと横になる寝方は、衝撃を受けやすい。

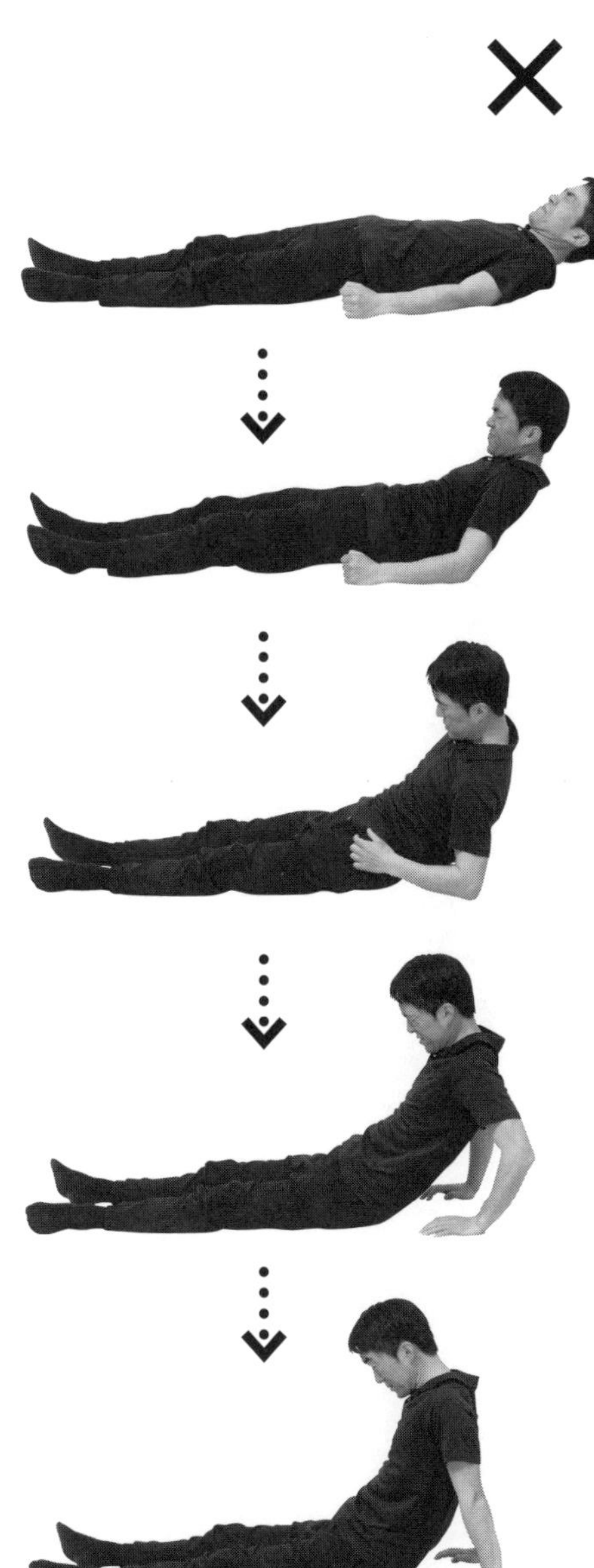

OK

つま先を見ながら股関節から脚を曲げて起きる。

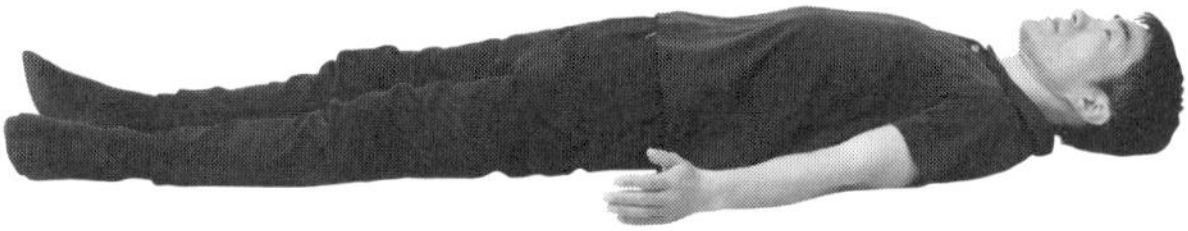

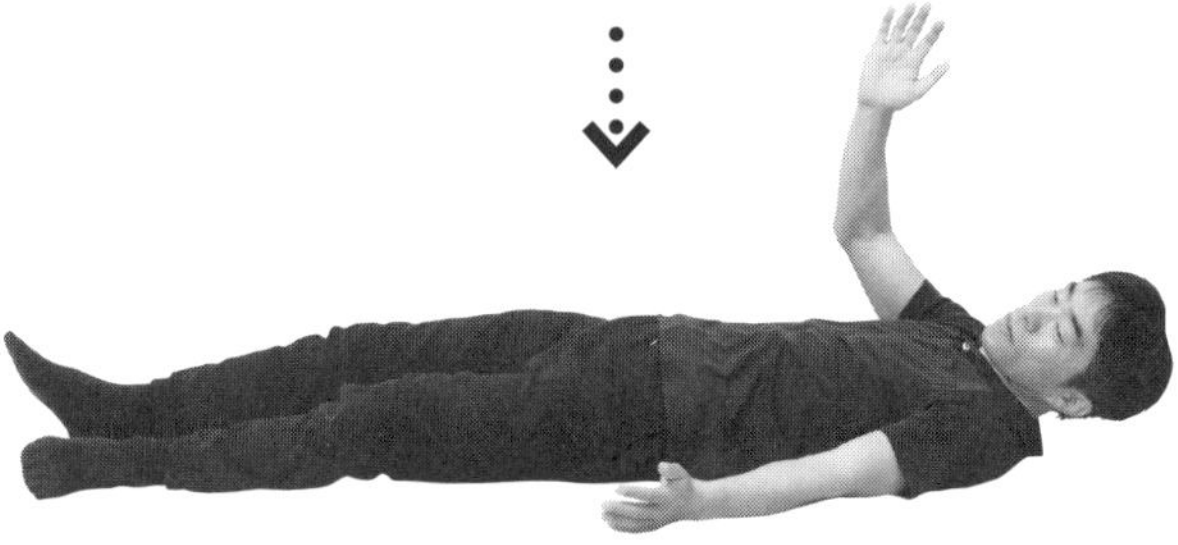

つま先を見るように
しながら、

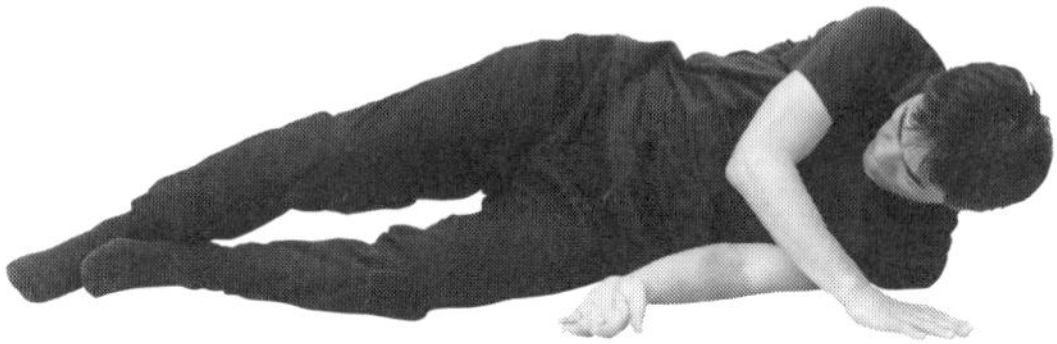

半身を起こす。

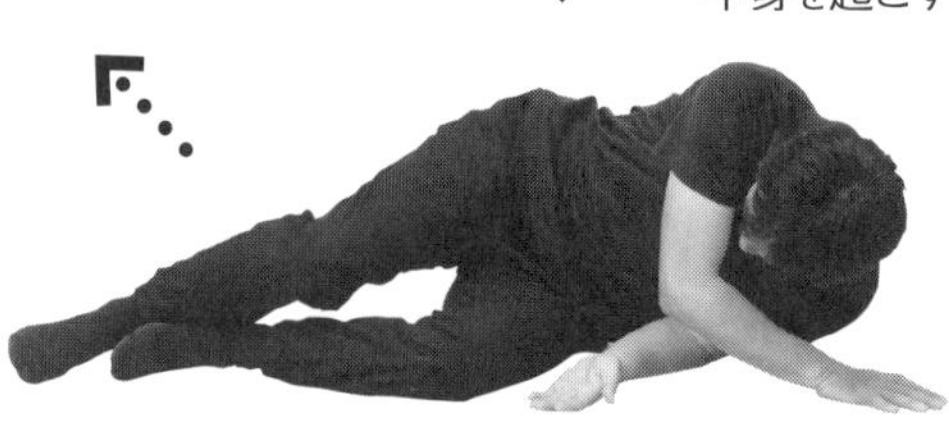

股関節を曲げながら、

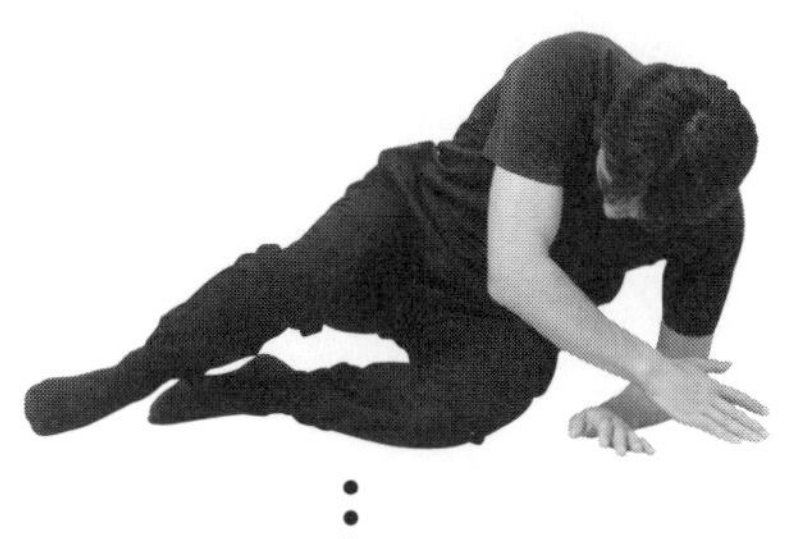

体重を移動させる。

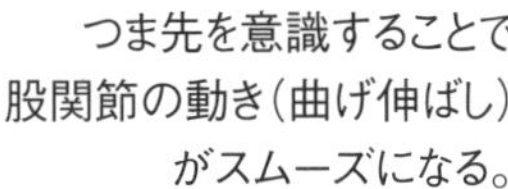

つま先を意識することで
股関節の動き（曲げ伸ばし）
がスムーズになる。

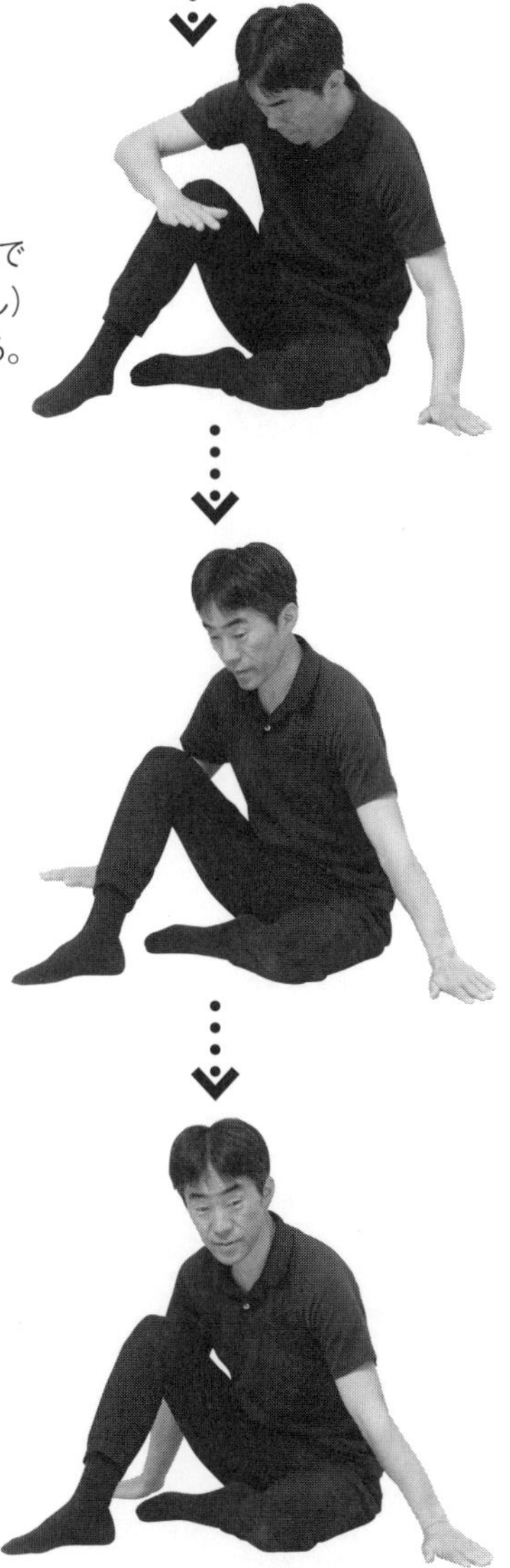

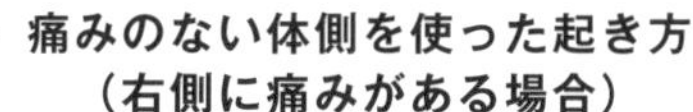

痛みのない体側を使った起き方（右側に痛みがある場合）

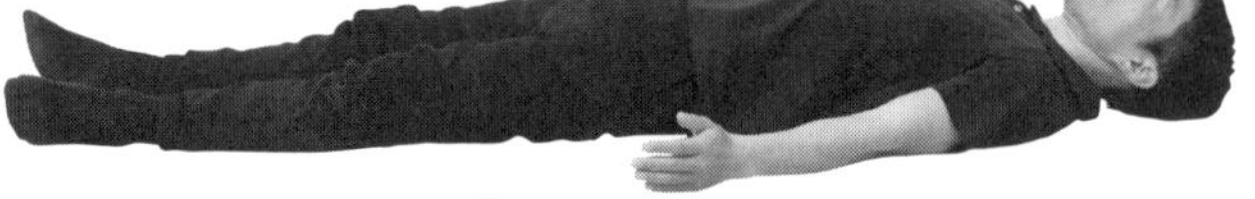

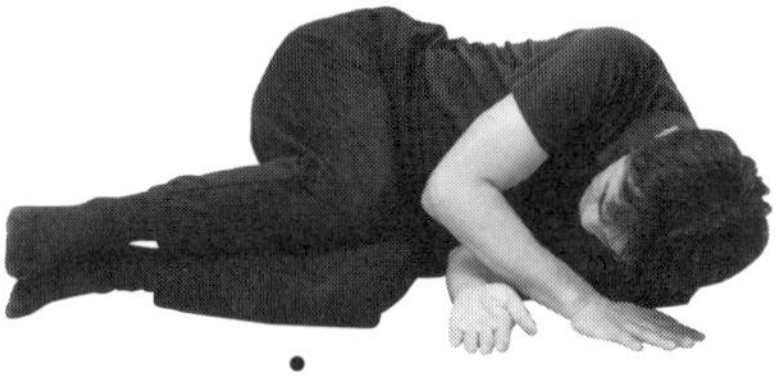

左側（痛みのない側）を下にし、つま先を見るイメージで股関節から曲げる。

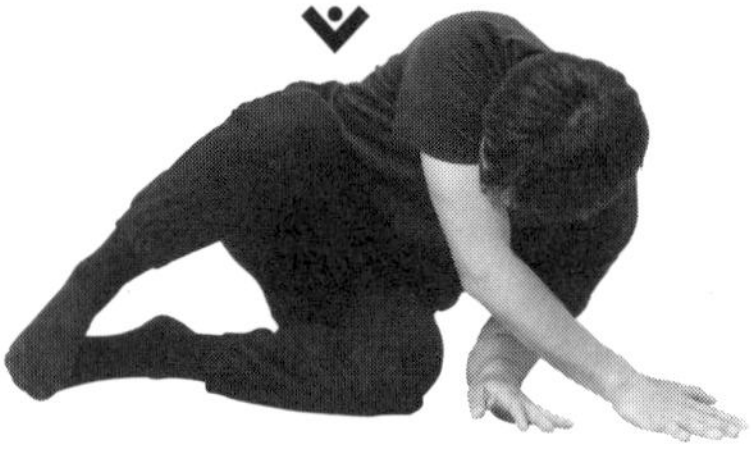

左側中心で体重を移動させながら半身を起こしていく。

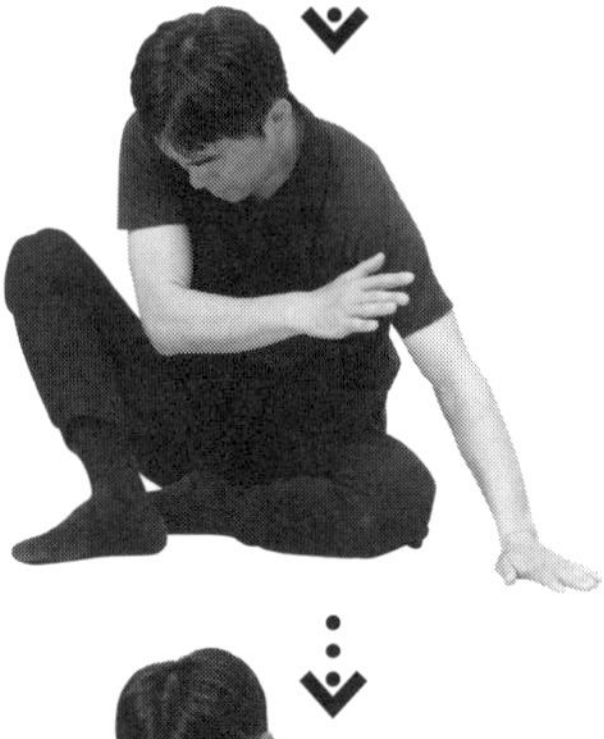

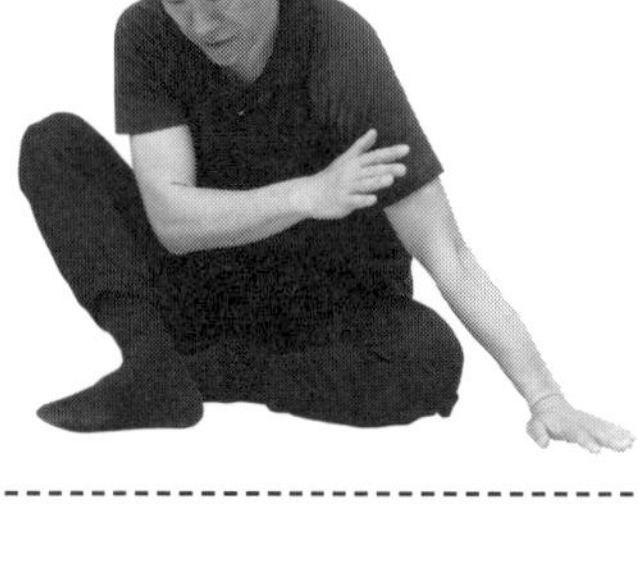

4章

自宅でできる
セルフケア

腰痛やひざ痛がある時の日常動作のおこない方と、セルフケアの方法をお伝えします。つま先を上手に使って、痛さを軽減・改善していきましょう。

【日常動作】

腰痛時の寝方、腰痛時の起き方、
腰痛をやわらげる座り方、
ひざ痛を防ぐ立ち方、
腰痛・ひざ痛を防ぐ歩き方

1

腰痛時の寝方

仰向け

NG

脚を伸ばし、つま先を伸ばしたままだと、腰が反り、腰に負担が集中する。

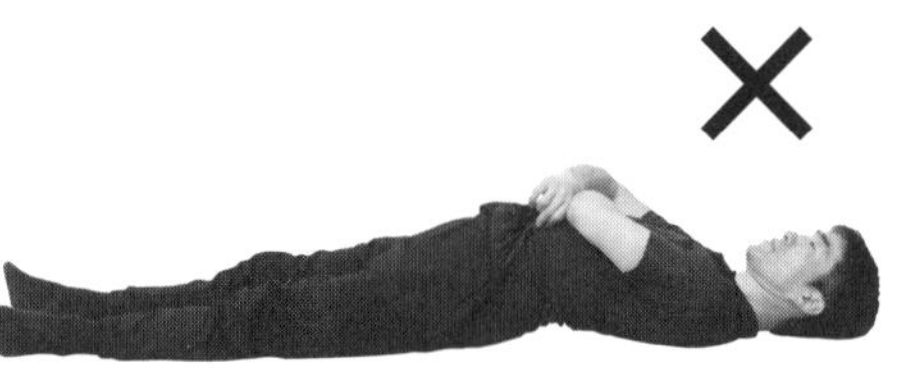

腰が反り、負担が集中。

オススメ

両ひざを曲げることで腰の反りが緩やかになり、腰に負担がかかりにくくなる。つま先をやや内側に向き合わせるようにすると、ひざを立てた状態が固定され、腰の反りがさらに緩やかになりラクになる。

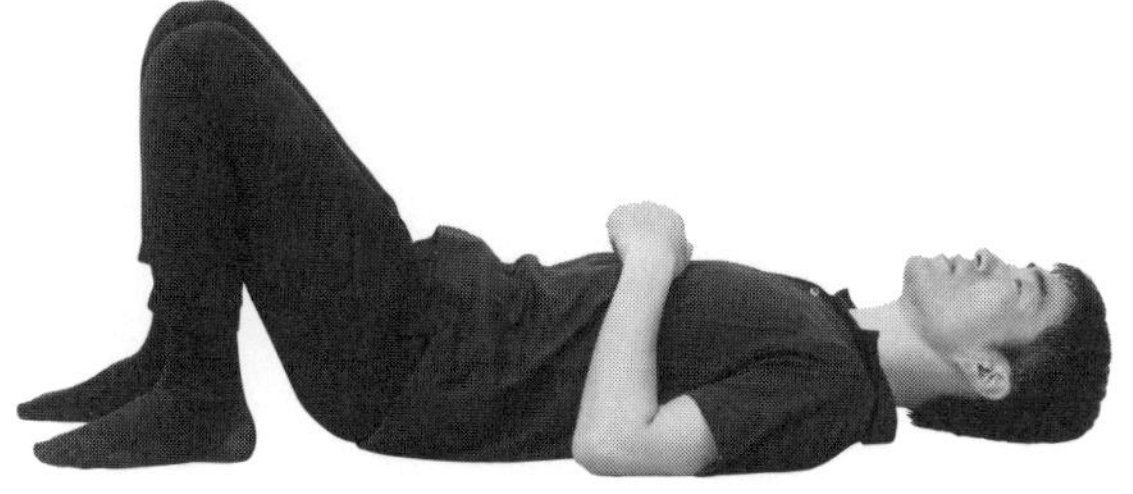

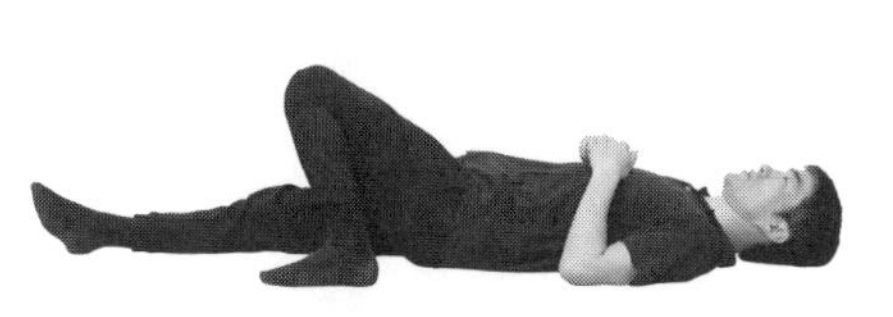

片ひざだけ立て、つま先をやや内側に向けてもラクな体勢が取れる。

横向き

NG

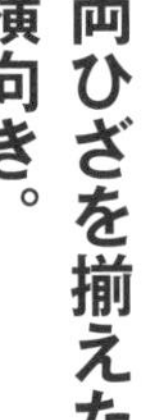

両ひざを揃えた
横向き。

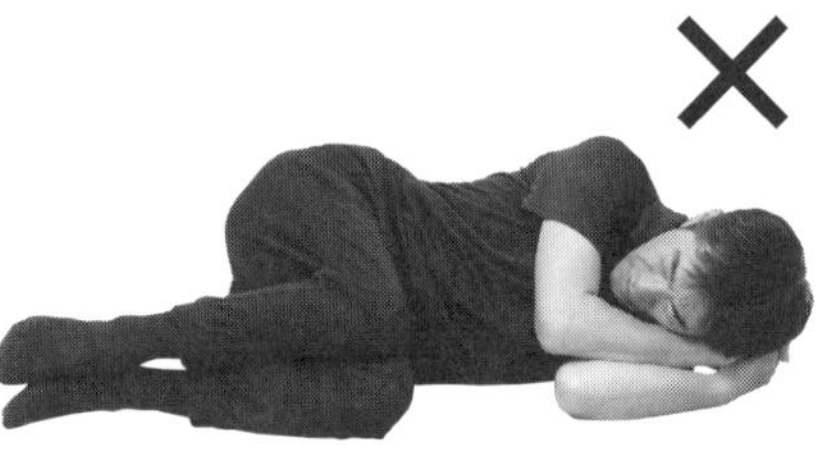

オススメ

曲げた脚のつま先を
覗き込むように丸まる。
腰が伸ばされ、
痛みがやわらぐ。

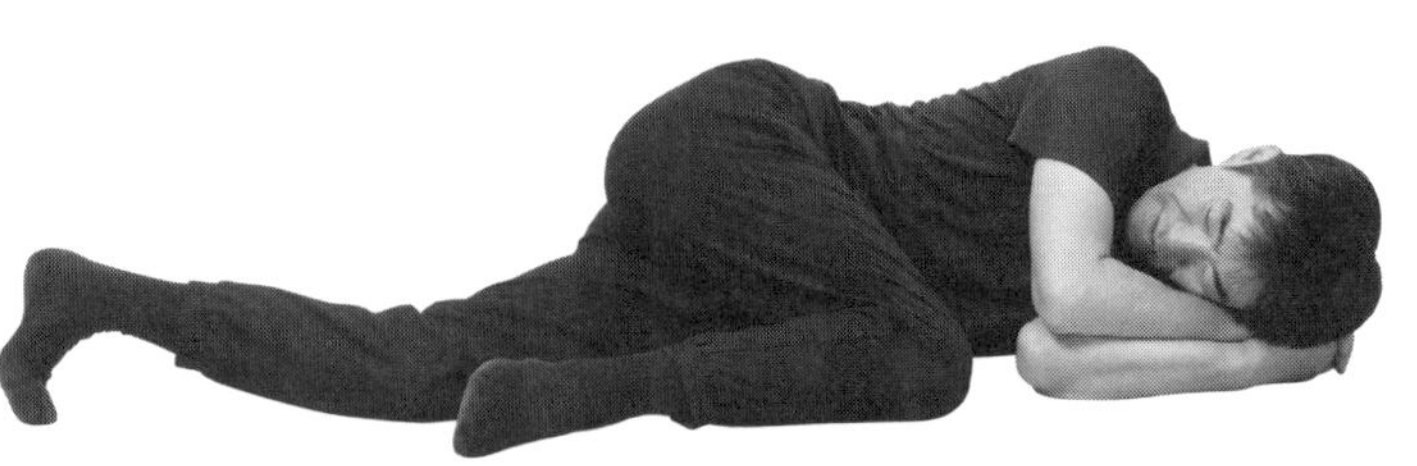

うつ伏せ

※うつ伏せになると腰にかかる重さは軽減しますが、寝違えてしまうのではという心配がついてまわります。実は、うつぶせ寝には「技術」があります。

NG

顔を片側へ向け、全身をべったりとうつ伏せにすると、寝違える可能性が高まる。

×

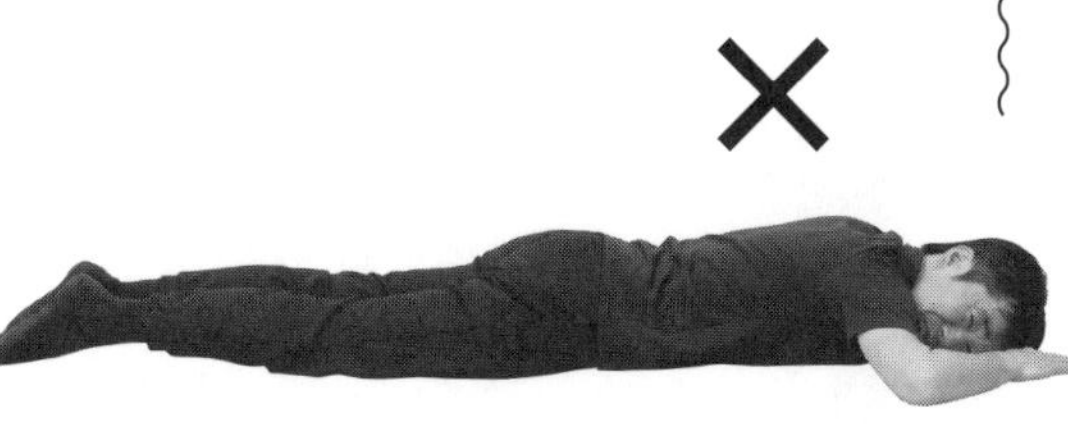

OK

片側の腕、脚を曲げ、ややあごを上げた体勢を取る。

❶つま先・ひざを股関節から外に向け、同じ方の腕は肩・ひじを曲げ、手のひらは下を向ける。

❷反対の脚は伸ばし、腕は、肩・ひじをやや曲げ、手のひらは上を向ける。

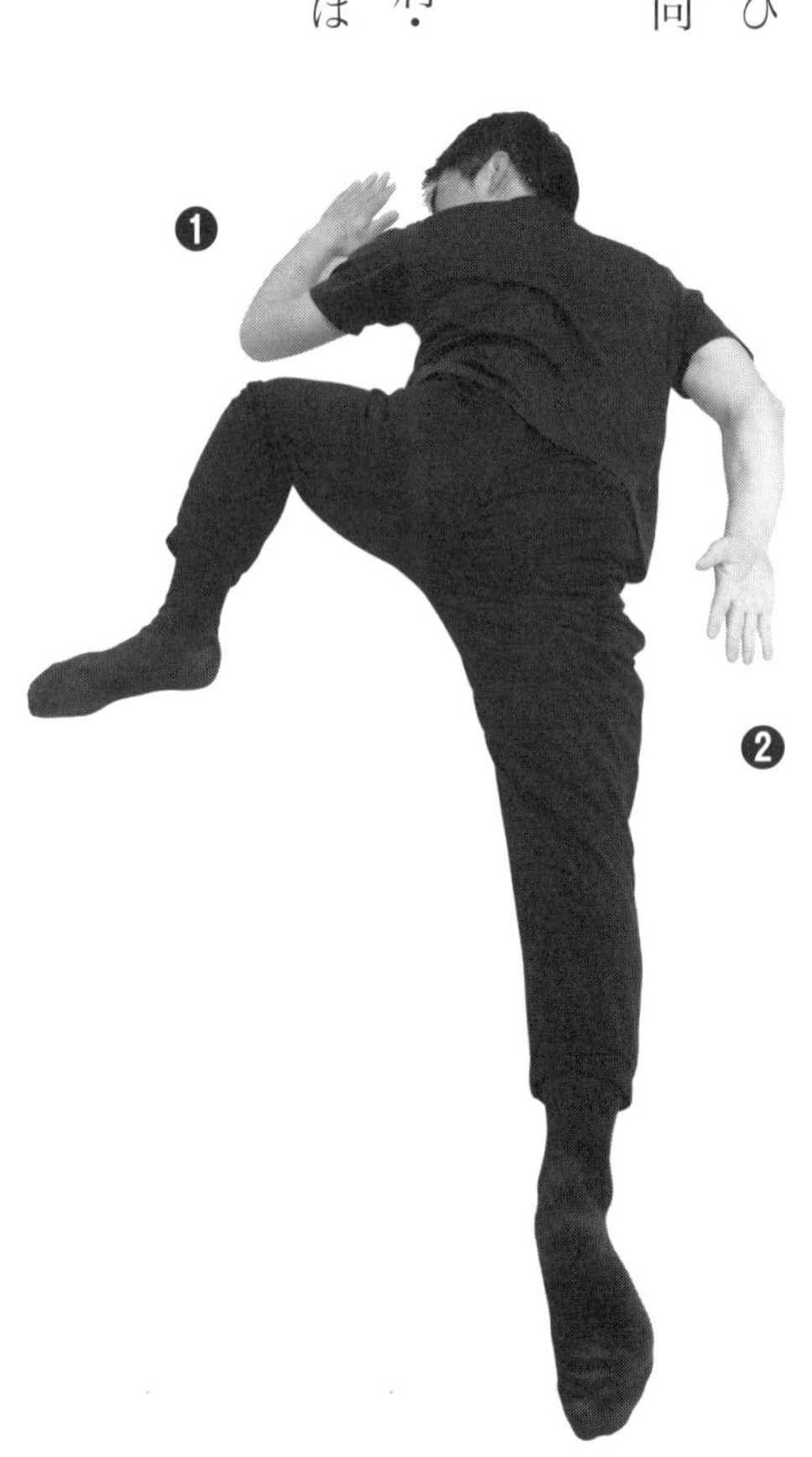

❸ややあごを上げる。あごを引いたまま横を向くと、首の筋肉がひきつれるが、あごをやや上げて横を向くと、首の筋肉のひきつれ感が緩和される。この体勢になると、胸から腹にかけて空間が空き、呼吸もしやすくなる。この空間に抱き枕を入れると体勢はより安定したものになる。

首への負担がない
あごの角度
（やや上に向ける）

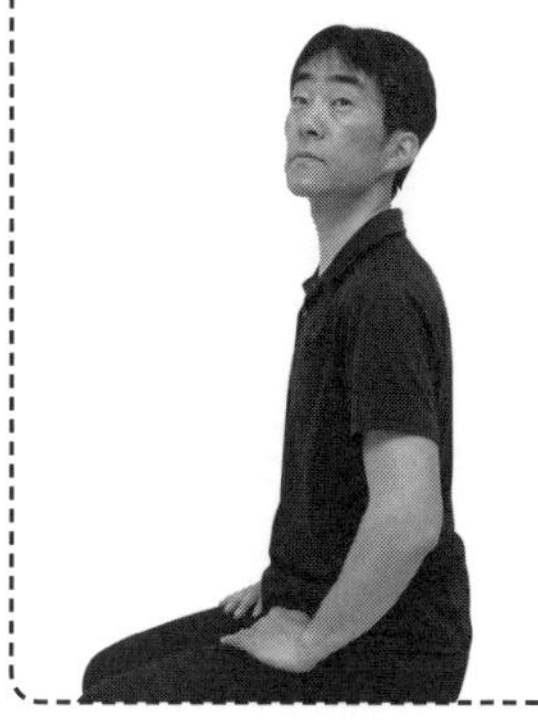

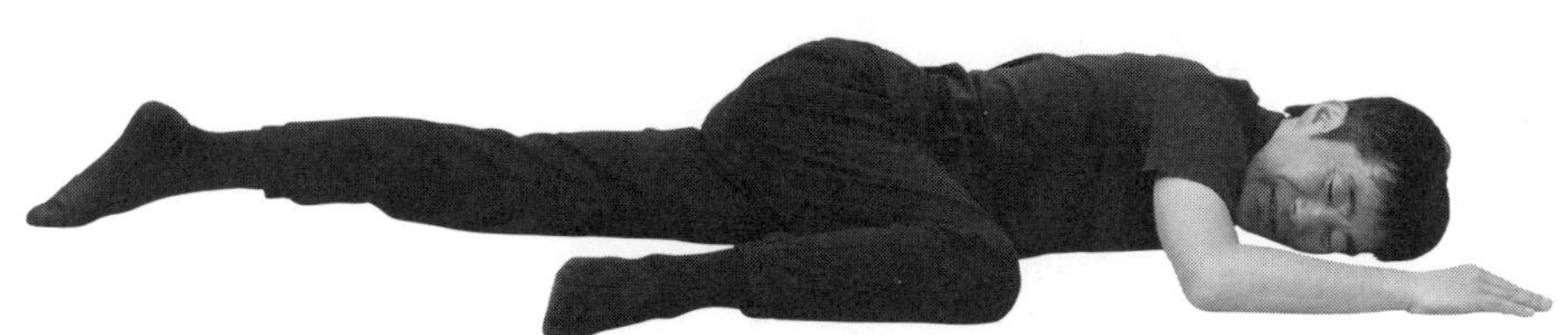

胸から腹にかけて空間ができ、
呼吸がしやすくなる。

曲げた側に顔を向け、
ややあごを上げる。

※うつ伏せ寝は内臓の活動が活発になる体勢でもある。
食べ過ぎ飲みすぎ、便秘などの時におこなうこともおすすめ。

2 腰痛時の起き方

NG

腹筋の力だけで起き上がると、腰への負担が集中する。

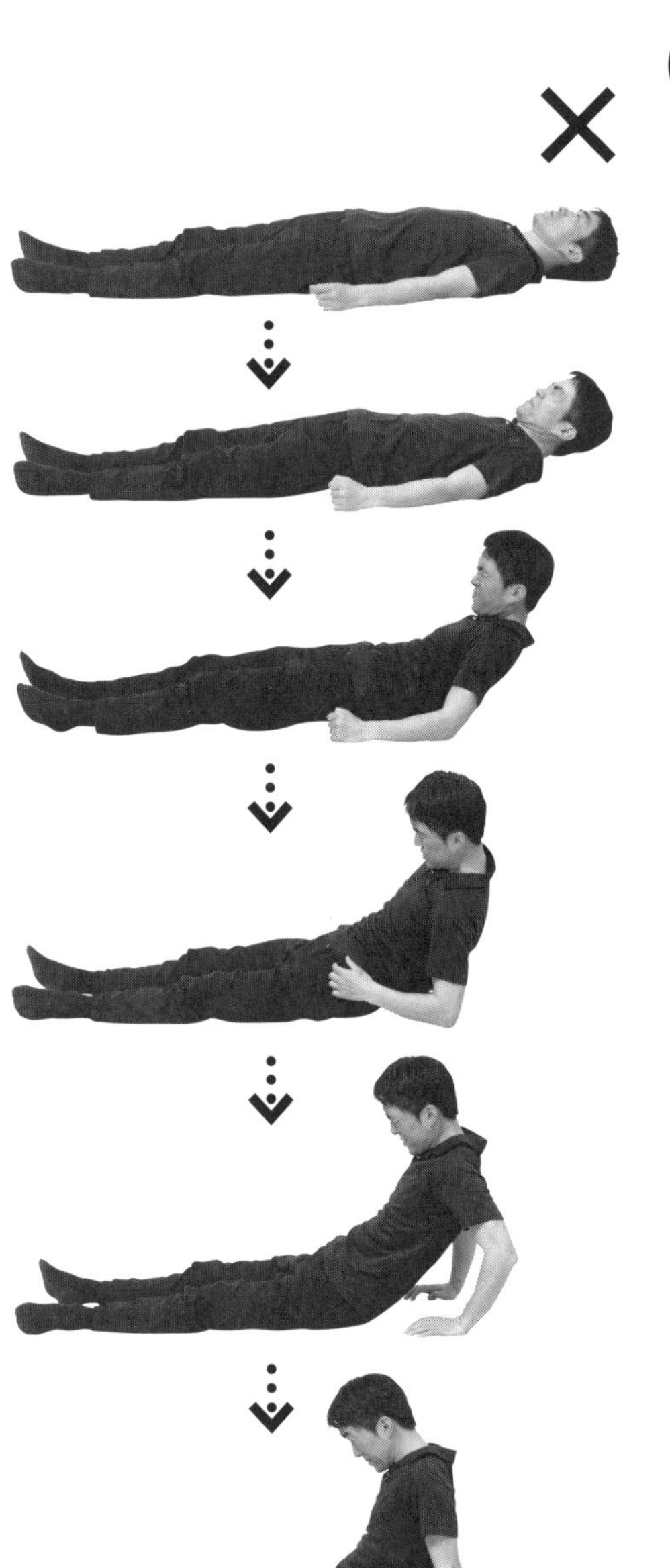

オススメ

横向きにひざを抱えて丸まった状態から、下向きとなり、正座で礼をした体勢を取る。

❶仰向けから、ひざを抱え、顔を横に向ける。

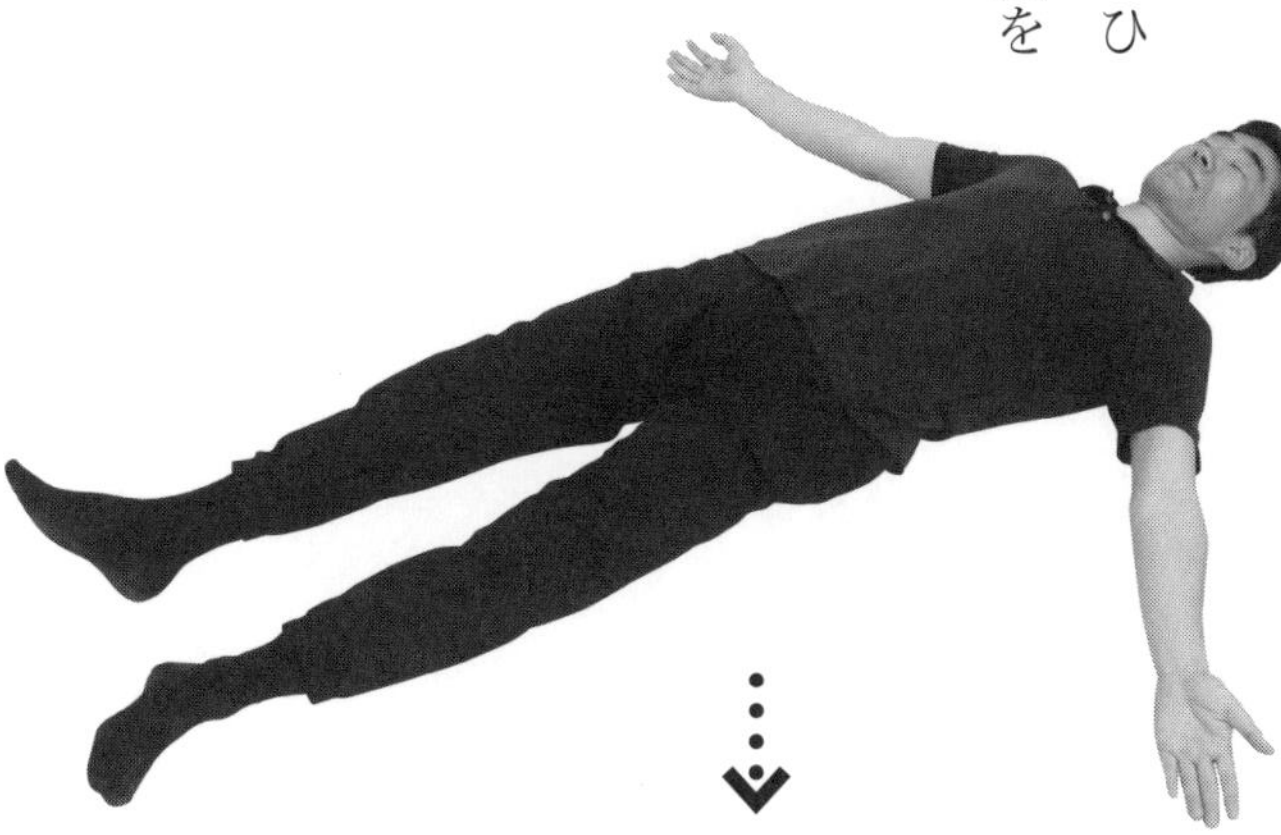

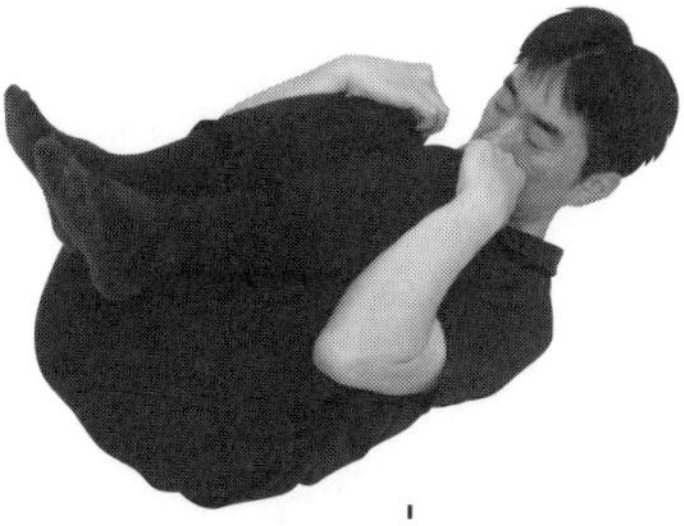

横から見た動き

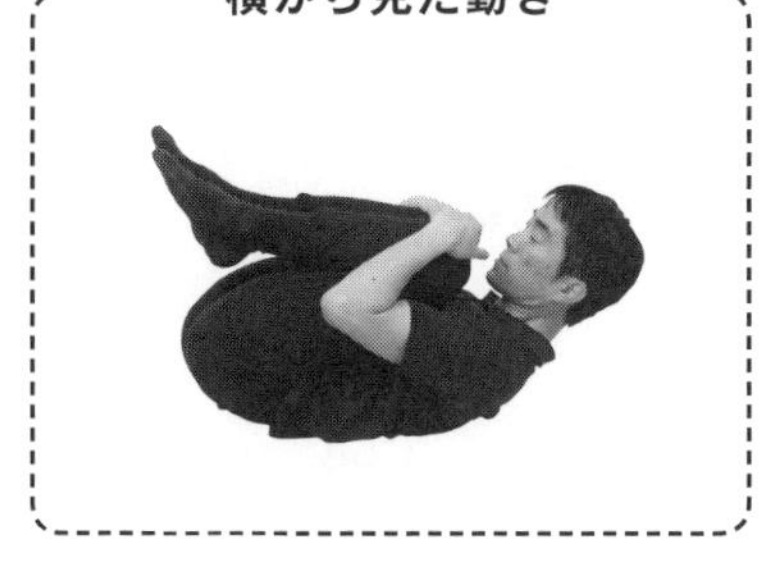

❷だんだんと横向きになり、つま先を伸ばし、ひざからつま先を真っすぐにする。

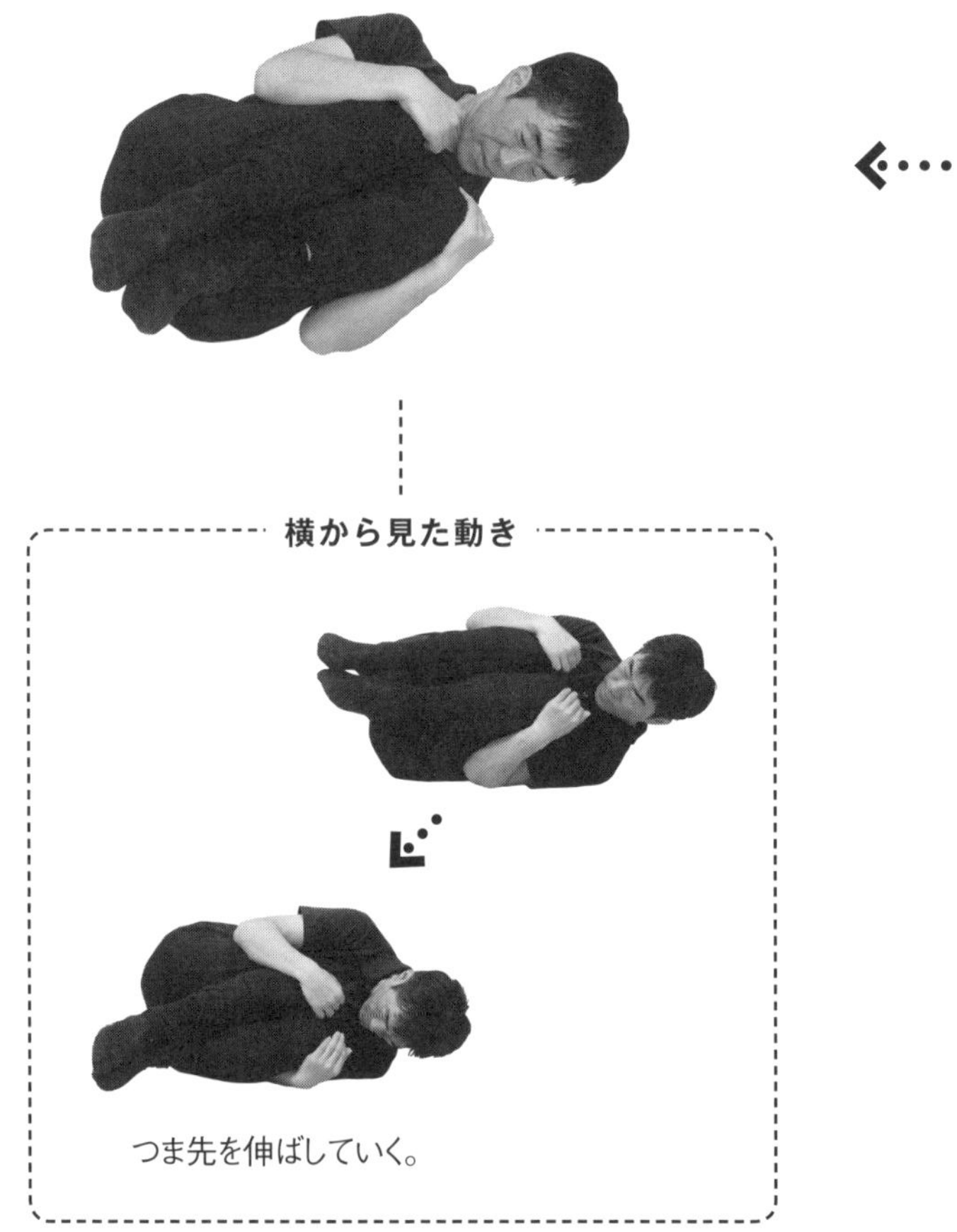

つま先を伸ばしていく。

さらに顔を下に向けていくと、正座で礼をしたような体勢となる。腰への負担がかかりにくい体勢で、腰周りも適度に伸ばされている。この体勢が馴染んでから、ゆっくりと、股関節から上体を起こしていく。

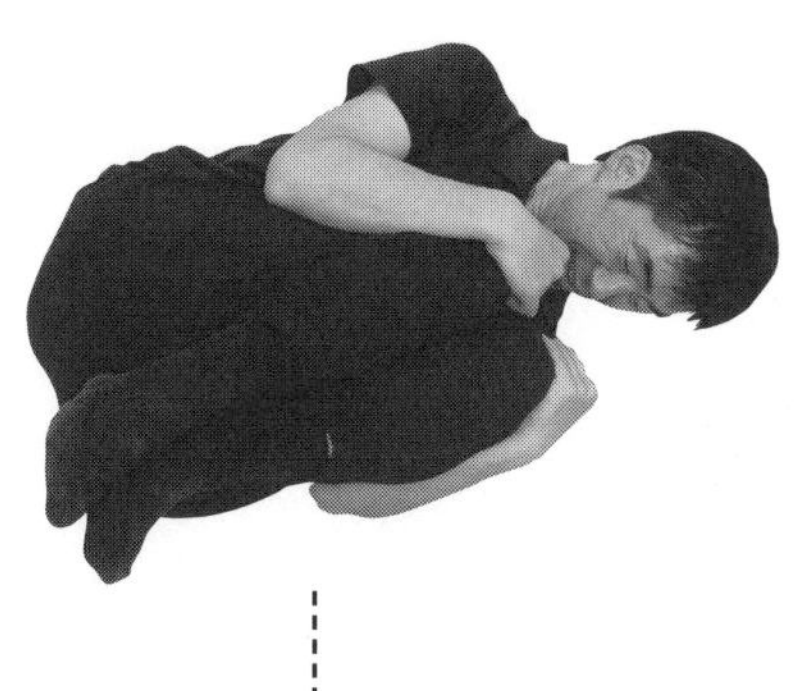

横から見た動き

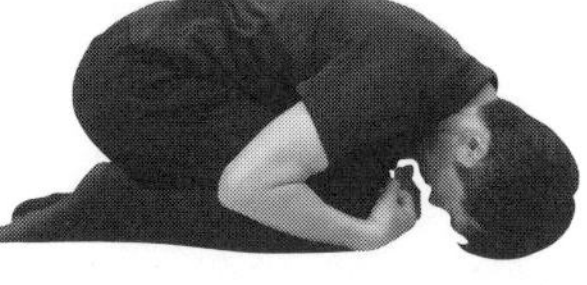

ひざからつま先までが
真っすぐになった状態で、
さらに顔を下に向ける。

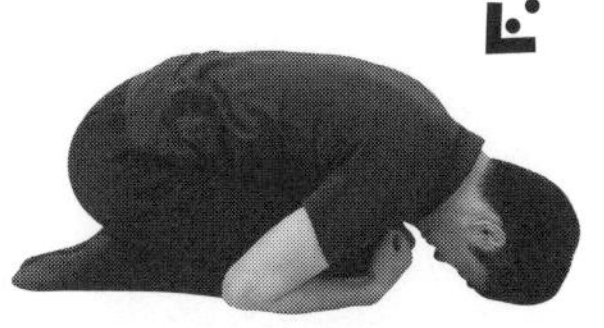

腰まわりが伸ばされたら、
ゆっくりと上体を起こす。

3

腰痛をやわらげる座り方

※まずは、腰痛をやわらげるために、椅子に座りながらおこなえる改善運動をご紹介します。

◉椅子に座ってできる改善運動

❶座面にかかとをつけて、片ひざずつ抱える。

⬇座ったまま、股関節からひざ、つま先を外に向け、骨盤を立てた座り姿勢となる。立てた片ひざはしゃがんだ時の構えと同じ。普段使わない可動域をしっかか

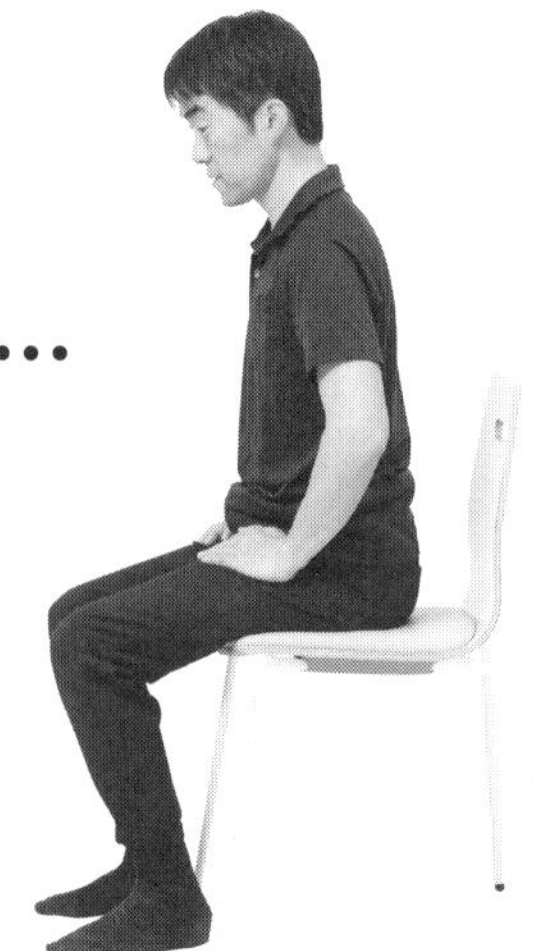

り使うことで、股関節を動かしやすくする。片ひざを抱えた時に、臀部が伸ばされている感覚を持つと、より股関節が動かしやすくなる。英語では、股関節をヒップジョイントと言うが、臀部から曲げる意識で股関節を動かすと、動かしやすくなることもある。

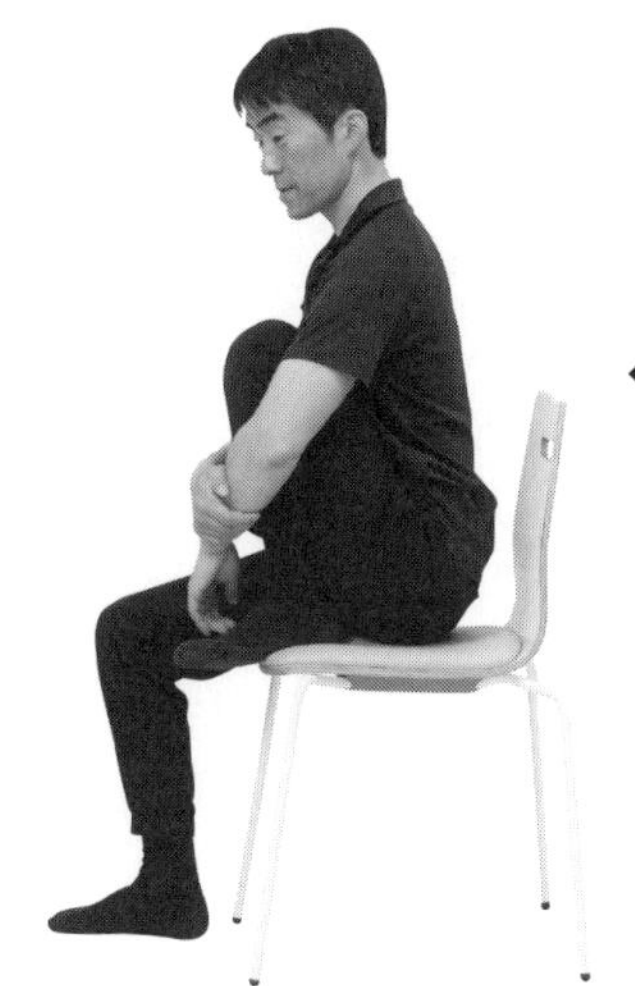

片ひざずつ抱える。

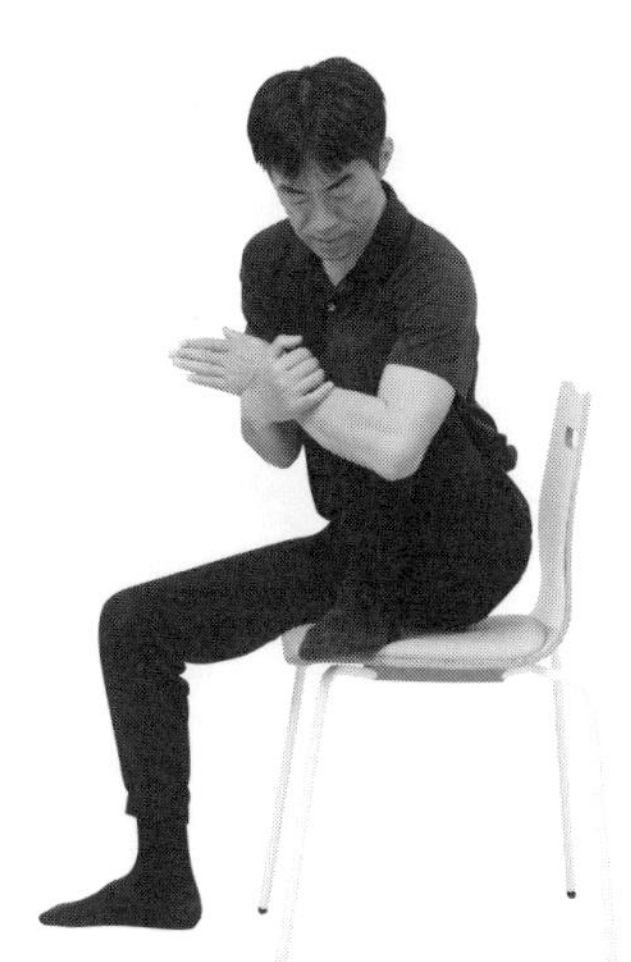

股関節部分を意識する。
尻が伸ばされている
感覚を持つと良い。

前から見た動き

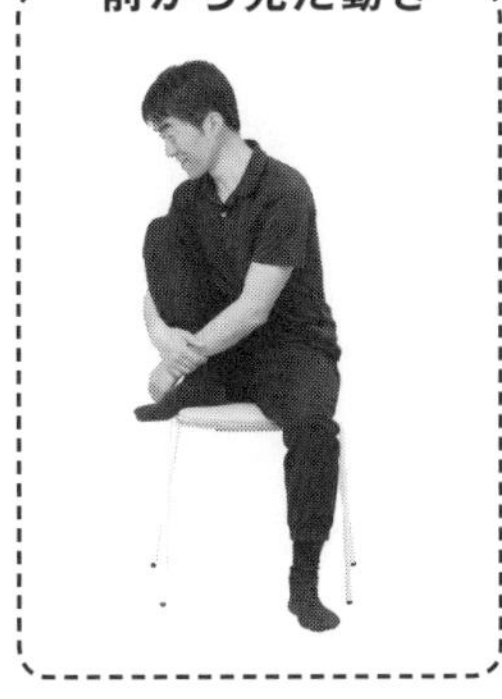

❷ひざを組んで、上体を前傾させ、ひざに軽くひじを乗せ20秒程度キープ。交互に3セット程度おこなう。

➡股関節がほぐれた状態で座ると、骨盤が立ちやすく、腰への負担も軽減する。脚を組むのはよくないと言われるが、股関節をほぐし動かしやすくするためには適切なストレッチと考えられる。

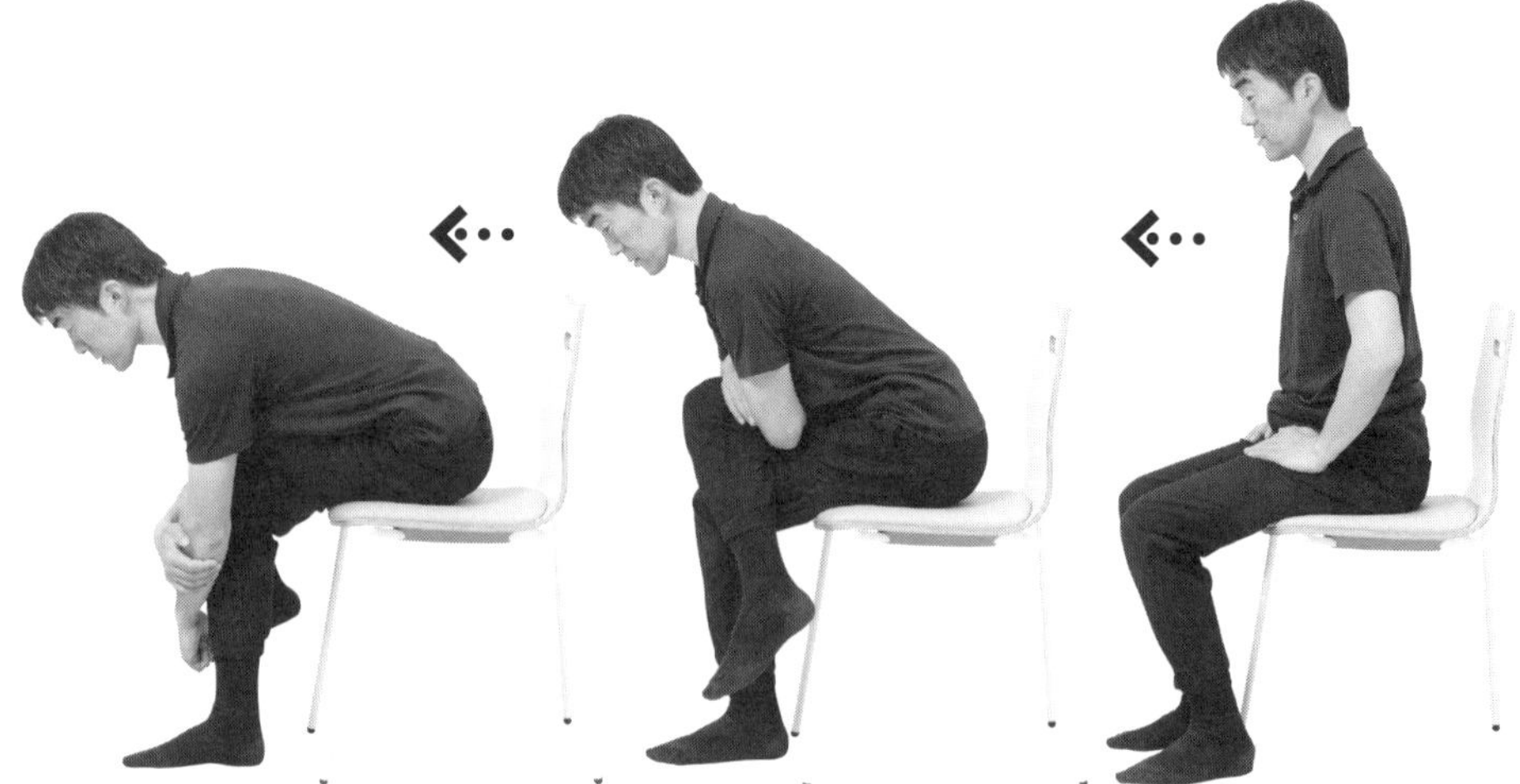

さらに深く抱え込む。

組んだひざにひじを乗せ
20 秒キープ。

前から見た体勢

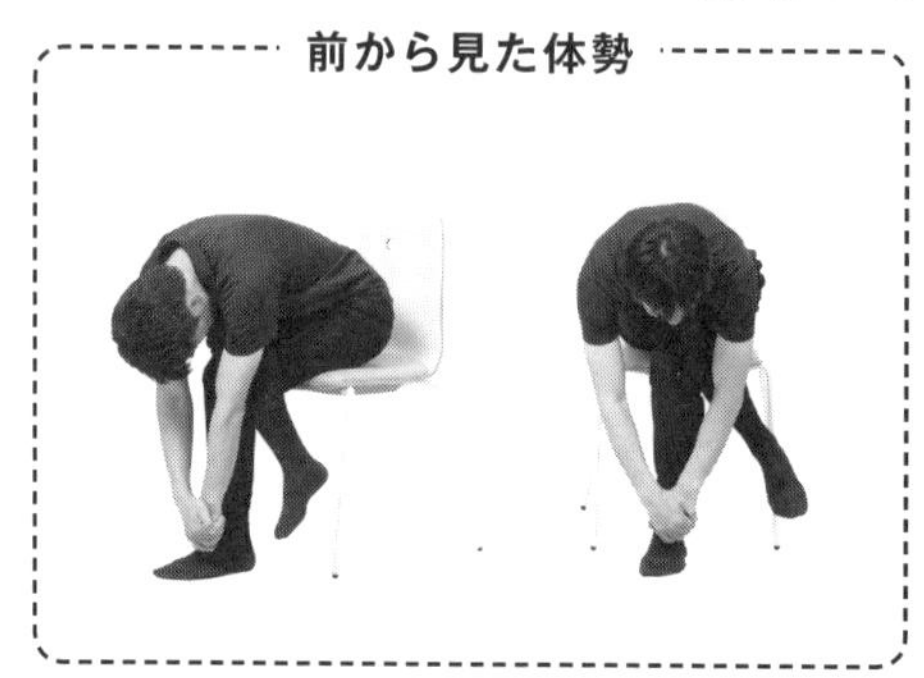

❸片脚であぐらをかいて、上体を前傾させる。

⬇股関節が広がった状態のため、前傾もさせやすくなる。また、曲げたひざ側に上体を傾けると、腰周りもほぐされ、骨盤を立てやすくなる。この動作を交互に3セット程度おこなう。

※①〜③の動作は、長距離フライトやドライブなどでの、エコノミークラス症候群の予防にも効果的。股関節を適切に動かすことで、大腿動脈を中心として、血流を促進できる。

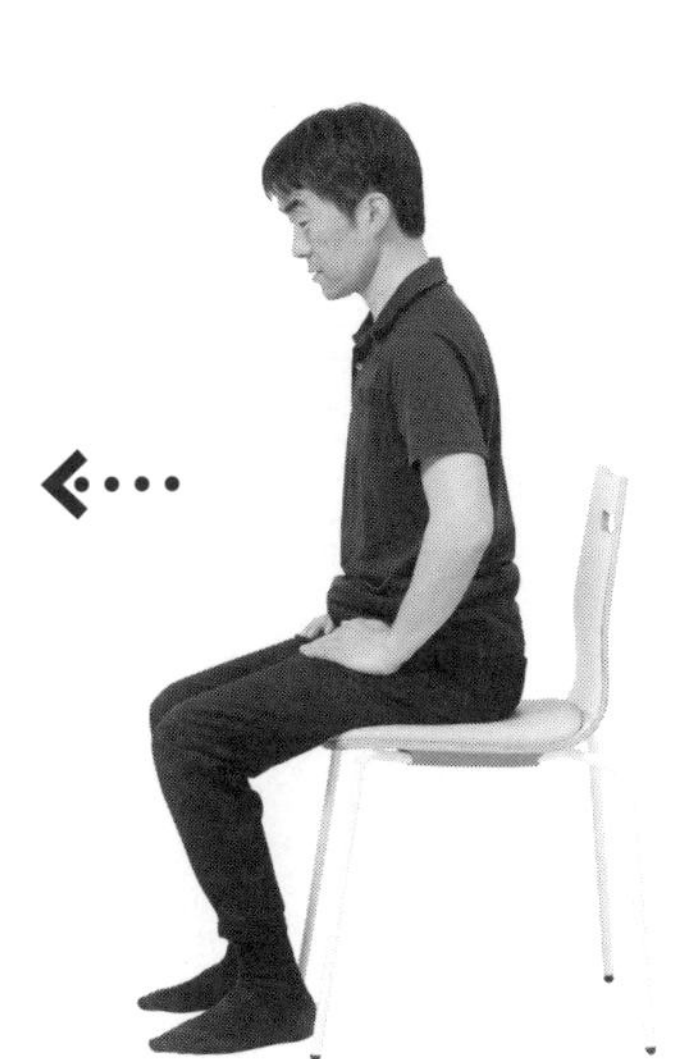

座面に乗せた脚に上体を傾ける。

横＆前から見た体勢

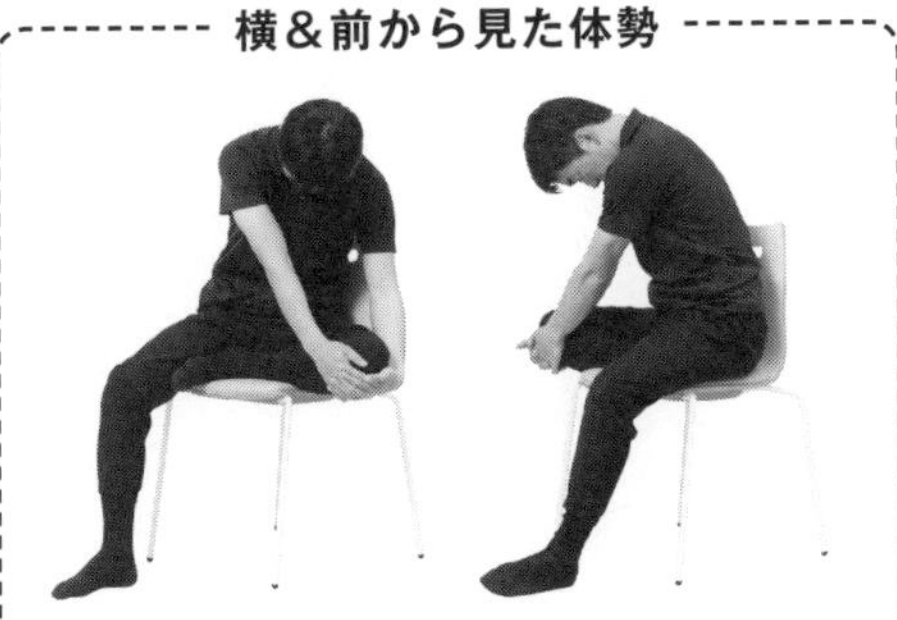

あぐらをかいた脚のひざに両手をかけて、背と尻を伸ばす。

横から見た体勢

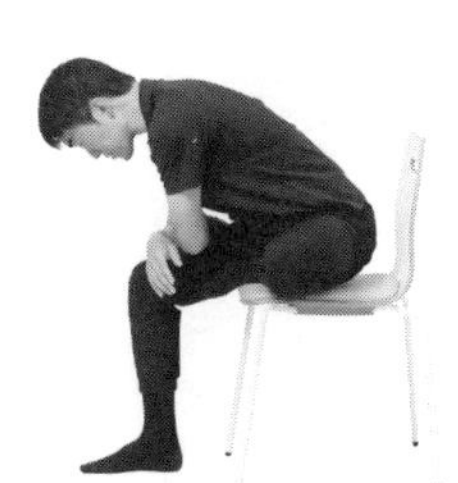

伸びている側の脚にひじを乗せても良い。

椅子の座り方……その1

◉股関節を調整して骨盤を立てる

座る時に腰が痛くなるのは、骨盤がまっすぐに立っていないからです。股関節による調整が上手くいっていないために骨盤が後方に倒れ、腰で支えるような座り姿勢になることが原因です。

ポイントは、股関節を動かしやすくして、骨盤を立てることです。股関節を動かしやすくする時のチェックとして、つま先の位置を気にしてみましょう。

NG

骨盤が倒れ、背中が丸まっている。

×

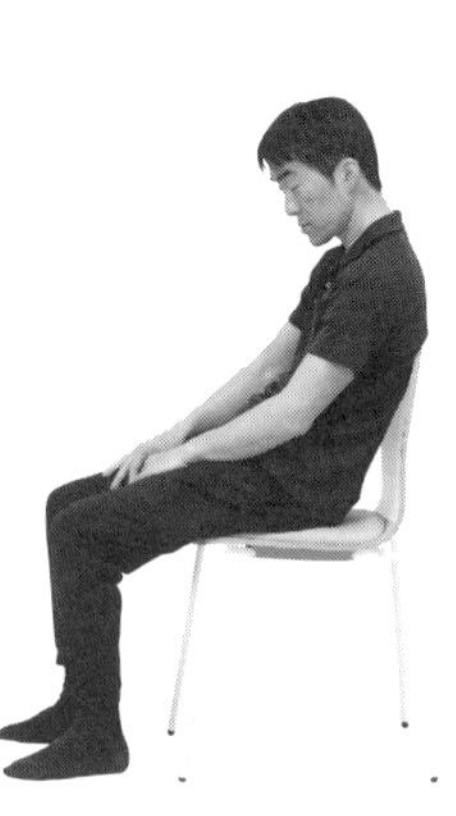

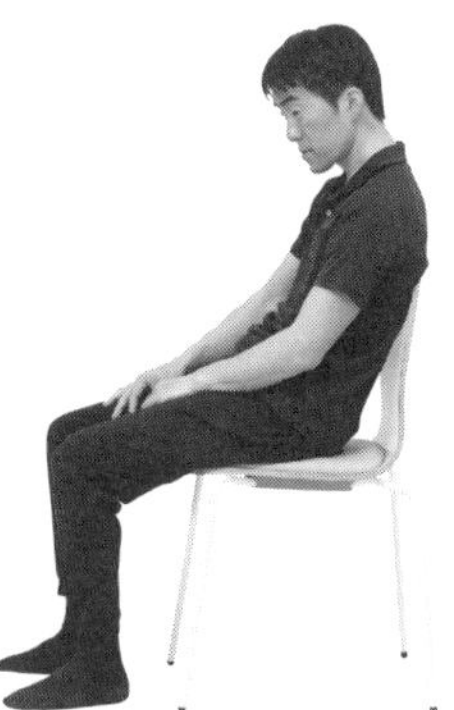

OK

両方のつま先を内側に向け、ひざをつけていくと、股関節から骨盤が動きやすくなる。

❶しっかり前傾姿勢を取った後で、上体を戻していきながら、骨盤を立てる。腰に負荷がかからないベストポジションを見つけていく。

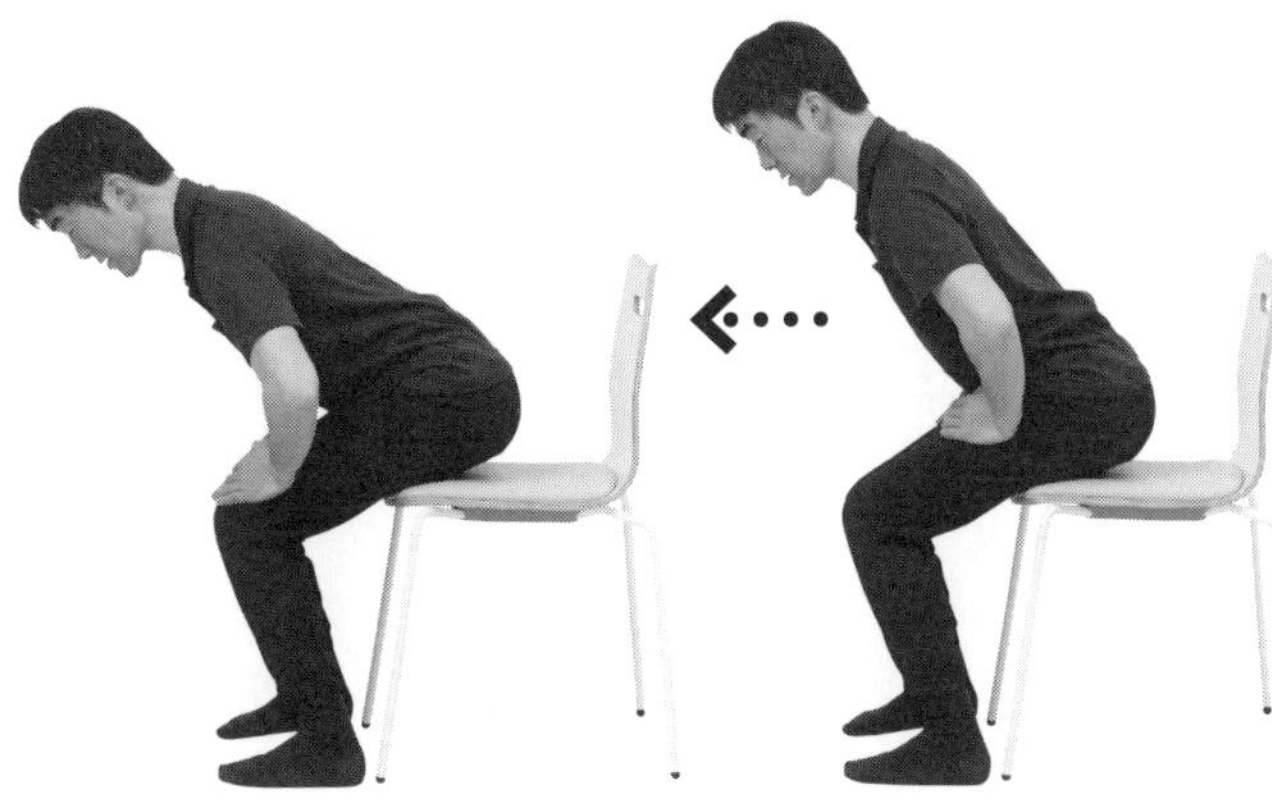

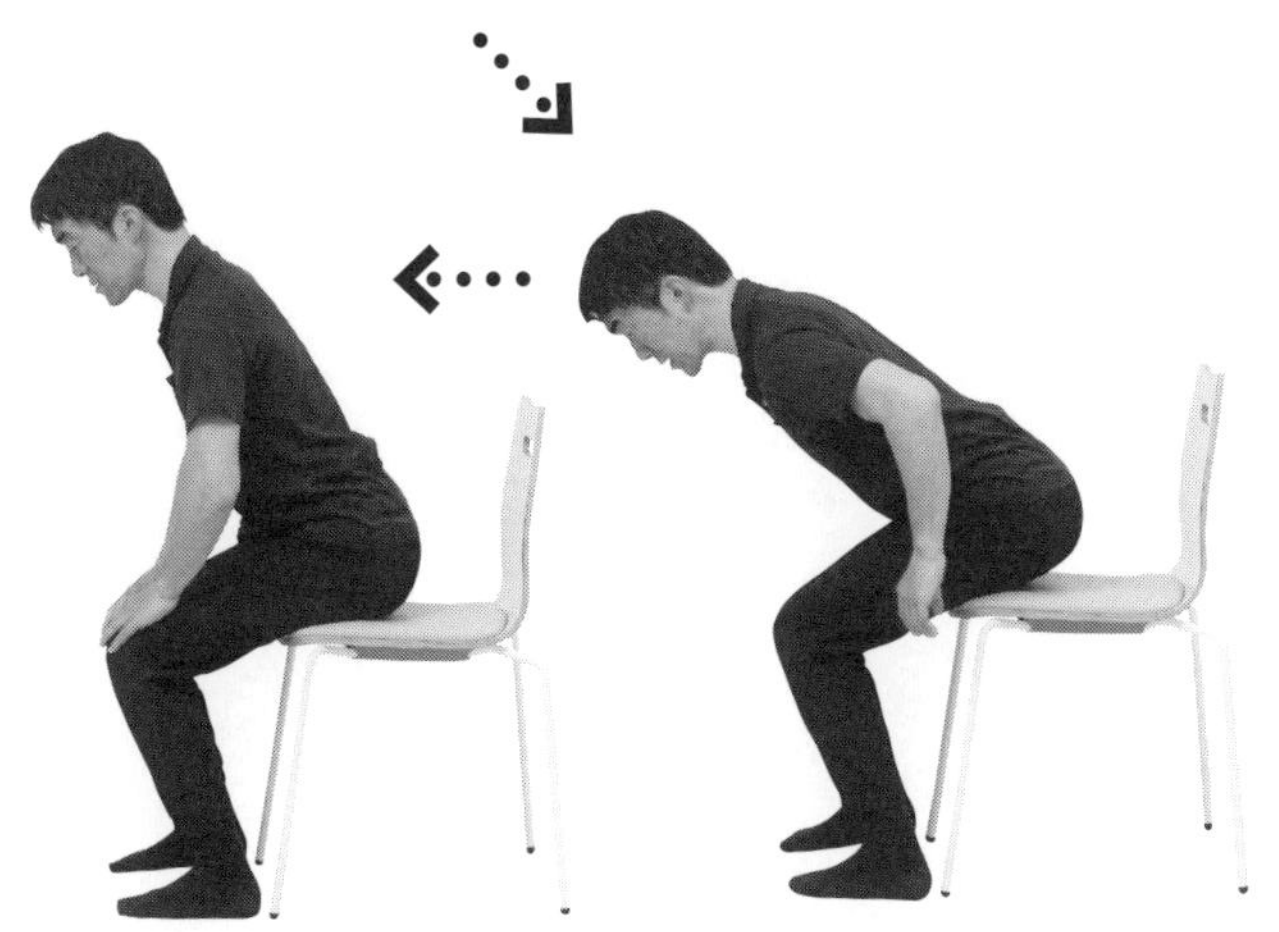

❷座り姿勢が定まれば、つま先は座りやすい位置に戻して大丈夫。

❸長時間座っていて、骨盤が倒れてきたら、つま先を内側に向け、ひざをつけて、再度調整する。

※骨盤の位置にクッションを差し入れておくと、骨盤を立てた状態を比較的長時間保てる。

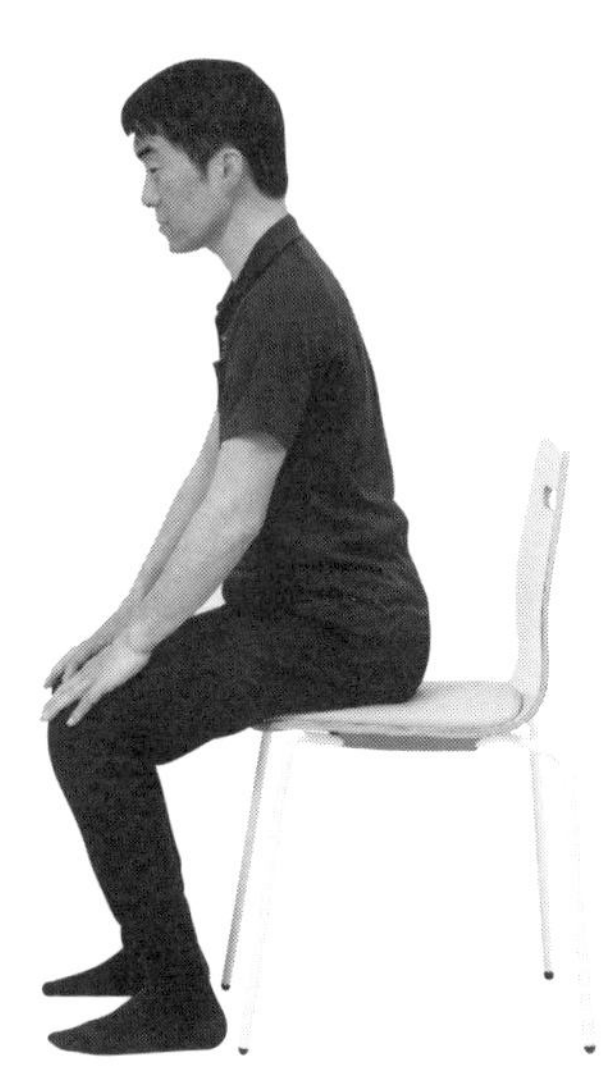

椅子の座り方……その2

◉椅子を使って骨盤を立てる

股関節での調整がうまくいかない時は、椅子を使っても骨盤を立てるポジションを見つけられる。

❶普通に座った状態から、椅子の後ろ脚を上げて、バランスが取れる位置を探る。

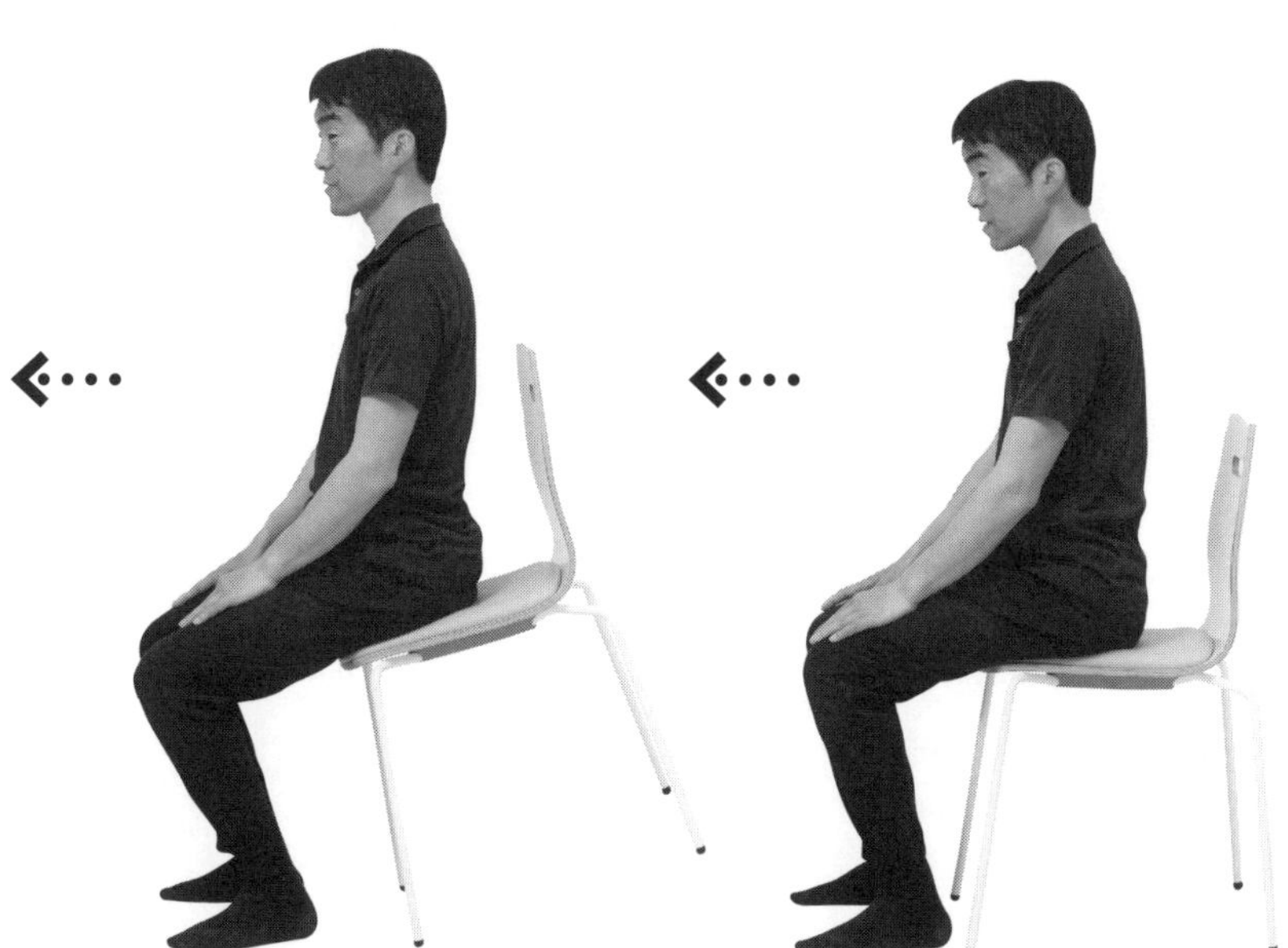

※不安定な状態となります。十分にご注意ください。

❷バランスが取れる位置が見つけられたら、椅子の後ろ脚の下に台を置く。骨盤のベストポジションを体にインプットすることができる。

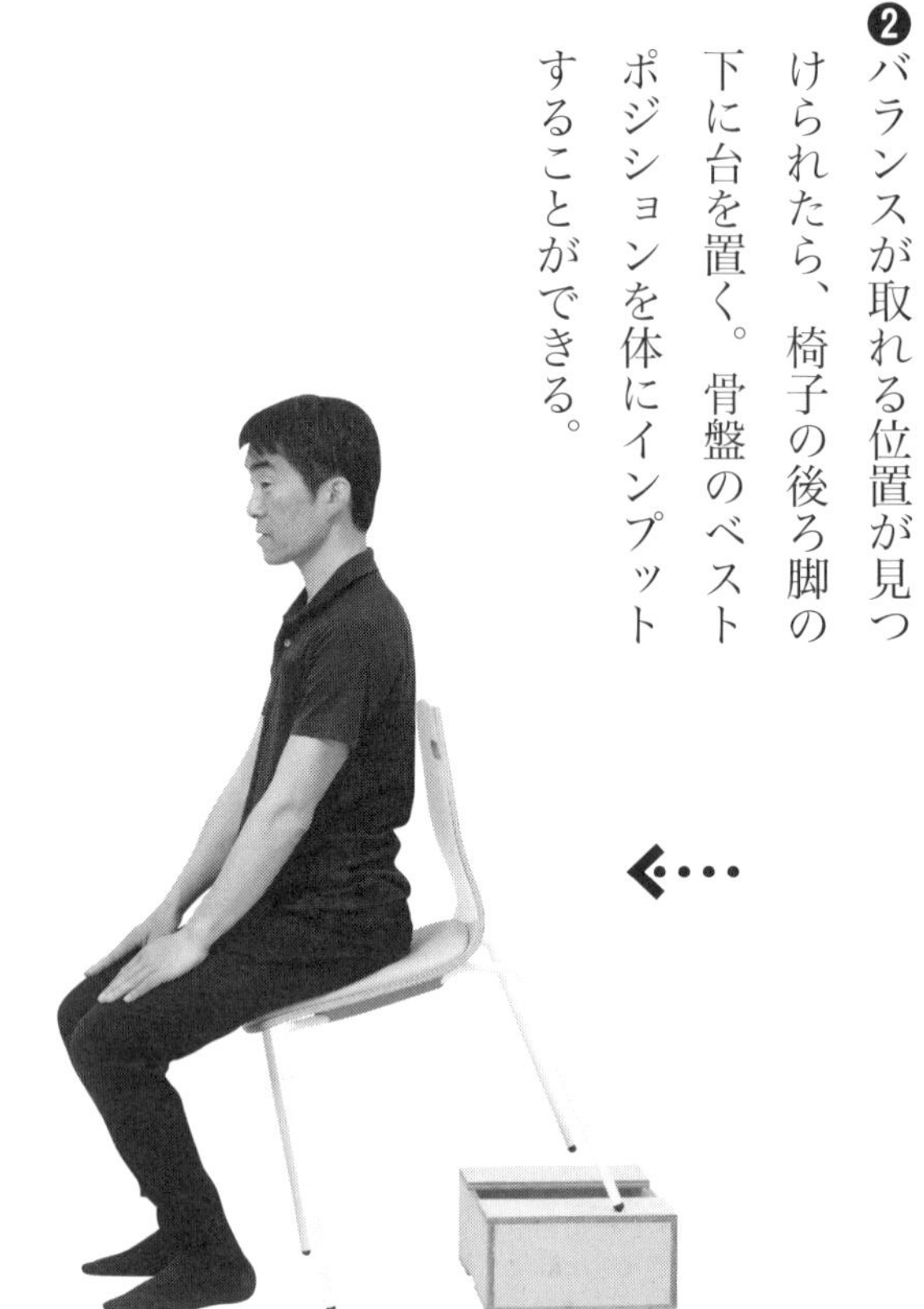

注意点とポイント

2脚で支えられている状態のため固定がされず、適度な揺れの中で全身が連動しバランスが保たれています。その結果、腰にかかる負担も分散しやすくなります。ただ、つま先に力が入り、固めてしまうと、全身の連動もストップし、腰への負荷が高まります。常に、バランスを取り続けるのは大変なので、良い角度のところで、上がっている後ろ脚に雑誌などを挟むと、常に骨盤が立った状態で、椅子の位置を保つことが可能になります。

バランスボールに座ることも、原理的には同じです。固定されていない状態の中だと、力みにくくなるため、全身が連動し、股関節が動きやすくなることで、骨盤も真っすぐに立ちやすくなります。

床、畳への座り方……その1

◉脚を組む

❶片ひざを立て、もう片脚であぐらをかく。

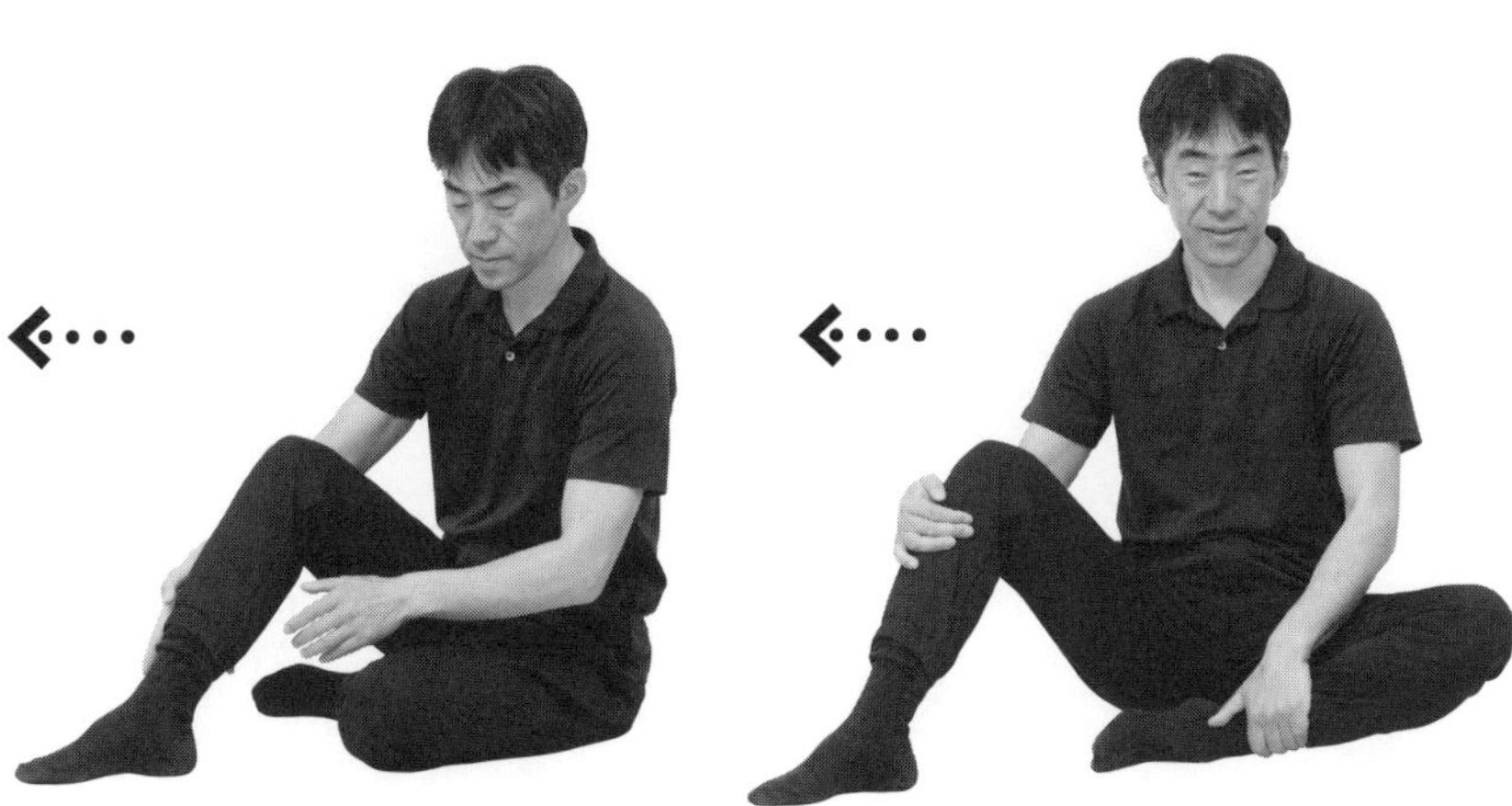

❷片方の脚を、あぐら側のひざにかけるようにする。

⬇2つのつま先が直線上に並ぶ位置関係になる。そして、立てた片ひざを抱えるようにする。一見すると複雑な脚の組み方だが、座面の面積が広く、安定し、股関節も適度に緩んでいるため、骨盤が立ちやすく、腰への負担が少ない座り方となる。また、脚、股関節、腰周りのストレッチ効果もあるため、逆の脚で組み替えて座るのもおすすめ。

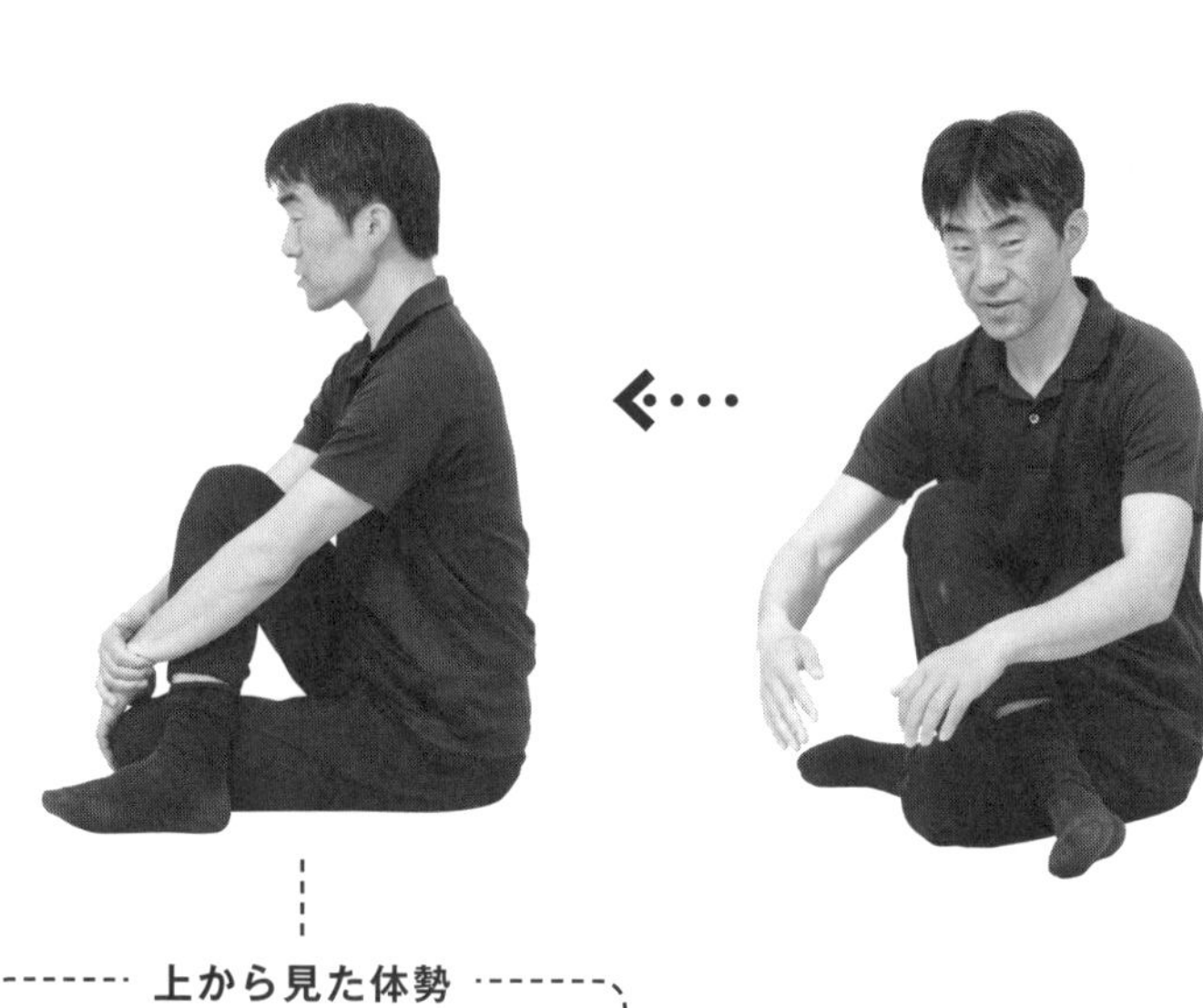

上から見た体勢

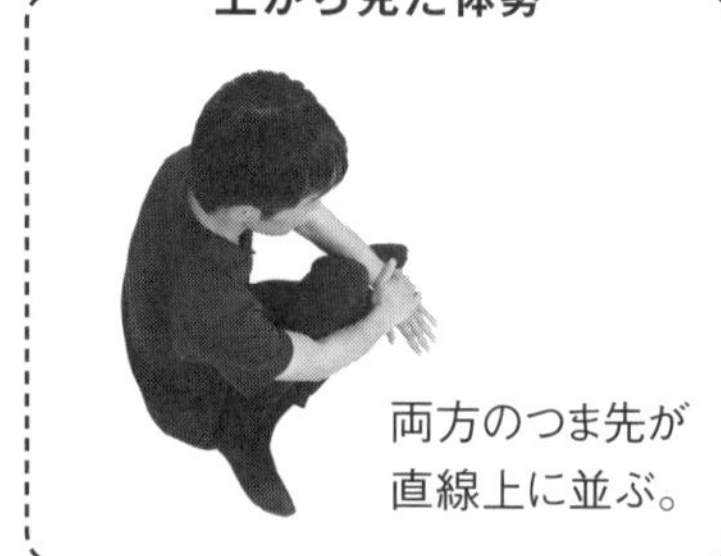

両方のつま先が直線上に並ぶ。

床、畳への座り方……その2

◉体育座り

NG

両ひざを抱えて座る体育座りは、骨盤が後ろに倒れやすく、安定した座り方とは言いにくい。

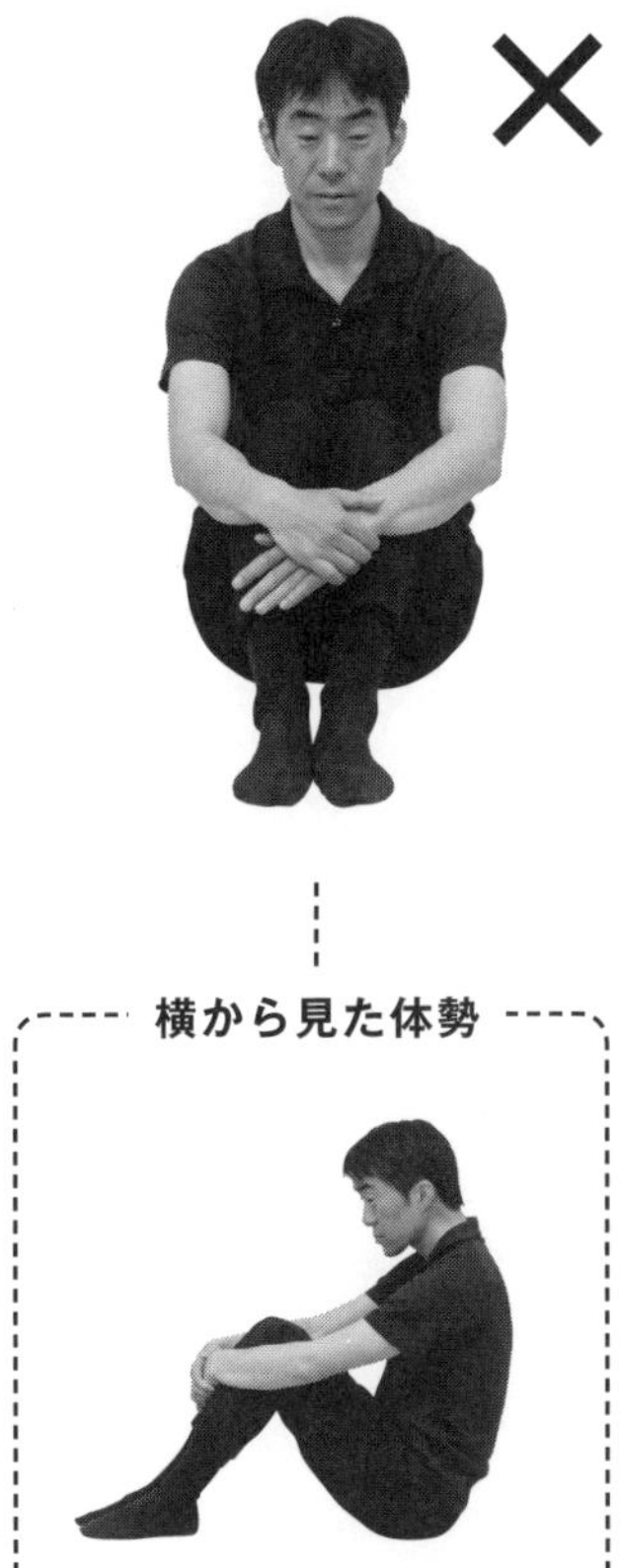

OK

ふくらはぎの後ろに、すねをあて、つま先が前後になるように脚を組む。

股関節が動かしやすいように脚の位置を調整する。骨盤が立ち、体勢が安定する。一見、普通の体育座りのようでもあるため、大勢の場でも違和感が少ない座り方。

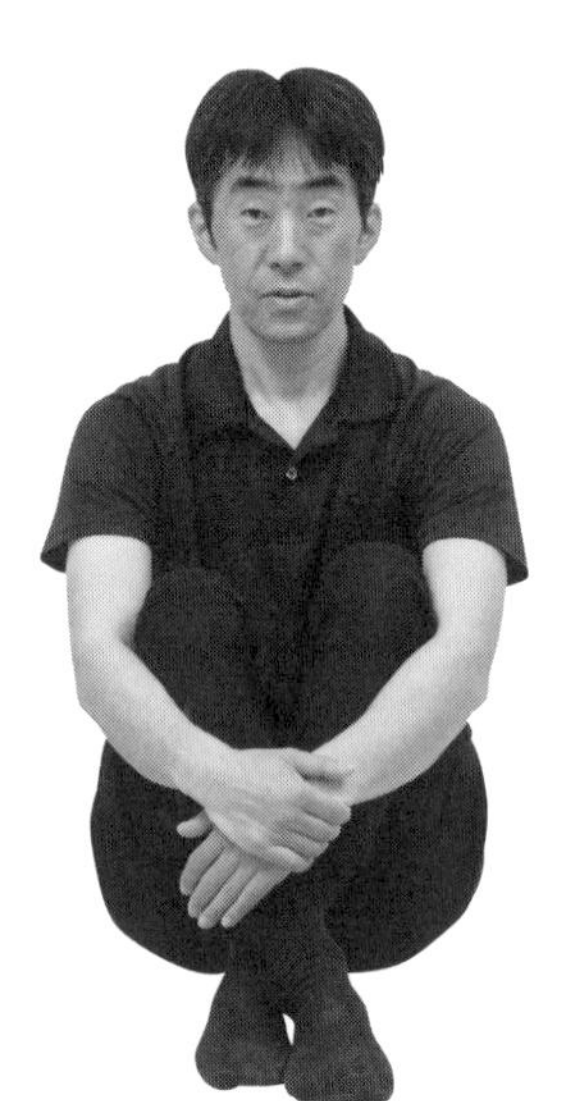

横から見た体勢

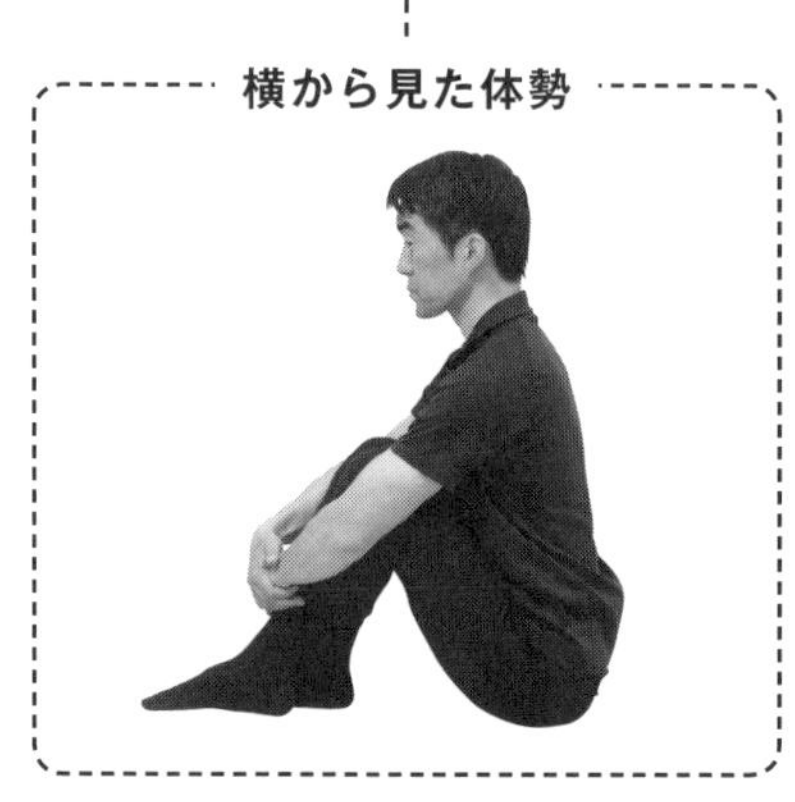

床、畳への座り方……その3

◉正座

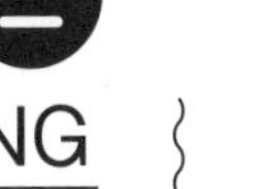

NG

骨盤が倒れ背中が丸まっている。腰にもひざにも負担がかかる。

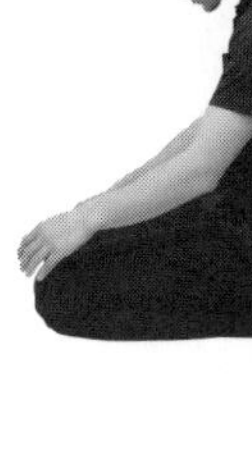

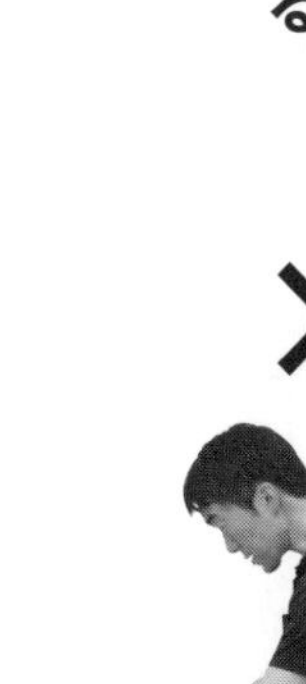

OK

一礼した状態から正しい正座の姿勢を取る。

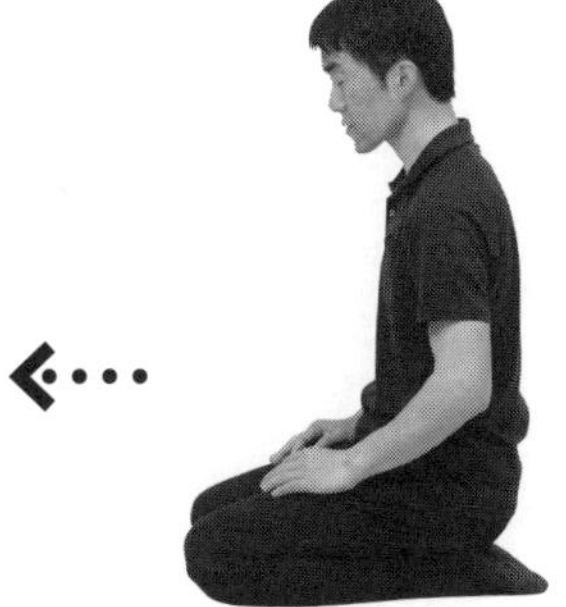

ひざを閉じて正座。

❶正座になったら、まず、一礼をする。

❷股関節から、骨盤ごと上体をしっかり前傾させる。

⬇臀部全体が伸ばされるようになる。

前から見た動き
ひざを広げて、
前から見た動き
両ひざの間に頭を入れた
姿勢を取り、

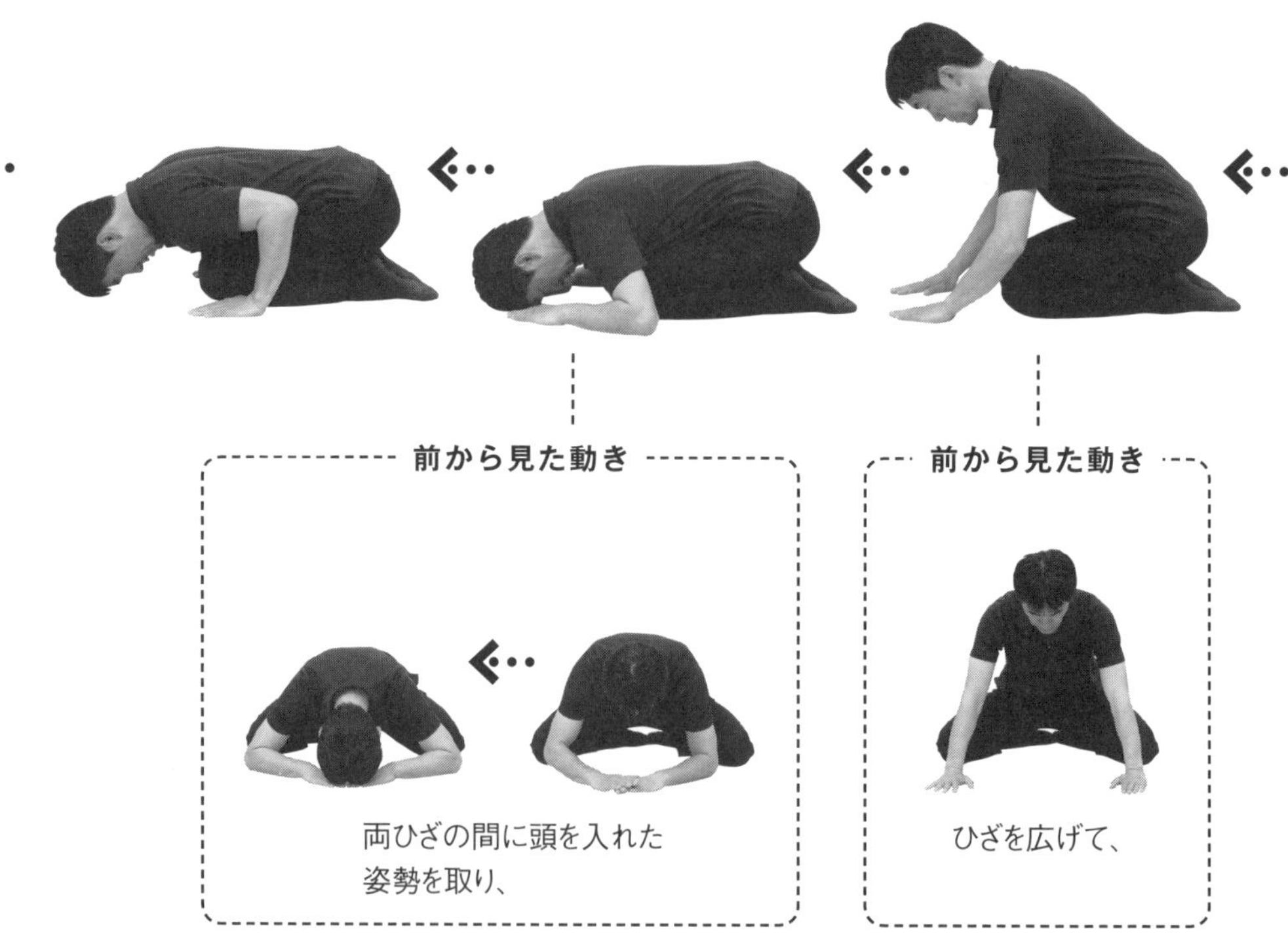

❸骨盤の上に背骨が積み木のように積まれる感覚で、ゆっくりと上体を起こしていく。

⬇股関節を十分に伸ばしたあとに上体を起こすと、骨盤が立った、腰の決まった座り姿勢ができるようになってくる。

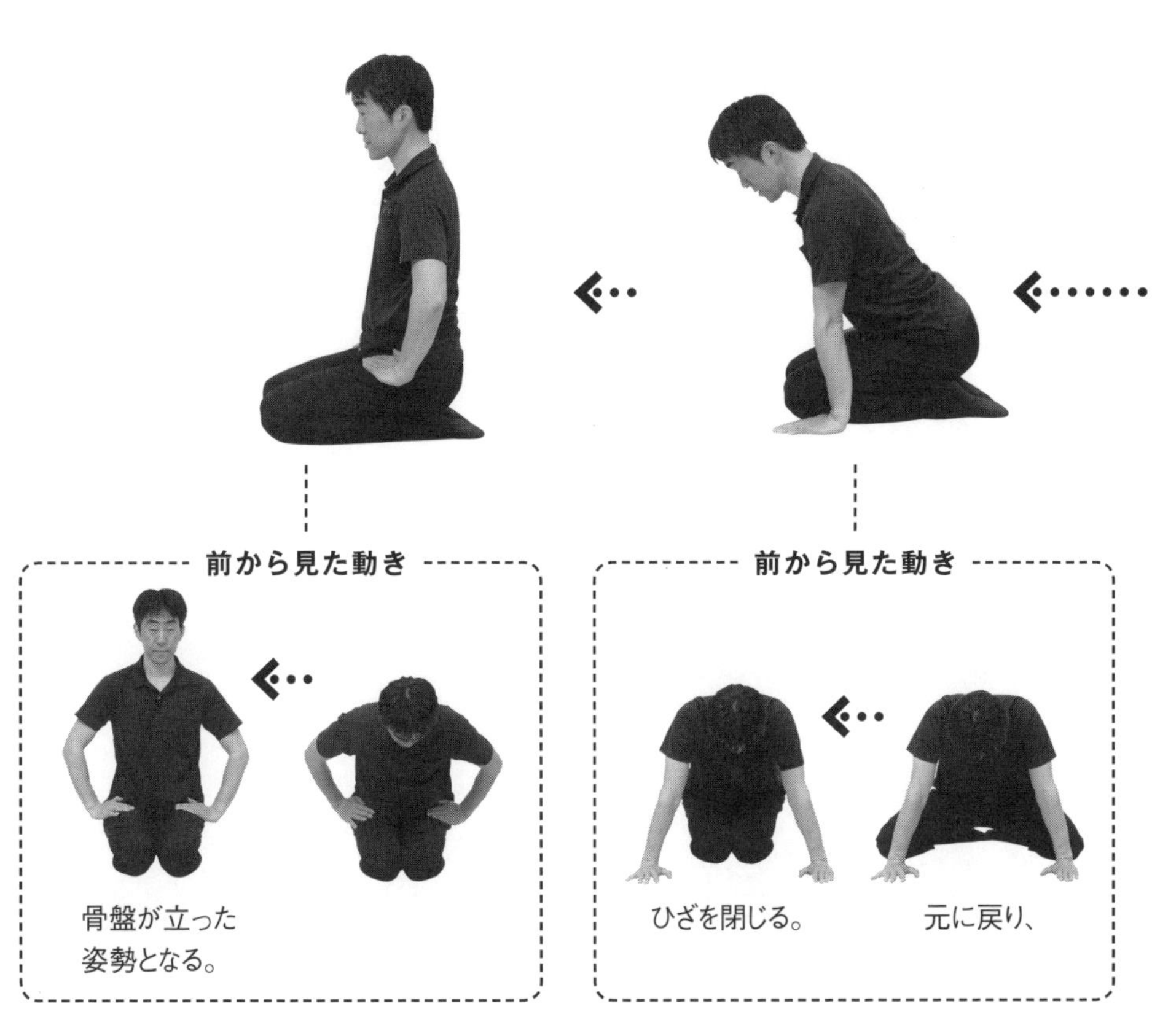

元に戻り、

ひざを閉じる。

骨盤が立った姿勢となる。

4 ひざ痛を防ぐ立ち方

椅子での立ち方

NG

ひざを中心とした脚力に頼って立ち上がる。ひざに負担がかかるため、手でひざを押しながら立ち上がっている。

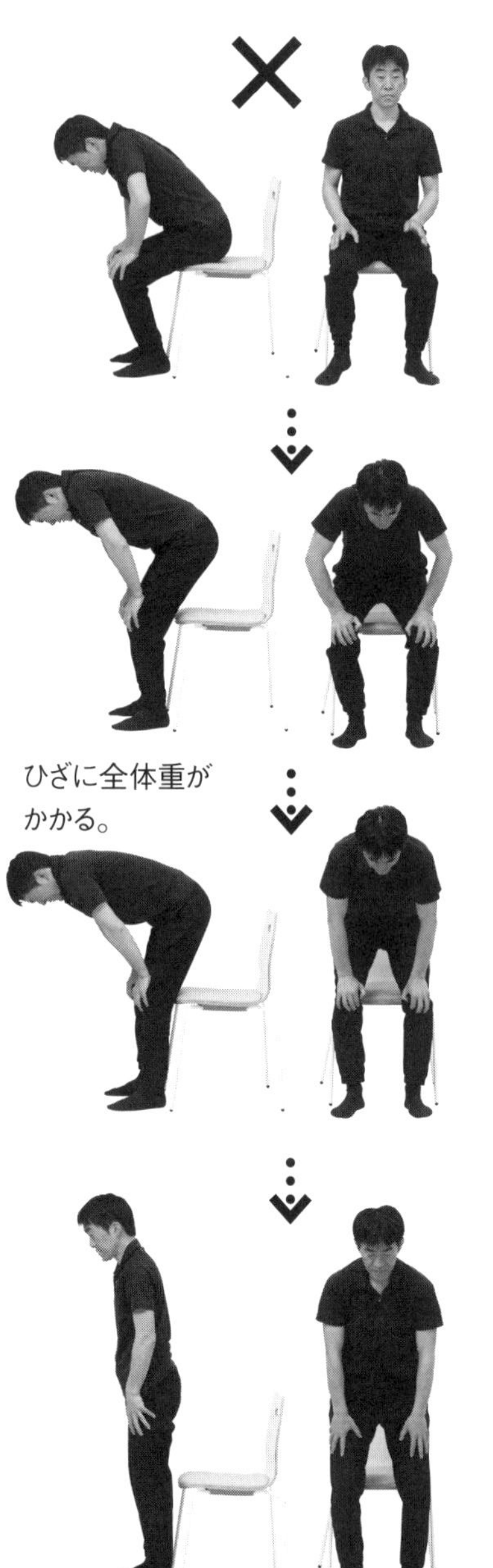

オススメ

両太もものやや手前に両手を置き、片側のつま先をのぞき込むようにしながら体重を移動させ立ち上がる。

⬇骨盤が上がり、ひざが伸びて、立ち上がりがラクにできるようになる。脚力をなるべく使わないように、上体の前傾によって骨盤を上げ、ひざを伸ばす工夫がされている。手を置き、片側のつま先を見るということで、しっかりとした前傾を引き

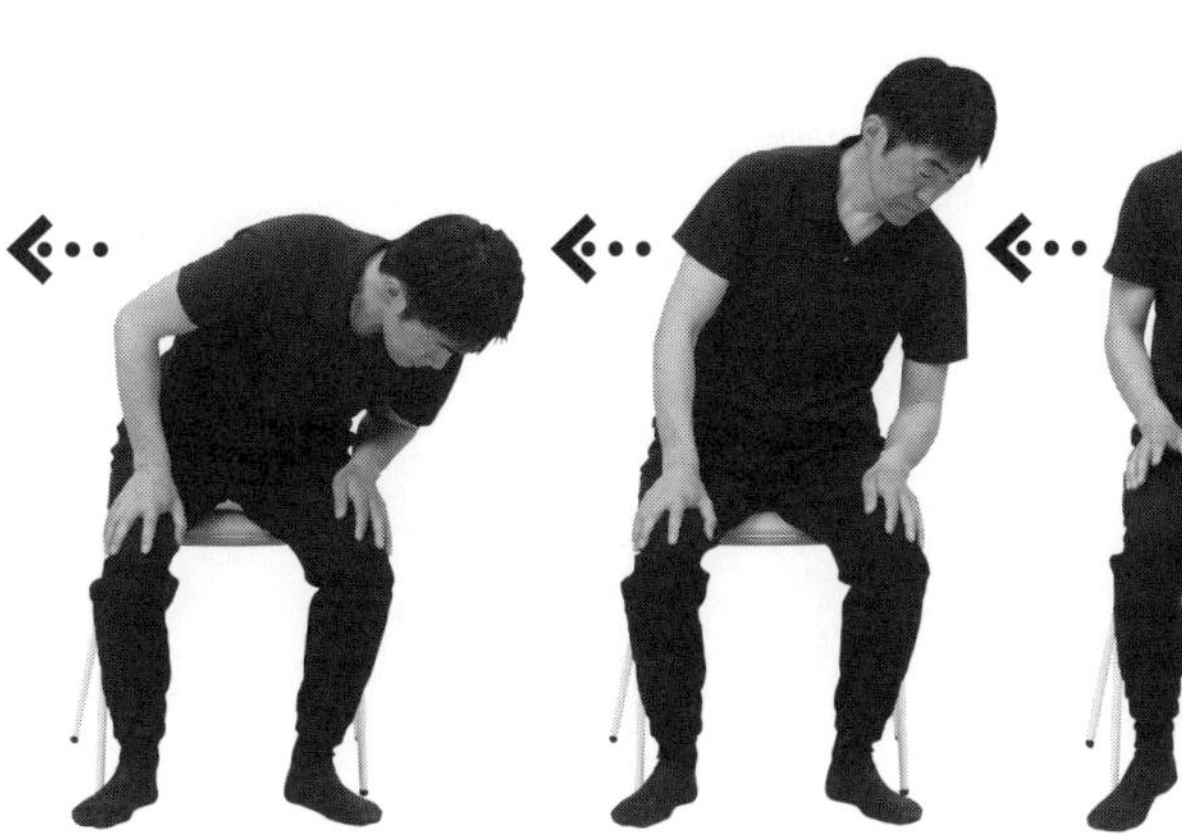

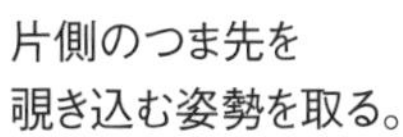

横から見た動き

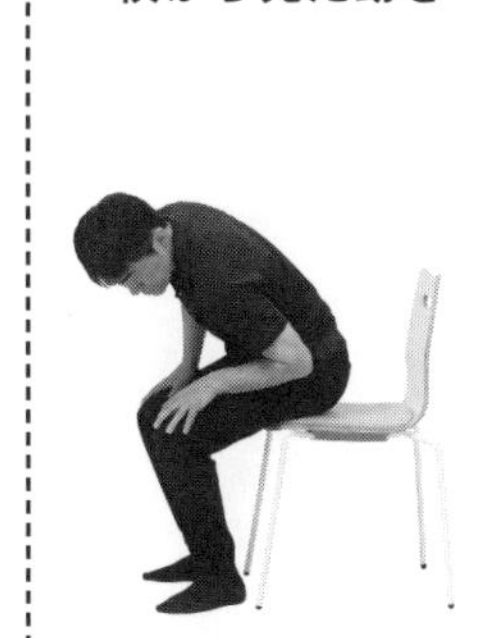

横から見た動き

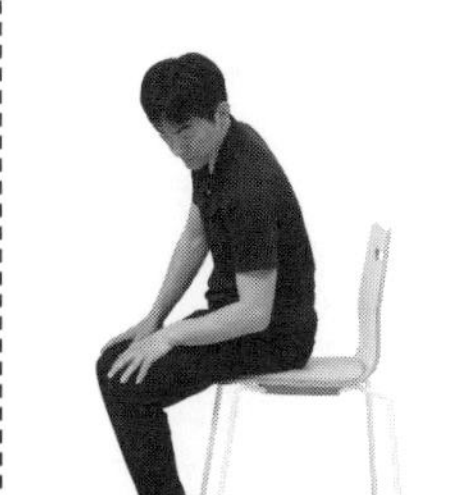

出す。シーソーのような重心移動を実現させながらラクに立ち上がることが可能になる。

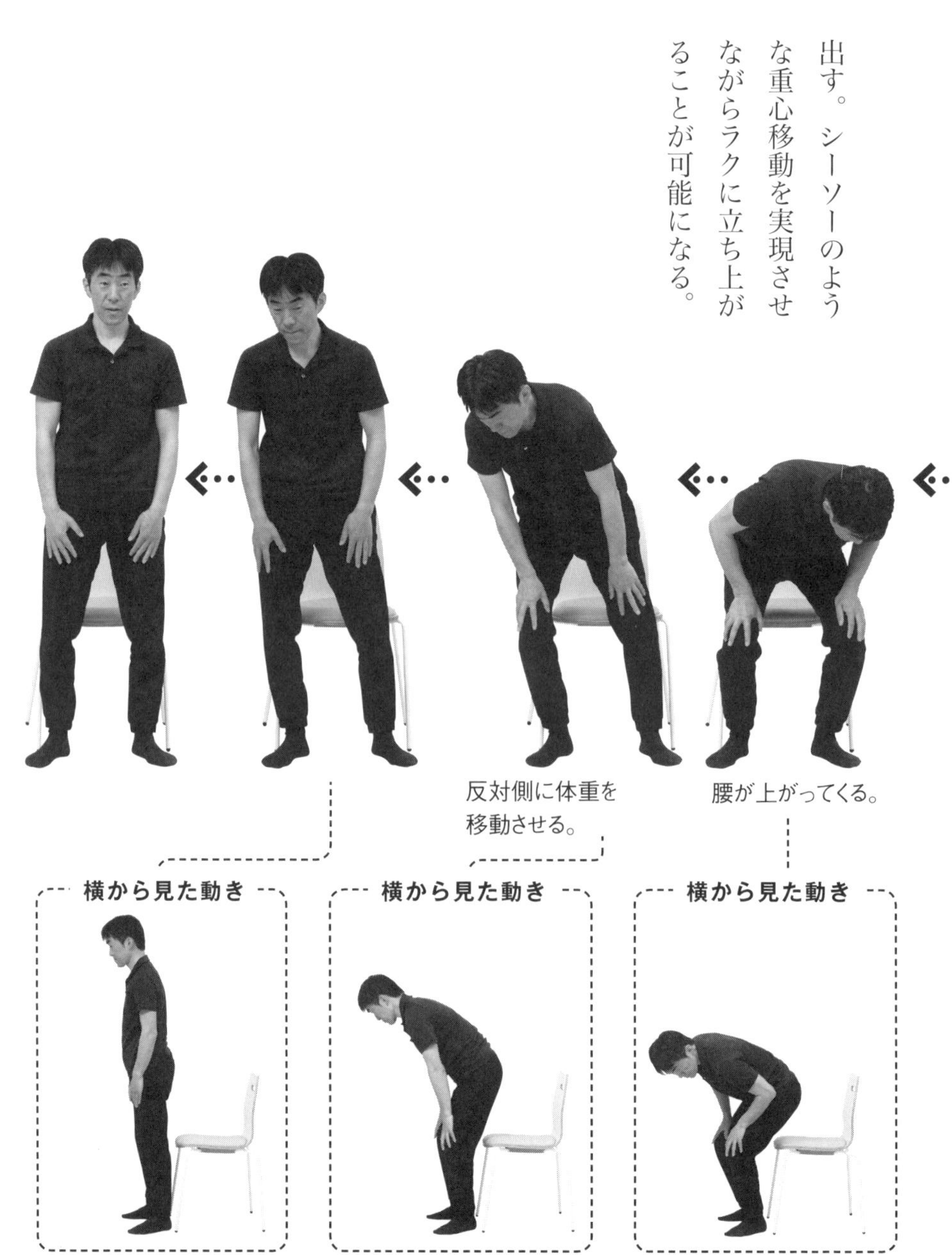

床からの立ち座り

NG

片ひざを立ててひざ中心に脚力で立ち上がる。

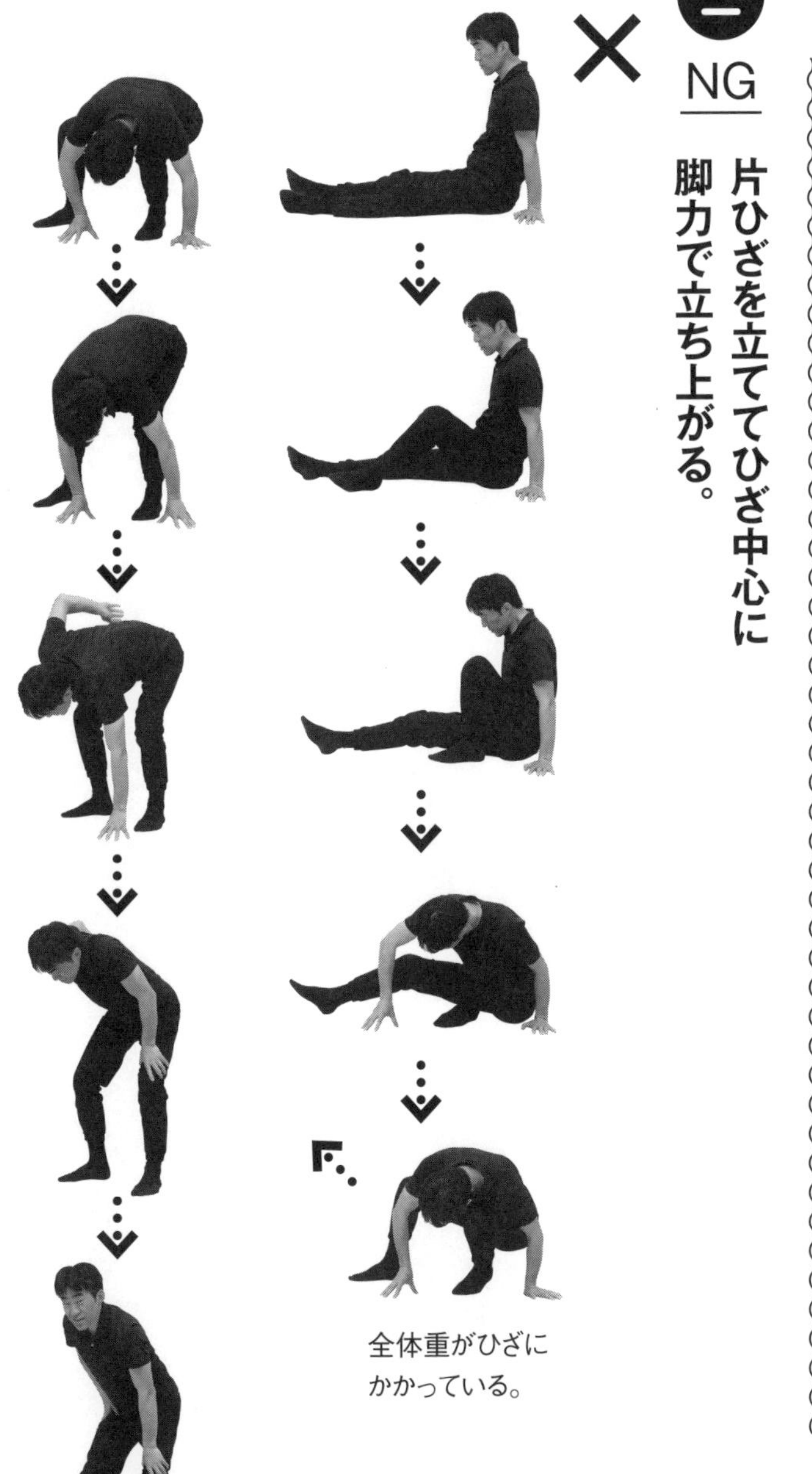

全体重がひざにかかっている。

オススメ

横向きの体勢から、外側に向けたつま先を見ながら立ち上がる。

❶横向きから、手をついて、つま先を立てたひざ立ちになる。

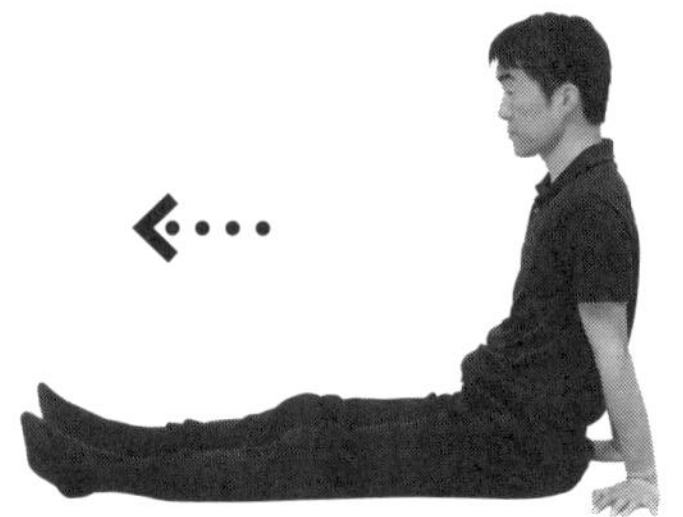

脚を伸ばして座る。

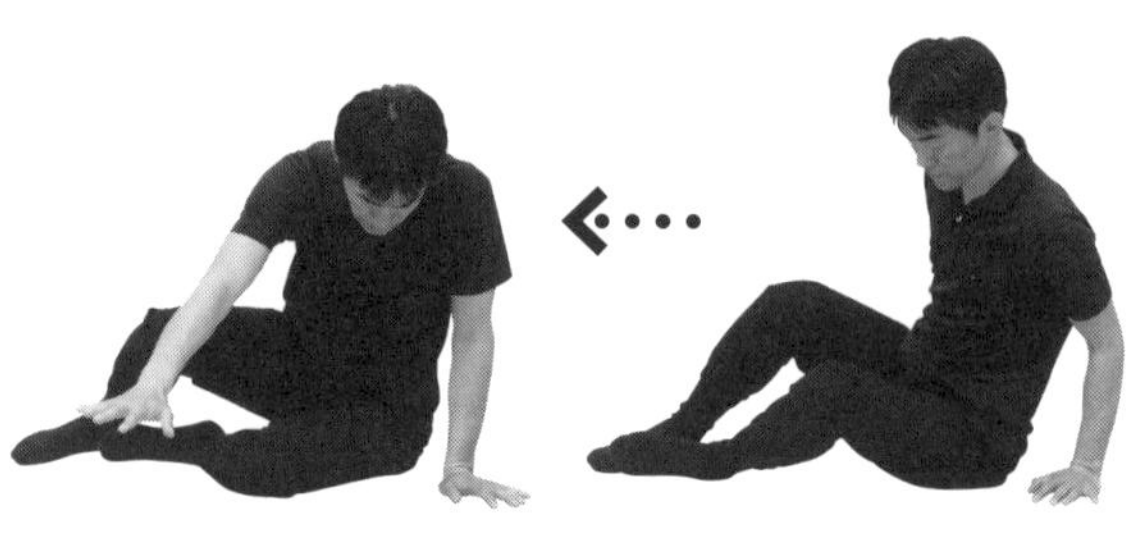

片側へ体重を移動させ、

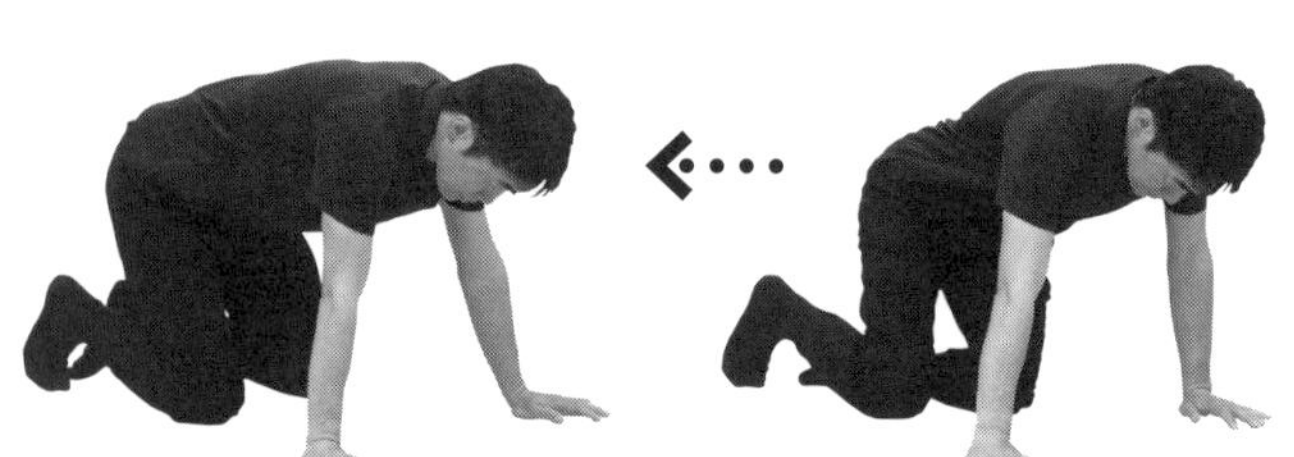

両手をついて、つま先を立てた
ひざ立ちの姿勢を取る。

❷つま先を外に向けながらひざを立てる。

❸もう一方のひざも立て、手をついたまま腰を上げ、上体を起こし、立ち上がる。

※これは赤ちゃんの立ち方そのもの。ハイハイからの立ち上がりの動きだ。筋力が未発達の赤ちゃんが立つのには、合理的な動きの組み合わせが必要になる。上体を前傾させることで、脚にかかっていた重さがなくなり、動かしやすくなる。筋力が付いたことで忘れてしまった、合理的な動作の一つと言える。

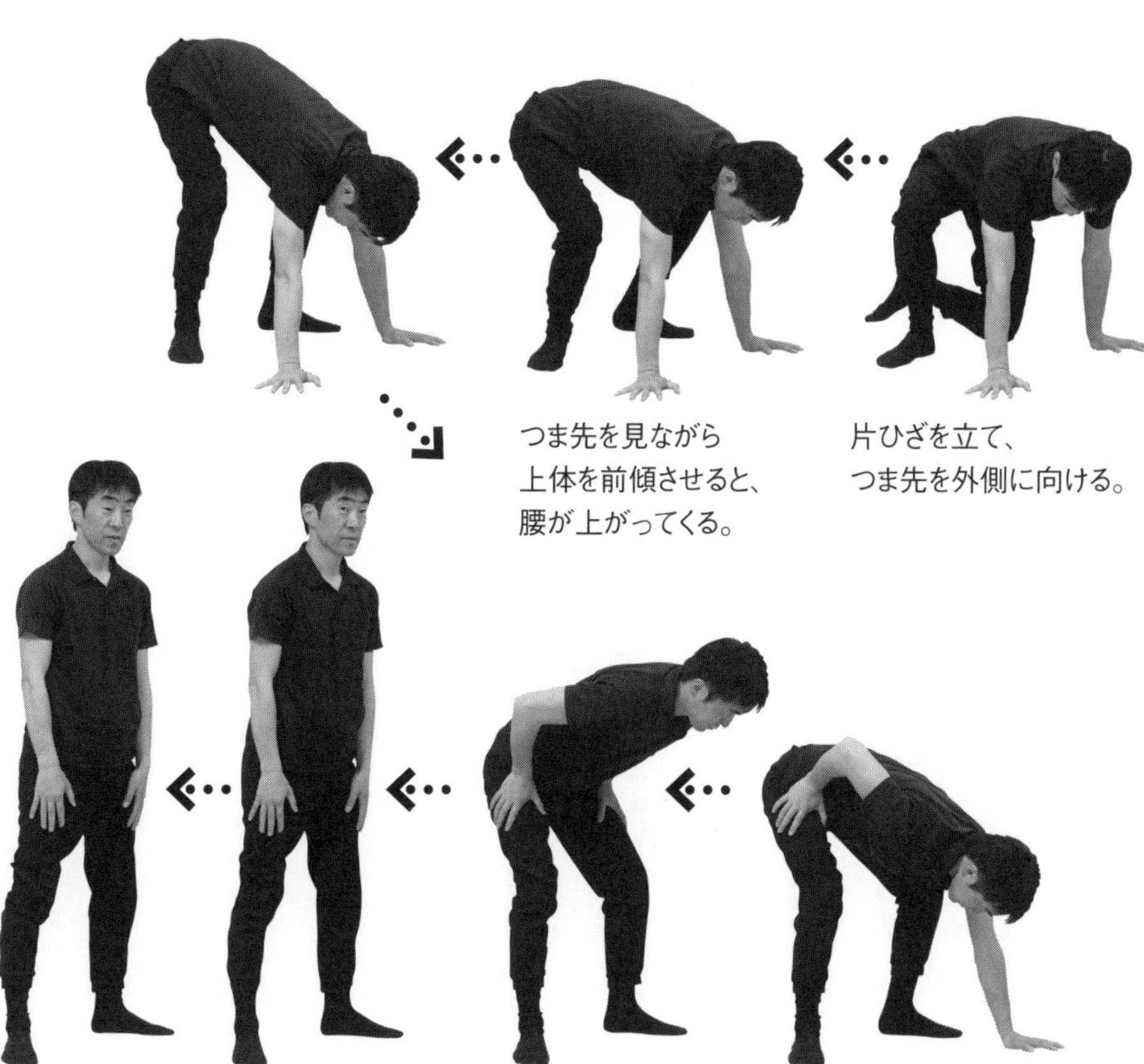

片ひざを立て、
つま先を外側に向ける。

つま先を見ながら
上体を前傾させると、
腰が上がってくる。

5 腰痛・ひざ痛を防ぐ歩き方

通常の歩き方

かかとから接地し、つま先で蹴る。この方法だと大股になり、かかとから接地した時には土踏まずが伸ばされ、アーチが崩れた状態になる。本来接地しないはずの土踏まずから接地することで、ひざや腰へダメージもかかりやすくなる。

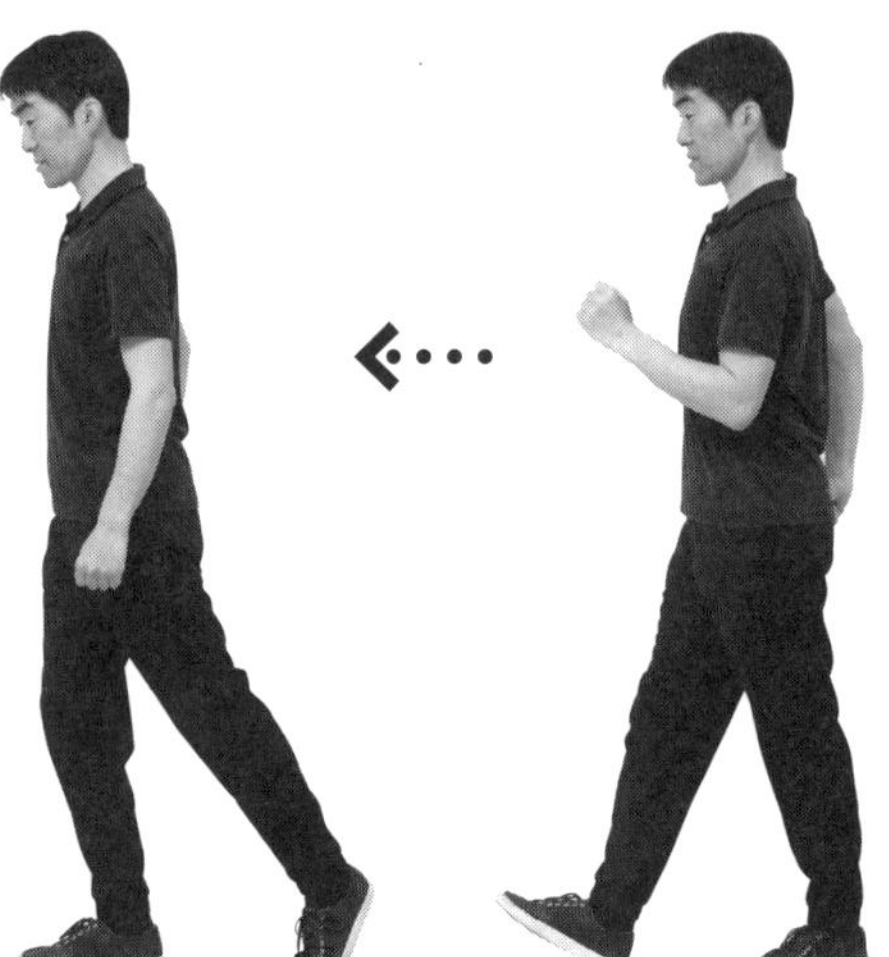

かかとから接地し、 つま先で蹴る。

オススメ

歩幅にこだわらず、土踏まずのアーチを崩さない歩行をする。

❶土踏まずの上に体幹が常に位置することを確認しながらおこなう。

❷土踏まずが崩れない範囲の中で、一歩を踏み出す。

⬇結果として、歩幅は思ったよりも狭いものになってくるが、土踏まずを崩さないという原則を守った結果の狭さである。

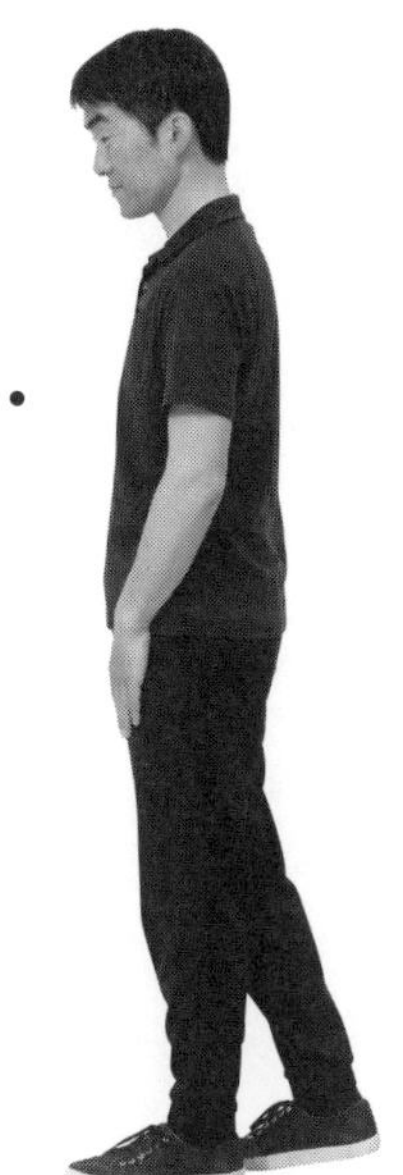

※ウオーキングの時に足底を痛めることが少なくない。
土踏まずを意識することが改善の近道になるかもしれない。

岡田慎一郎 Shinichiro Okada

1972年生まれ。理学療法士、介護福祉士、介護支援専門員。身体障害者、高齢者施設に勤務し、独自の身体介助法を模索する中、武術研究家の甲野善紀氏と出会い、古武術の身体運用を参考にした「古武術介護」を提案したところ大きな反響を呼んだ。近年は介護、医療、リハビリ、消防救命、育児、健康増進、教育など、幅広い分野で身体を通した発想と実践を展開させ、講演、執筆、企業アドバイザーなど多岐にわたる活動を国内外で行う。

著書に『古武術介護入門』『シンプル身体介助術』（医学書院）、『親子で身体いきいき古武術あそび』（NHK出版）、『体の使い方を変えればこんなに疲れない！』『40歳からの不調がみるみる良くなる体の使い方』（産業編集センター）など多数。

「古武術介護通信講座ベーシックコース」（夜間飛行）監修、邦人医療支援団体JAMSNET東京理事兼事務局長を務める。

腰痛ひざ痛が消える つま先の使い方

2021年8月20日　第一刷発行

著 者　岡田慎一郎

イラスト　つだかおり（9,10,17,18p）
撮 影　山上奈々（産業編集センター）
装丁・本文デザイン　清水佳子
本文デザイン・DTP　高八重子
編 集　福永恵子（産業編集センター）

発 行　株式会社産業編集センター
〒112-0011 東京都文京区千石4-39-17
TEL 03-5395-6133
FAX 03-5395-5320

印刷・製本　株式会社シナノパブリッシングプレス

ISBN978-4-86311-307-7 C0077